Pflegetherapeutische Gruppen in der Psychiatrie

planen – durchführen – dokumentieren – bewerten

Von
Teresa Rakel und
Auguste Lanzenberger, München

Mit 41 Abbildungen und 16 Tabellen

2. Auflage

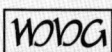

Wissenschaftliche Verlagsgesellschaft Stuttgart

Hinweise
Die in diesem Buch aufgeführten Angaben wurden sorgfältig geprüft. Dennoch können Autoren und Verlag keine Gewähr für deren Richtigkeit übernehmen.

Ein Markenzeichen kann warenzeichenrechtlich geschützt sein, auch wenn ein Hinweis auf etwa bestehende Schutzrechte fehlt.

Bibliografische Information der Deutschen Nationalbibliothek
Die Deutsche Nationalbibliothek verzeichnet diese Publikation in der Deutschen Nationalbibliografie; detaillierte bibliografische Daten sind im Internet unter http://dnb.d-nb.de abrufbar.

2., neu bearbeitete und aktualisierte Auflage 2009

Jede Verwertung des Werkes außerhalb der Grenzen des Urheberrechtsgesetzes ist unzulässig und strafbar. Das gilt insbesondere für Übersetzungen, Nachdrucke, Mikroverfilmungen oder vergleichbare Verfahren sowie für die Speicherung in Datenverarbeitungsanlagen.

ISBN 978-3-8047-2414-3

© 2009 Wissenschaftliche Verlagsgesellschaft mBH, Birkenwaldstr. 44, 70191 Stuttgart
www.wissenschaftliche-verlagsgesellschaft.de
Printed in Germany
Satz: primustype R. Hurler GmbH, Notzingen
Druck: Die Stadtdruckerei Gebr. Knöller, Stuttgart
Bindung: Schallenmüller, Stuttgart
Umschlaggestaltung: Atelier Schäfer, Esslingen

Vorwort zur 2. Auflage

Dass die erste Auflage dieses Buches eine so große Resonanz gefunden hat, freut uns sehr. Wir bedanken uns bei Ihnen, unseren Lesern, dass dieses Buch eine zweite Auflage erfährt.

Als wir 2001 damit begannen, an der ersten Auflage zu arbeiten, war uns noch nicht klar, wie das Buch bei den Kolleginnen in der Praxis ankommen würde.

Natürlich wussten wir, dass es etwas Vergleichbares im deutschsprachigen Raum nicht gab, und wir wollten deshalb bewusst diese Lücke in der Fachliteratur schließen.

Das haben wir geschafft, und die Rückmeldungen, die uns erreichten, haben uns gezeigt, dass wir zum Thema »Gruppenarbeit« für die psychiatrische Pflege wichtige Anregungen geben konnten. Obwohl mittlerweile bereits viele psychiatrische Einrichtungen nach diesem Buch arbeiten, ist der Informations- und Fortbildungsbedarf ungebrochen. Das Bedürfnis nach neuen Konzepten, inhaltlicher Orientierung und neuen Ideen scheint sehr groß zu sein.

Immer wieder erreichen uns Anfragen wie:

Was gibt es Neues? – Wie die schleppende Routine durchbrechen? – Mit welchen Mitteln Patienten zur Teilnahme motivieren? – Was tun, wenn's mal Zoff gibt unter den Teilnehmern? – usw.

In dieser nun vorliegenden zweiten Auflage versuchen wir Antworten zu geben. Wir haben uns dafür weiter in der Praxis umgeschaut und uns an den unterschiedlichen Gegebenheiten und Fortschritten orientiert. Erfreulicherweise konnten wir beobachten, dass gerade im Bereich der Psychoedukation die Pflege einen deutlichen Platz für sich erobert hat.

Für die Erstellung der zweiten Auflage haben wir erneut viel Unterstützung und Hilfe erfahren. Besonders wertvoll war die Zusammenarbeit mit den Kolleginnen und Kollegen aus den Fachweiterbildungsstätten und Spezialabteilungen. Besonders danken möchten wir: Doris Fuchs (TU München) für ihren Beitrag »Psychoedukation für Menschen mit einer Borderline-Persönlichkeitsstörung«, des Weiteren Roswitha Henkel (TU München) für das Konzept der Psychoedukationsgruppe für an Schizophrenie Erkrankte und ihre Angehörigen nach dem Alliance-Programm.

Im Bereich der Freizeitgestaltung mit Patienten danken wir den Kollegen Alfred Mollenhauer und Norbert Doll für die anschauliche Darstellung ihres Kletterprojektes an der Uniklinik Tübingen.

Ein besonderer Dank gilt auch unseren Lektorinnen Dr. Christine Reiber und Dr. Iris Milek von der Wissenschaftlichen Verlagsgesellschaft, Stuttgart, für ihre Unterstützung und ermutigende Beratung.

Weiterhin bitten wir unsere Leserinnen und Leser um kritische Kommentare, Rückmeldungen und Ideen.

München, im Frühjahr 2009
                Teresa Rakel
                Auguste Lanzenberger

Hinweis:
Um eine geschlechtsneutrale Sprache zu finden, haben wir in den Kapiteln wechselnd die männliche und weibliche Schreibweise gewählt. Sollte das die Lesbarkeit beeinträchtigen, bitten wir um Nachsicht.

Vorwort zur 1. Auflage

Die Organisationsstrukturen im Gesundheitswesen haben sich verändert, die Ansprüche an das Pflegepersonal sind enorm gewachsen und damit auch die Forderung nach qualifizierter Fort- und Weiterbildung. Seit der **Psychiatrie-Enquete** 1975 hat die Psychiatrie eine große Veränderung erfahren und ist seither zu einer bedeutenden Fachdisziplin in der Medizin gewachsen. Der Ausbau der gemeindenahen Psychiatrie verstärkte die Enthospitalisierung und unterstützte die Entwicklung dieser Einrichtungen. Im weiteren Verlauf sind für die verschiedenen Berufsgruppen neue Aufgabenfelder entstanden. Die berufliche Sozialisation der Pflege hat gerade innerhalb der Psychiatrie eine deutlich positive Entwicklung genommen und dadurch neue Perspektiven eröffnet. Im Gegensatz zu kustodialen, traditionsgebundenen Strukturen haben die Pflegenden heute eine nahezu gleichberechtigte Rolle im Therapeutischen Team. Eine der erweiterten Aufgaben ist die Leitung von Patientengruppen. Auch die Betreuung von Tagesstätten, ambulanten psychiatrischen Diensten und Kriseninterventionszentren erfordern von den Pflegekräften ein neues berufliches Selbstverständnis und höhere Anforderungen an ihre fachlichen Kompetenzen.

Für die Pflege gilt: Die Entwicklungen, die durch die Psychiatriereform 1975 in Gang gesetzt wurden, anzunehmen und voranzutreiben. Sich zu verschließen würde bedeuten, in die Bewahrer- und Aufpasserfunktion ohne fachlich hohen Anspruch zurückzufallen. Das hätte, berufspolitisch gesehen, fatale Folgen. Die Pflege muss ihrerseits erweiterte Betätigungsfelder in der psychiatrischen Gesundheitsversorgung erschließen und den Mut haben, neue Ideen zu entwickeln und umzusetzen. Dabei ist die Arbeit mit Patientengruppen ein Teil der psychiatrisch-pflegerischen Intervention und trägt wesentlich zur gesundheitsorientierten Lebensführung der Menschen bei.

Unser Ziel: Die Professionalität der Pflegenden in der Gruppenleitung zu unterstützen und den verantwortlichen Umgang mit Patientengruppen zu fördern. Erfahrungen sowohl aus Unterrichten im Rahmen der psychiatrischen Fachweiterbildung und aus Seminaren zur psychiatrischen Pflegepraxis als auch Empirien aus der Anleiterpraxis ergaben, dass Pflegende zwar Gruppen leiten, dass jedoch eine große Unklarheit über das »richtige« Verfahren herrscht. Die Reaktionen der Teilnehmerinnen auf unsere Seminare und die große Nachfrage nach »Rezepten« und Standards überzeugte uns: Mit diesem Buch wird die Vielfalt der Gruppenlandschaft überschaubar und für unsere Kolleginnen in der Berufspraxis zugänglich. Sie können hiermit ihrem Auftrag gerecht werden und es als wertvolle Ergänzung zur Fort- und Weiterbildung einsetzen. Wir möchten unsere Kolleginnen und Kollegen mit der Praxis der Gruppenleitung vertraut machen und sie dabei unterstützen, weiter in ihrer beruflichen Professionalisierung fortzuschreiten.

Das Skript dieses Buches ist durch viele Hände gegangen, viele Köpfe haben sich mit seinem Inhalt beschäftigt – das Ergebnis halten Sie in den Händen. Unser Dank gilt daher all den Menschen, die uns durch ihre Rückmeldung, Ideenbeiträge und Ermutigungen unterstützt haben. Verschiedene Personen verdienen besondere Würdigung, weil ihr Beitrag eine hohe Eigenleistung voraussetzte: Wir danken den Teilnehmerinnen und Teilnehmern der Fachweiterbildung für psychiatrische Pflege an der Klinik für Psychiatrie und Psychotherapie des Klinikums der Universität München. Insbesondere

Claudia König, Carola Rinne, Michael Metzger, Kay Ehrig und Roswitha Eder, die uns ihre Facharbeiten überlassen haben. Ebenso bedanken wir uns bei den Pflegenden der Station C 4 der o. g. Klinik, die uns einen umfassenden Einblick in ihre Gruppenarbeit mit suchtkranken Menschen gewährten und uns ihr Gruppenkonzept zur Verfügung stellten.

Wir bedanken uns bei dem Pflegebereichsleiter, Peter Hottner, der dieses Buch mit seinen Erfahrungen ergänzt hat. Herzlichen Dank auch dem Pflegedirektor des Klinikums der Universität München, Peter Jacobs, der uns mit seinen Erfahrungen als Autor zur Seite stand.

Besonderer Dank gilt auch unserer Lektorin Andrea Häberlein; ihre Beratung, liebevolle Betreuung und ermutigende Rückmeldungen war uns eine große Hilfe.

Für Anregungen und kritische Kommentare unserer Leserinnen und Leser sind wir stets offen und nehmen sie gerne entgegen.

München, im April 2001

Teresa Rakel
Auguste Lanzenberger

Inhaltsverzeichnis

Vorwort zur 2. Auflage V

Vorwort zur 1. Auflage VI

Einführung

1 Professionalität in der Gruppenarbeit – Positionierung der Pflege in Psychiatrischen Institutionen

1.1	Pflegende als Experten im Alltag	6
1.2	Berufspolitische Bedeutung pflegetherapeutischer Gruppenarbeit	8
1.2.1	Die psychiatrische Pflege im 21. Jahrhundert	9
1.2.2	Ausbildung	11
1.2.3	Weiterbildung	11

2 Gruppenarbeit – begründet über das Interaktionsmodell nach Hildegard Peplau

2.1	Die Bedeutung der Rollen in der Gruppenleitung	14
2.1.1	Die Rolle der Fremden	14
2.1.2	Die Rolle der Unterstützenden (Ressource)	14
2.1.3	Die Rolle der Lehrenden	15
2.1.4	Die Rolle der der Führungsperson in der Pflege (Führungsaufgabe)	15
2.1.5	Die Ersatzrollen (Ersatzperson)	16
2.1.6	Die beratende Rolle (Beraterin)	16
2.2	Die vier Phasen der Pflege-Patienten-Beziehung	17
2.2.1	Die Orientierungsphase	17
2.2.2	Die Phase der Identifikation	18
2.2.3	Die Phase der Nutzung	18
2.2.4	Die Phase der Ablösung	19
2.3	Weitere Eckpunkte der interpersonalen Beziehungen in der Pflege nach H. Peplau	19
2.3.1	Psychologische Aufgaben	19
2.3.2	Bedeutung der Bedürfnisse	19

3 Milieu

3.1	Allgemeines	22
3.2	Milieutherapie nach Edgar Heim	23
3.2.1	Partizipation	23
3.2.1.1	Mitentscheid	24

3.2.1.2	Mitverantwortung	24
3.2.1.3	Autonomie	25
3.2.2	Offene Kommunikation	25
3.2.2.1	Informationsaustausch	26
3.2.2.2	Informationsklarheit	26
3.2.2.3	Individueller Ausdruck	26
3.2.3	Soziales Lernen	27
3.2.3.1	Reflexion	27
3.2.3.2	Lernen am Modell	27
3.2.3.3	Aktivierung	28
3.2.4	Leben in der Gemeinschaft	29
3.2.4.1	Patientenzentrierte therapeutische Gruppen	29
3.2.4.2	Gemeinschaftszentrierte Gruppen	29
3.3	**Anwendung der 5 Milieutypen nach E. Heim und deren Bedeutung für die Gruppengestaltung**	**29**
3.3.1	Das strukturierende Milieu	29
3.3.2	Das equilibrierende Milieu	30
3.3.3	Das animierende Milieu	31
3.3.4	Das reflektierende Milieu	32
3.3.5	Das betreuende Milieu	33

4 Koordination von Gruppen

4.1	**Planung**	**36**
4.2	**Vorbereitung**	**37**
4.3	**Durchführung**	**37**
4.4	**Nachbereitung**	**38**
4.5	**Evaluation und Reflexion**	**38**
4.6	**Die Eckpfeiler einer Gruppenstunde**	**39**
4.6.1	Beginnen einer Gruppe	39
4.6.2	Beenden einer Gruppe	40
4.6.2.1	Hinweise zur Durchführung der Beendigungsphase	41
4.6.2.2	Feedback	42

5 Dokumentation des Gruppengeschehens

5.1	**Erfassen der Informationen**	**49**
5.2	**Sortieren der Informationen**	**50**
5.3	**Speichern der Informationen**	**51**
5.4	**Weiterleiten von Informationen**	**51**

5.5	Überprüfen und Bewerten der Informationen	51
5.6	Ziel und Zweck der Dokumentation	55
5.7	Auswertung und Erfolgskontrolle des Gruppengeschehens	55

6 Gruppenlandschaft in der psychiatrischen Pflege

6.1	Milieutherapeutische Gruppen	60
6.1.1	Milieutherapeutische Gruppen zur Organisation und Gestaltung des sozialen Lebens	61
6.1.1.1	Stationsversammlung/Meeting/Forum	61
6.1.1.2	Morgenrunde/Tagesrückblick	63
6.1.1.3	Wochenabschlussrunde	64
6.1.2	Milieutherapeutische Gruppen zur Freizeitgestaltung	65
6.1.2.1	Zeitungsschau/Zeitungslesegruppe/Presseschau	65
6.1.2.2	Außenaktivitäten/Ausflug/Spaziergänge	68
6.1.2.3	Spielegruppe	70
6.1.2.4	Kognitives Training	72
6.1.2.5	Tanznachmittag/Tanzabend	74
6.1.2.6	Märchengruppe/Literaturgruppe	75
6.1.2.7	Sonntagsfrühstück/Sonntagscafé	78
6.1.2.8	Milieugestaltung auf der Station	79
6.1.2.9	»Erzähl-Café«	81
6.1.2.10	Rhythmusgruppe	83
6.1.2.11	Brainwalk	85
6.1.2.12	Klettergruppe	87
6.1.3	Milieutherapeutische Gruppen zu lebenspraktischen Fähigkeiten	90
6.1.3.1	Lebenspraktisches Training	90
6.1.3.2	Koch- und Backgruppe	92
6.1.4	Milieutherapeutische Gruppen für Menschen mit speziellen Einschränkungen	94
6.1.4.1	Aktivierungsgruppe in der Gerontopsychiatrie	94
6.1.4.2	Biograpiearbeit mit Musik/Bildern/Fotos/Geschichten	96
6.2	Psychoedukation in Gruppen	97
6.2.1	Allgemeine psychoedukative Gruppen	99
6.2.1.1	Medikamententraining	99
6.2.1.2	Genussgruppe	102
6.2.1.3	Selbstsicherheitstraining/soziales Kompetenztraining/ Rollenspiel	105
6.2.1.4	Pflegeberatung	108
6.2.1.5	Angehörigengruppe	111
6.2.1.6	Entspannungsgruppe »Progressive Muskelentspannung nach Jacobson«	113
6.2.2	Spezifische psychoedukative Gruppen	120
6.2.2.1	Informationsgruppe	120
6.2.2.2	Aktivitätsaufbau bei depressiven Patienten	127

6.2.2.3	Psychoedukation für Menschen mit Schizophrenie und deren Angehörige nach dem Alliance-Programm	132
6.2.2.4	Psychoedukation für Menschen mit einer Borderline-Persönlichkeitsstörung	136

7 Interaktion und Beziehung

7.1	**Verhalten in Gruppen**	**145**
7.1.1	Die Phasen der Entwicklung von Gruppen	145
7.1.1.1	»forming« (Orientierungs- und Kennenlernphase)	146
7.1.1.2	»storming« (Konflikt- oder auch Machtkampfphase)	147
7.1.1.3	»norming« (Vertrautheitsphase)	148
7.1.1.4	»performing« (Differenzierungs- und Leistungsphase)	149
7.1.1.5	»seperating« (Auflösungsphase, Abschluss und Abschied)	149
7.2	**Gruppenkultur und dynamische Prozesse**	**150**
7.2.1	Alpha-Position	151
7.2.2	Beta-Position	152
7.2.3	Gamma-Position	153
7.2.4	Omega-Position	153
7.3	**Themenzentrierte Interaktion (TZI)**	**154**
7.3.1	Grundlagen der TZI	154
7.3.2	Postulate der TZI	156
7.4	**Zwischenmenschliche Kommunikation**	**157**
7.5	**Beziehungen gestalten**	**159**
7.5.1	Die 12 Schritte zum Anderen	159
7.5.2	Auswirkung von Beziehungsstörungen auf das Gruppengeschehen	161
7.5.3	Die Pflegerische Grundhaltung – die reflektiert-akzeptierende Grundhaltung	162
7.5.4	Voraussetzungen zur Vertrauensbildung	163
7.6	**Einfluss von Werten, Normen und Einstellungen**	**163**
7.6.1	Kultur bestimmt das Zusammenleben	163
7.6.2	Die Welt des Anderen	164
7.6.3	Verstehen ist die Basis des Zusammenlebens	166
7.6.4	Werte und Normen bestimmen Handlungen	166
7.6.5	Wertschätzung vermittelt Sicherheit	167

8 Problematische Gruppensituationen

8.1	**Die Gemeinschaft im kollektiven Miteinander**	**170**
8.2	**Konflikte in der Gruppe**	**170**
8.2.1	Der »schwierige Patient«	171
8.2.1.1	Der »schwierige Patient« in der Gruppe	172

8.2.2	Ursachen störenden Verhaltens in Gruppen	172
8.2.2.1	Krankheitsbedingte Störungen beim Patienten	173
8.2.2.2	Mangelhafte institutionelle Bedingungen	173
8.2.2.3	Unzureichende persönliche Bedingungen	173
8.3	Anforderungen an die Gruppenleitung in schwierigen Gruppensituationen	174
8.3.1	Was die Gruppenleitung können muss	174
8.3.2	Hilfen für den Umgang mit Störungen	176
8.3.3	Verhalten in schwierigen Gruppensituationen	176
8.5	**Beispiele für problematische Situationen im Verlauf der Gruppe**	**179**
8.5	**Checkliste zum Umgang mit »schwierigen« Patienten und problematischen Gruppensituationen**	**182**
9	**Methodenvielfalt in der Gruppenarbeit**	
9.1	**Moderationstechniken**	**186**
9.2	**Anwendungsbereiche**	**194**
9.2.1	Plenum	194
9.2.2	Kleingruppe	194
9.3	**Das Rollenspiel**	**198**
9.3.1	Didaktisch-methodische Begründung und Motivation	199
9.3.2	Prinzipien zur Durchführung des Rollenspiels	199
9.3.2.1	Vorbereitungsphase	199
9.3.2.2	Aktivitätsphase	200
9.3.2.3	Auswertung und Nachbesprechung	201
9.3.2.4	Arbeit mit Video-Training	201
9.4	**Aktivierungsmethoden**	**202**
10	**Motivierendes Verhalten der Gruppenleitung**	
10.1	**Motivation durch Verständlichkeit**	**208**
10.2	**Acht Regeln zum motivierenden Verhalten der Gruppenleitung**	**209**
10.3	**Die Kunst des »Aktiven Zuhörens«**	**210**
10.4	**Motivierender Umgang mit krankheitsbedingten Störungen in Gruppen**	**211**
10.4.1	Umgang mit »Vielrednern«	211
10.4.2	Umgang mit »Schweigern«	212

11 Rolle von Gruppenleitung, Team, Patient und Angehörigen

11.1	**Die Rolle der Gruppenleitung**	**216**
11.1.1	Voraussetzungen zur Gruppenleitung	216
11.1.2	Rollenverständnis	217
11.1.3	Führungsstile	219
11.1.3.1	Der autoritäre Führungsstil	220
11.1.3.2	Der Laisser-faire-Stil	221
11.1.3.3	Der demokratische Führungsstil	221
11.2	**Die Rolle des Teams**	**222**
11.2.1	Konflikte in der Zusammenarbeit	223
11.3	**Die Rolle des Patienten und seiner Angehörigen**	**223**

12 Der Weg zur Meisterschaft

12.1	**Leitungskompetenz**	**226**
12.1.1	Kompetenzerwerb	228
12.1.2	Kompetenzzuwachs	231
12.2	**Praxisberatung, Anleitung und Supervision**	**234**
12.2.1	Kollegiales Coaching	234
12.2.1.1	Argumente für das kollegiale Coaching	235
12.2.1.2	Persönliche Voraussetzungen zur interkollegialen Beratung	235
12.2.1.3	Bedeutung der Gefühlswelten im kollegialen Coaching	237
12.2.1.4	Lernfortschritte sichtbar machen	237
12.2.1.5	Das Gespräch im kollegialen Coaching	240
12.2.2	Supervision	243

Schlussbemerkung: Der Weg ist das Ziel! ... **247**

Kontaktadressen ... 248

Literatur ... 249

Stichwortverzeichnis ... 253

Die Autorinnen ... 261

Einführung

Einführung

Die Resonanz auf die erste Auflage dieses Buches war überaus positiv. Ganz offensichtlich hatte genau zu dem Thema »**Pflegetherapeutische Gruppenarbeit**« die entsprechende Fachliteratur gefehlt. Seit Erscheinen der ersten Auflage 2001 sind viele Institutionen und Bildungseinrichtungen an uns herangetreten, um für Mitarbeiter und Auszubildende entsprechende Seminare und Trainings zu erhalten.

Dass inzwischen in den Institutionen die Gruppenleitung immer häufiger von Pflegepersonen durchgeführt wird, war für uns mit ein Grund, in der vorliegenden überarbeiteten und erweiterten Auflage noch vertiefter auf das praktische Vorgehen bei der Vorbereitung, Planung, Durchführung und Evaluation von Patientengruppen in **psychiatrischen** Einrichtungen einzugehen.

Nach wie vor bedeutet dies »Von der Praxis für die Praxis«. Wieder stammen die meisten Vorschläge aus der eigenen »Werkstatt« und werden teilweise schon sehr lange erfolgreich durchgeführt. Neben allgemeinen berufspolitischen Hintergründen wird ein großer Schwerpunkt auf die Weiterentwicklung der **Gruppenlandschaft** gelegt. Das Kapitel über die psychiatrische Gruppenlandschaft hat neue kreative Themen aufzuweisen. Auch hier waren viele Kolleginnen aus der Praxis mit wertvollen Beiträgen beteiligt.

In einer Umfrage unter den Leitern psychiatrischer Weiterbildungsstätten in Deutschland (BWPP) wurde der Wunsch nach vertiefter Betrachtung der neu entstandenen psychoedukativen Gruppen zu speziellen Krankheitsbildern geäußert. Ein weiteres Anliegen war es, die Bedeutung der Gruppenentwicklungsphasen darzustellen und den Bereich der Kommunikation auszubauen, insbesondere in Bezug auf problematische Gruppensituationen.

In der nun vorliegenden Auflage werden wieder eine Reihe von Informationen zu Aktivierungstechniken und vermehrt **Materialien zur Gestaltung** von Gruppen vorgestellt, die in anschaulicher Weise das Vorgehen, beginnend von der Vorbereitungsphase bis hin zur **Dokumentation** des Gruppengeschehens, darstellen.

Im Kapitel **Interaktion und Beziehung** wird das Verhalten in Gruppen allgemein behandelt und ein Einblick in die Kunst der zwischenmenschlichen Kommunikation und Beziehungsgestaltung vermittelt. Dieses Kapitel gibt einen kurzen Überblick zu den **Gruppenentwicklungsphasen**, zur **Gruppendynamik** und zur **Themenzentrierten Interaktion**. Die Darstellung der **Moderationsmöglichkeiten** in den Patientengruppen und der hierfür verfügbaren allgemeinen Techniken bieten praktische Hinweise.

Die Erfahrung zeigt, wie wichtig es ist, einige Tipps über das **Beginnen** und **Beenden** einer Gruppe zu geben. Auch die **Rolle der Gruppenleitung** verdient große Aufmerksamkeit, denn ihr Rollenverständnis steht in engem Zusammenhang mit dem von ihr praktizierten **Führungsstil**.

Die **Rolle des Teams** wird genauso ernst genommen wie die **Rolle des Patienten** und seiner **Angehörigen**. Das Kapitel **Der Weg zur Meisterschaft** beschreibt die Verbindung, die zwischen dem Erkennen der Möglichkeiten im Alltag einerseits und dem **Können** andererseits besteht. **Leitungskompetenz** kann erworben werden – vorausgesetzt, die Pflegenden sind bereit, ihren Zuwachs an Kompetenz über **Praxisberatung und Anleitung** oder **kollegiales Coaching** selbstbewusst einzufordern. Hier finden sich Argumente für ein kollegiales Coaching, um so die eigenen Lernfortschritte sichtbar zu machen.

Der Weg ist das Ziel!

1 Professionalität in der Gruppenarbeit – Positionierung der Pflege in Psychiatrischen Institutionen

1 Professionalität in der Gruppenarbeit

Ein großer Teil der Gruppenarbeit mit Patienten in psychiatrischen Einrichtungen ist ein pflegetherapeutisches Angebot.

Je nachdem, aus welcher Fachdisziplin der Begriff »Gruppe« gesehen wird, trifft man auf unterschiedliche Definitionen, egal ob es sich um eine Groß- oder Kleingruppe handelt.

Definition

»Eine Mehrzahl von Menschen, die durch soziale Kontakte (gemeinsame Wertorientierung, Interessen und Ziele) zeitlich relativ beständig miteinander verbunden sind, so dass sie eine soziale Einheit bilden. Jedes Mitglied der Gruppe besitzt eine mehr oder minder eindeutig abgegrenzte Stellung und Aufgabe innerhalb der Gruppe, es ist in seinem Verhalten bestimmten seiner sozialen Stellung entsprechenden Rollen im Rahmen eines Systems gruppenspezifischer Normen festgelegt. Die Einhaltung dieser Normen unterliegt einer sozialen Kontrolle mit positiven und negativen Sanktionen. Entscheidend für die Gruppen ist ferner das Zusammengehörigkeitsgefühl ihrer Mitglieder (Gruppenbewusstsein), das sich in Solidarität der Eigengruppe gegenüber Fremdgruppen und Kooperation (Gruppenkohäsion) innerhalb der Gruppe sowie einer besonderen Sprache (Gruppensprache oder sogar Gruppenjargon) äußert. Nach der Zahl der Mitglieder werden Groß- und Kleingruppen (soziologischer Gruppenbegriff i. e. S. nicht mehr als ca. 20 Personen) unterschieden.

[...] Die sozialpsychologischen Aspekte der Beziehungen und Interaktionen innerhalb und zwischen Gruppen werden im Rahmen der Gruppendynamik erforscht. Verglichen mit dem Individuum besitzt die Gruppe auf drei Gebieten Leistungsvorteile:
1. *Bei der Mobilisierung physischer und wirtschaftlicher Kräfte*
2. *Beim Finden von Problemlösungen*
3. *Bei der Festsetzung von Normen des Verhaltens (Bestimmungsleistungen).*

Praktische Anwendungen finden die Ergebnisse der Gruppenforschung bei der Zusammenstellung von Arbeitsteams und in der Gruppentherapie.« (Brockhaus 1993)

Die Methode, in einer Gruppe zu arbeiten, ist eine Arbeitsform, die aus der Reformpädagogik kommt. Ursprünglich wurde sie als Unterrichtsform in Schulen gefördert.

Besonders bemerkenswert daran ist, dass bei dieser Methode das Einüben von Kommunikation, Kooperation und Eigeninitiative in den Vordergrund gestellt wird.

> **Die Reformpädagogik gilt als eine Bestrebung zur Reform von Erziehung in Schule und Unterricht. Durch sie wurden neue pädagogische Konzepte in Form von Arbeitsgemeinschaften, Mitverwaltung und Gruppenunterricht entwickelt. Heute ist diese Methode in der Erwachsenenbildung nicht mehr wegzudenken. Maria Montessori gilt als eine wichtige Vertreterin des Gedankens der Reformpädagogik.**

Kerngedanke aller Definitionsversuche zur Gruppe ist: Alle am Prozess beteiligten Personen sollen sich bemühen, im Hinblick auf das therapeutische Ziel dem Einzelnen ein Maximum an sozialen Erfahrungen und Lernmöglichkeiten zu eröffnen.

Voraussetzung dazu ist eine »demokratische« Ordnung mit interdisziplinärer Teamarbeit im Sinne des therapeutischen Teams sowie freie Kommunikation, Kooperation und Information auf allen Ebenen. Die Entwicklung therapeutischer Gemeinschaften in der deutschen Psychiatrie begann Anfang der 50er Jahre und

»[...] basierte auf der Erkenntnis, dass diese natürlichen Gruppen in jedem Falle einen Einfluss auf das Befinden und die Entwicklung der Patientinnen und Patienten, ja sogar auch auf die Motivation und »Moral« des Personals hatten. Sie konnten sich hemmend, destruktiv, aber auch therapeutisch auswirken.« (Christ u. Hoffmann-Richter 1997)

Eine Vielzahl der heute bestehenden Therapien findet in Form von Gruppentherapien statt. Alle haben das gemeinsame Ziel, psychische Fehlentwicklungen zu beheben und soziale Beziehungen zu verbessern.

Der Mensch ist ein Gruppenwesen: Angefangen mit seiner Primärgruppe, der Familie, verinnerlicht ein Mensch seine Erfahrungen und seine Lebensgeschichte. Die Gruppen in der psychiatrischen Pflege unterscheiden sich von herkömmlichen Arbeitsgruppen lediglich dadurch, dass es sich hier um die Arbeit mit psychisch kranken Gruppenteilnehmern handelt. Der Zweck der Patientengruppen liegt in erster Linie im Neu- oder Wiedererwerb alltagspraktischer Fähigkeiten und stellt einen wesentlichen Teil in der Milieugestaltung innerhalb der therapeutischen Teamarbeit dar. Damit ist die pflegetherapeutische Gruppenarbeit eines der Lernfelder für den psychisch Kranken. Die Bedeutung einer Pflegeperson wird hier offensichtlich.

Eine weitere Besonderheit der psychiatrischen Patientengruppen liegt darin, dass sich die Patienten auf der Station als Gemeinschaft einer Großgruppe sehen müssen. Aus dieser Großgruppe heraus werden immer wieder Kleingruppen gebildet, im Rahmen des pflegetherapeutischen Angebotes der Station. Die Zusammensetzung dieser Kleingruppen ändert sich fortlaufend und weist selten dieselben Teilnehmer über einen längeren Zeitraum auf. Das hat zum einen Auswirkungen auf die Gruppendynamik und zum anderen auf die Art und Weise, wie diese Gruppen geleitet werden. Die Dynamik innerhalb der Patientengruppe dient in hohem Maße der Stärkung von Beziehungen; dabei spielt es eine große Rolle, welchen »Platz« der Patient einnimmt bzw. von der Gruppe zugewiesen bekommt (s. Kap. 7.1 u. 7.2). Man könnte annehmen, dass sich ein »Wir-Gefühl« unter den Patienten meist nur aufgrund des gemeinsamen Krankseins und des Ausgeliefertseins an eine medizinische Instanz entwickelt. Unterschiedlichste Ansprüche und Wünsche stoßen aufeinander und können den Gruppenprozess sowohl positiv beeinflussen als auch ein Gemeinschaftsgefühl verhindern.

»Nach der unter allen Insassen stattfindenden Fraternisation (Verbrüderung) werden häufig noch differenziertere Bindungen eingegangen. Zuweilen erstreckt sich eine besondere Solidarität auf ein physisch umgrenztes Gebiet, etwa eine Station, deren Bewohner das Gefühl haben, von oben als eine Einheit behandelt zu werden, und sich daher ihres gemeinsamen Schicksals lebhaft bewusst sind.« (Goffman 1973)

Weiter heißt es:

»Obwohl es Tendenzen zur Solidarität wie Fraternisation und Cliquenbildung gibt, sind diese doch begrenzt. Bedingungen, welche die Insassen zwingen, miteinander zu sympathisieren und zu kommunizieren, führen nicht unbedingt zu einer starken Gruppenmoral und Solidarität.« (Goffman 1973)

Generell bildet sich jedoch eine erstaunliche Solidarität unter den Kranken, die sich in Form von Mitverantwortung für den Einzelnen bis hin zu Partnerschaften im Sinne von »Mitspielern« zeigt. Diese Ressource kann geschickt genutzt werden, um die

Gruppe zu einem aktiven Miteinander zu führen. Immer entsteht ein dynamisches System von Beziehungen unterschiedlichen Werts und unterschiedlicher Intensität. Die Gruppe dient der Unterstützung erfahrungsbezogenen Lernens. Sie entfaltet sich als ein Feld, in dem Bedürfnisse wahrgenommen, aber nicht unbedingt erfüllt werden. Patienten schätzen in der Regel die Gruppe als einen Ort, an dem sie Kontakt zu anderen Menschen haben und Freundschaft spüren können, in dem sie die Möglichkeit haben, sich an gemeinsamen Projekten zu beteiligen und Verständnis und Unterstützung zu erleben. Sie lernen ihre Krankheit verstehen und haben Gelegenheit, sich Alternativen im Verhalten anzueignen, die für ein stabiles Leben in der Realität außerhalb der Klinik nützlich erscheinen. Verloren geglaubte Ressourcen werden mobilisiert, und in geschütztem Rahmen lernt der Patient wieder mit anderen zu kommunizieren. Durch Rückkopplung mit der Gruppe erleben die Patienten Bestätigung und empfinden die Vorteile der sozialen Anpassung in einer Gemeinschaft.

1.1 Pflegende als Experten im Alltag

Gruppen, die von Pflegenden in der Psychiatrie initiiert und geleitet werden, sind nicht vergleichbar mit psychotherapeutischen oder analytischen Gruppen. Pflegerische Gruppen befassen sich mit Defiziten in der Bewältigung des alltäglichen Lebens und in diesem Rahmen mit den noch verbliebenen Ressourcen eines kranken Menschen. Sie haben damit in erster Linie die Aufgabe, mit den Patienten Bewältigungsstrategien zu entwickeln und diese einzuüben – nicht zu deuten oder zu analysieren. Damit grenzt sich die pflegerische Arbeit von den verschiedenen Therapieformen anderer Bereiche innerhalb der psychiatrischen Institution ab (□ Tab. 1.1).

□ **Tab. 1.1:** Abgrenzung der pflegetherapeutischen Gruppenarbeit zu anderen Therapieformen

Pflegerische Gruppen	Therapieformen in psychiatrischen Einrichtungen
Gemeinsames Singen	**Musiktherapie**
▸ Ablenkung, Lockerung, Wecken von Erinnerungen ▸ Wirkt belebend und ausgleichend	Mit Orff-Instrumenten wird in der Gruppe oder in der Einzelarbeit über das Medium Musik ein »Tiefer-in-sich-Hineingehen«, ein Eintauchen in Gefühle, angeregt. Die Bausteine der Musik (Rhythmus, Klang, Melodie, Dynamik, Form) werden individuell auf die Bedürfnisse der Patienten abgestimmt und eingesetzt, um tiefere Wesensschichten zu erreichen und um Assoziationen zu wecken. Im Spiel werden Dialoge möglich. Die entstandenen Gefühle werden im Anschluss an das Spiel besprochen und die Erkenntnisse in den Alltag übertragen (vgl. Krista-Federspiel et al. 1996)

☐ **Tab. 1.1:** Abgrenzung der pflegetherapeutischen Gruppenarbeit zu anderen Therapieformen (Fortsetzung)

Pflegerische Gruppen	Therapieformen in psychiatrischen Einrichtungen
Malen und Basteln zur Milieugestaltung	**Ergotherapie**
▸ Gemeinsame Dekoration der Stationsräume den Jahreszeiten entsprechend ▸ Aktivierung von Erinnerungen ▸ Ablenkung von der Erkrankung ▸ Erleben einer Tagesstruktur ▸ Fördern von Kreativität ▸ Bestätigung des Selbstwertes durch gelungene Aktivitäten	**Ergotherapie (Beschäftigungs- und Arbeitstherapie)**[1] arbeitet mit den Klienten ganz speziell an der durch die Erkrankung eingeschränkten Handlungsfähigkeit im Alltags- und Berufsleben. Das übergeordnete Ziel ist das Erreichen der größtmöglichen Selbstständigkeit in den Bereichen Selbstversorgung, Beruf und persönliche Lebensgestaltung. Hierfür werden die infrage kommenden Aktivitäten auf ihre Anforderungen hin analysiert und zielgerichtet eingesetzt. **Beschäftigungstherapie:** Im stationären und teilstationären Bereich kommen schwerpunktmäßig handwerklich-gestalterische, lebenspraktische und kognitiv-übende Tätigkeiten zum Einsatz. Im Vordergrund stehen hierbei nicht Leistungsanforderungen, sondern der aktivierende und strukturierende Aspekt von Tätigkeiten. Die konkreten Anforderungen des Vorgehens stellen sich in der Regel aus der Tätigkeit und fördern die Selbstorganisation und Selbstständigkeit sowie alle zur Durchführung notwendigen Fähigkeiten und Fertigkeiten. Wie auch im pflegerischen Bereichen hat dabei die Beziehungs- und Kontaktgestaltung eine große Bedeutung. **Arbeitstherapie:** Hier steht die Herstellung bzw. Wiederherstellung der Arbeitsfähigkeiten im Mittelpunkt. Ausgehend von den spezifischen Anforderungen der individuellen Arbeitssituation der Klienten zielen die therapeutischen Maßnahmen auf eine Wiederherstellung bzw. Verbesserung der Leistungsfähigkeit und Belastbarkeit in Ausbildung oder Beruf. **Kunsttherapie:** Der gestalterische Prozess (meist Malen) an sich – frei von funktionalen, künstlerischen oder ästhetischen Ansprüchen und Normen – wird als heilsam angesehen. Gleichzeitig kann über die Gestaltung ein Zugang zum eigenen inneren Erleben entstehen oder inneres Erleben, für das noch keine Worte gefunden werden können, zum Ausdruck kommen. Die entstandenen Werke sind eine Möglichkeit, mit den Klienten darüber in einen verbalen Austausch zu kommen.

[1] Quelle: Dorothea Gschnaidner, Ergotherapeutin, München 2008

☐ Tab. 1.1: Abgrenzung der pflegetherapeutischen Gruppenarbeit zu anderen Therapieformen (Fortsetzung)

Pflegerische Gruppen	Therapieformen in psychiatrischen Einrichtungen
Tanzlee, Tanzabend	**Tanztherapie**
▶ Ungezwungenes Erleben von Gemeinschaft und Musik ▶ Bewegung und Kontakt ▶ Ablenkung von der Erkrankung ▶ Aktivierung schöner Erinnerungen ▶ Hervorrufen von Gefühlen auf nonverbalem Weg	▶ Nach der Analyse der Bewegungsmuster eines Patienten richtet die Tanztherapeutin ihr Handeln aus. ▶ Anhand der Veränderung der Bewegungsabläufe kann sie den Erfolg der Therapie beurteilen. ▶ Beim Tanz werden Gefühle aufgespürt, zugelassen und in Bewegung umgesetzt und anschließend mit der Tanztherapeutin besprochen.
Märchengruppe/Literaturgruppe	**Märchenarbeit/Bibliotherapie**
▶ Ablenkung vom Krankheitsgeschehen ▶ Förderung von Erinnerung und damit verbundenen Gefühlen ▶ Austausch und sich erleben in der Gruppe ▶ Fördern des Gemeinschaftserlebens ▶ Herstellen einer hoffnungsvollen Atmosphäre	▶ Psychoanalytische Deutung von »Inneren Bildern«, die beim Erzählen von Märchen entstehen (nach C. G. Jung)

Beispiel:
Eine von der Pflege geleitete Gesprächsgruppe dient der Alltagsbewältigung in Bezug auf unterschiedliche Bedürfnisse des Patienten. Das Reden über Ängste und Befürchtungen, die bei der Erfüllung einer für sie problematischen Aufgabe auftreten, bedeutet für den Einzelnen eine große Entlastung. Die Patienten erfahren, dass sie nicht alleine sind und das fördert gegenseitiges Verständnis und Rücksichtnahme. Häufig fehlte bereits schon vor dem Klinikaufenthalt die Zugehörigkeit zu einer Gruppe (Vereine, Clubs, Nachbarschaften u. ä.). Innerhalb der Station knüpft der Patient neue Beziehungen und erfährt ein Gemeinschaftsgefühl. Der Schwerpunkt pflegerischer Gruppen liegt im *gemeinsamen Tun*.

1.2 Berufspolitische Bedeutung pflegetherapeutischer Gruppenarbeit

In Zeiten der kustodial, in traditionsgebundenen Strukturen geführten Psychiatrischen Krankenhäuser finden wir das Pflegepersonal überwiegend als bewachende, kontrollierende und aufsichtführende Institution. Ungefähr seit den 60er Jahren werden mit Erfolg, nach skandinavischem und angelsächsischem Vorbild, vermehrt Pflegepersonen in die soziotherapeutischen Maßnahmen einbezogen (Vila 1969). Der

Schweizer Psychiatrieprofessor R. Battegay empfahl ebenfalls, das Pflegepersonal mit einer entsprechenden Ausbildung in den psychotherapeutischen Prozess der stationären Therapie einzubeziehen.

In Deutschland hat sich das Verständnis darüber, was psychiatrische Pflege ist, seit der Psychiatrie-Enquete von 1975 zunächst nur langsam gewandelt. Aufgrund der veränderten Strukturen und Mehranforderung in der psychiatrischen Betreuung durch die Pflegepersonen musste die Personalsituation in den Psychiatrischen Kliniken verbessert werden. Dies erfolgte 1991 durch Inkrafttreten der Psychiatrie-Personalverordnung (PsychPV), wodurch die Aufgaben psychiatrischer Pflege transparenter geworden sind (Jungkunz u. Wallner 1996). Angesichts der Veränderungen, die die Psychiatrie-Enquete und die PsychPV mit sich gebracht haben, waren und sind die Fachweiterbildungsstätten gefordert, ihre Curricula entsprechend anzupassen. Mittlerweile hat sich das berufliche Selbstverständnis der Pflegepersonen in den Psychiatrischen Kliniken verändert: Aus der »Aufsichtführenden Institution Pflege« entwickelt sich ein selbstbewusster und verantwortungsvoller Teil der Pflege mit eigenständigen Tätigkeiten und Kompetenzen.

Die pflegerische Arbeit im Rahmen psychiatrischer Institutionen hat auch den Auftrag, Patientengruppen effektiv und professionell zu leiten, z. B. im Rahmen solcher Gruppen, die den Alltag sowohl innerhalb als auch außerhalb der Klinik gestalten.

1.2.1 Die psychiatrische Pflege im 21. Jahrhundert

Pflegerische Gruppenleitung hat mit Gesundheitserziehung zu tun und wird in Zukunft noch mehr an Bedeutung gewinnen. Wenn man Zukunftsforschern glauben kann, stehen uns tiefgreifende Reorganisationsprozesse bevor. In der Vergangenheit gab es in regelmäßigen Abständen immer wieder Innovationsschübe, die letzten 40 Jahre vor allem in der Informationstechnik. Diese rasante Entwicklung hat den Menschen an die Grenzen seiner Gesundheit gebracht. Die gesundheitlichen und ökologischen Schäden können nicht allein mit neuen und erweiterten Umweltschutzauflagen und Ressourcenerschließung beseitigt werden. Leo A. Nefiodow (1999) ist einer der bekanntesten Vertreter der »Theorie der langen Wellen« und gilt als einer der angesehensten Vordenker der Informationsgesellschaft. Er wittert im Gesundheitswesen die Megabranche der Zukunft, vor allem im Bereich der psychischen Gesundheit:

»[...] *die Emanzipation der Psyche bildet da keine Ausnahme. Auch noch im späten 20. Jahrhundert ist die Bewegung wegen ihrer Maßlosigkeit außer Kontrolle, und Maßlosigkeit im Umgang mit dem Innenleben führt unweigerlich zu seelischen Störungen und Erkrankungen. Der riesige Drogenmarkt, der Zerfall der Familien, der Verfall der bürgerlichen Werte, die Verdrängung der christlichen Kirche, die weltweite Ausbreitung von Kriminalität, Neurosen und Depressionen sind Auswirkungen der außer Kontrolle geratenen Psyche.*« (Nefiodow 1999)

Nefiodow beschreibt u. a., wie die Wissenschaft Medizin die Psyche aus dem Blickfeld des Arztes verloren hat. Aus einer ursprünglichen Kunst, ein Leben gesund zu erhalten, ist eine naturwissenschaftliche Disziplin geworden. Nefiodow bezeichnet dies als einen reduktionistischen Prozess, der auch in anderen Bereichen der Gesellschaft zu finden ist:

»[...] ging der Medizin das Wissen über den Zusammenhang zwischen Körper, Seele und Geist weitgehend verloren. *Psychosomatik, Psychiatrie, Psychologie und die meisten Psychotherapien, die diese Lücke im späten 20. Jahrhundert zu schließen beginnen, stoßen jedoch an Grenzen, weil sie den Zusammenhang zwischen Seele und geistlichem Leben zu wenig beachten.*« (Nefiodow 1999)

Es ist sehr wahrscheinlich, dass das 21. Jahrhundert im Bereich der psychosozialen Gesundheit mehr und mehr Kompetenzen fordert. Demzufolge wird die Gesundheitspolitik an den Leistungen der psychiatrischen Pflege sehr interessiert sein – eine große Chance für die Pflege, sich in der sozialpsychiatrischen Arbeit weiter zu etablieren und die Erfolge zu evaluieren. Hierfür müssen spezielle Fähigkeiten der Kommunikation, Sozialkompetenz und Pädagogik gefördert werden. In der Fachweiterbildung für psychiatrische Pflege sollte ein gezieltes Training in Rhetorik und Konfliktmanagement angeboten werden. Die Konfrontation mit der erweiterten Rolle einer/eines psychiatrisch Pflegenden zwingt beinahe dazu, über erweiterte Qualifikationen nachzudenken. Denn moderne Strukturen und eine veränderte Patientenklientel erfordern Fähigkeiten und Kenntnisse, die weit über die Basisqualifikationen hinausgehen. Die Leitung von Patientengruppen ist eine Tätigkeit, die bestimmte Schlüsselqualifikationen verlangt.

Die Notwendigkeit zur Professionalisierung im Bereich der Gruppenleitung hat sich bereits im berufspolitischen Denken der Pflegenden verankert. Gespräche mit Pflegepersonen zeigen, dass Zweifel bestehen, ob eine von Pflegekräften durchgeführte Gruppenarbeit tatsächlich einen therapeutischen Nutzen hat. Das Interesse an wissenschaftlichen Untersuchungen in Bezug auf eine entsprechende Evaluierung ist derzeit noch zögerlich, beschäftigt aber bereits einzelne Studierende der Pflegewissenschaft und -forschung. Trainingsprogramme im Bereich der alltagspraktischen Fähigkeiten eines psychisch kranken Menschen machen durchaus Sinn – das bestätigen die Pflegenden, die diese Aufgabe im Einzeltraining und mit Patientengruppen verantwortlich durchführen.

Berufspolitisch interessant ist auch, dass der Einsatz von Psychiatriepflegekräften in den ambulanten und komplementären Diensten (Sozialpsychiatrischer Dienst, Wohngemeinschaften, Ambulanzen, Krisenzentren) zunehmend gewünscht wird. Dies zeigt eine Studie der Robert Bosch Stiftung zum Thema »Psychiatrische Pflege im ambulant-komplementären Bereich«:

»[...] *Im Sinne einer breit gefächerten Weiterbildung, die für ganz unterschiedliche Aufgaben und Tätigkeitsbereiche qualifizieren soll, ist jedoch der Erwerb entsprechender Kompetenzen sinnvoll und notwendig. Vermittelt werden sollten demnach Fähigkeiten zur [zum]: Gruppenarbeit, Krisenmanagement, Milieugestaltung, Case-Management, Psychoedukativen Arbeit, Angehörigenarbeit.*« (Hoffmann 2001)

Die erhöhte Vielfalt bei den psychischen Störungen und die damit verbundene Leistungsverdichtung für die Pflege können also nur mit einem ausgeprägten Management konstruktiv gemeistert werden.

1.2.2 Ausbildung

Mit der Neufassung des Krankenpflegegesetzes von 2004 wurden die Pflegeberatung und die Gesundheitsförderung deutlich in den Vordergrund gestellt. Das Augenmerk der Pflege richtet sich jetzt verstärkt auf die Verhinderung von Krankheit und auf die Erhaltung von Gesundheit (Salutogenese).

Dies wirkt sich nachhaltig auf die pflegetherapeutische Arbeit in der Psychiatrie aus. Medikamententraining, Ernährungsberatung und psychoedukative Konzepte werden selbstverständlicher von der Pflege übernommen und sind näher in das Bewusstsein der Pflegenden gerückt.

1.2.3 Weiterbildung

Vielfältige Veränderungen kommen auf die Weiterbildungen in der Pflege zu. Knappe Personalressourcen in den ärztlichen u. psychologischen Berufen, das Pflegeweiterentwicklungsgesetz und die erforderliche regelmäßige Aktualisierung in den Richtlinien und Gesetzesgrundlagen für die Fachweiterbildungen machen deutlich, dass die Kompetenz »Gruppenleitung« unbedingt erworben und ausgebaut werden muss. Pflegepersonen werden so zu gleichberechtigten Partnern im multidisziplinären Team (s. o Abb. 1.1).

Hinzu kommt ein verändertes Verständnis vom Umgang mit der Erkrankung. Die Patienten werden »ermächtigt«, mehr Verantwortung für sich und ihre Krankheit zu übernehmen (Empowerment).

Diese neuen Impulse und Strömungen werden vorrangig von den Weiterbildungsteilnehmern in die Praxis transportiert.

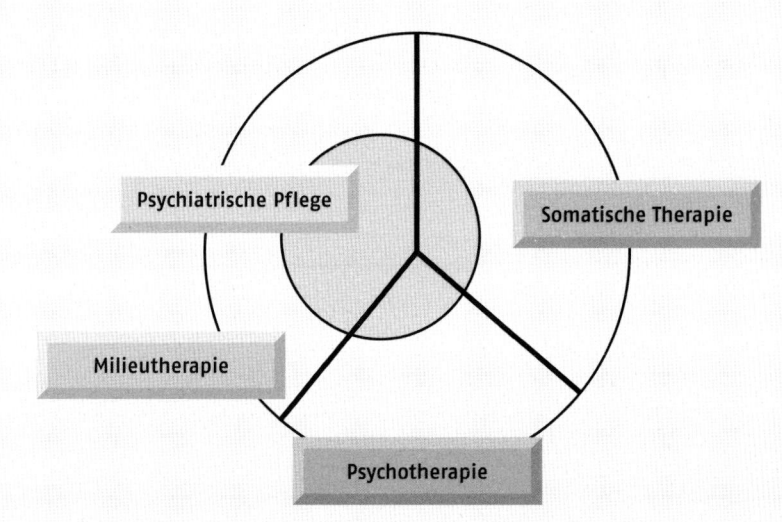

o **Abb. 1.1:** Einbettung der Pflege in die Therapielandschaft

2 Gruppenarbeit – begründet über das Interaktionsmodell nach Hildegard Peplau

2 Gruppenarbeit – Interaktionsmodell nach Hildegard Peplau

Hildegard Peplau arbeitete als Krankenschwester in der Psychiatrie. 1949 entwickelte sie ihr Interaktionsmodell (Interpersonal Relations in Nursing), das erstmals 1952 in Amerika veröffentlicht wurde.

Sie definiert Pflege u. a. als einen absichtsvollen Prozess, in dem die Pflegende ihr Selbst als eine »edukative und Reife bewirkende Kraft« gegenüber dem Patienten einbringt (vgl. Walter 1996, S. 187). Die Gruppenleitung erfordert von den Pflegekräften pädagogisches Gefühl und die Fähigkeit, Lernprozesse anzustoßen. Viele der psychoedukativen Gruppen ähneln einer Unterrichtsstunde in der Schule.

Nach Hildegard Peplau nimmt die Pflegeperson verschiedene Rollen im Laufe der Patienten-Pflege-Beziehung ein. In Bezug auf die Gruppenleitung heißt das, dass auch die Krankenschwester während der Durchführung einer Gruppe gleichzeitig unterschiedliche Rollen verkörpern kann:

▶ Die Rolle der Fremden
▶ Die Rolle der Unterstützenden (Ressource)
▶ Die Rolle der Lehrenden
▶ Die Rolle der Führungsperson in der Pflege (Führungsaufgabe)
▶ Die Ersatzrollen (Ersatzperson)
▶ Die beratende Rolle (Beraterin).

2.1 Die Bedeutung der Rollen in der Gruppenleitung

2.1.1 Die Rolle der Fremden

»Ein Fremder ist eine Person, die einer anderen Person nicht vertraut ist.« (Peplau 1995, S. 70)

Die Gruppenleitung hat es in der Gruppe mit vielen Patienten zu tun, die aufgrund unterschiedlicher Einschränkungen in der Klinik sind. Sie sind der Gruppenleitung als Gruppenmitglieder zunächst fremd, so wie sie selbst den Patienten in der Rolle der Gruppenleitung fremd ist. Die Pflegeperson soll alle Gruppenmitglieder mit gleich bleibender Höflichkeit behandeln, niemanden bevorzugen oder benachteiligen. Für sie sind alle Patienten gleichwertig und verbunden durch eine gemeinsame Aufgabe. Unabhängig davon, wie die Pflege-Patienten-Beziehung außerhalb des Gruppensettings beschaffen ist, muss die Gruppenleitung in der Lage sein, alle gleichwertig als »Fremde« zu behandeln.

»Der Respekt und das positive Interesse, die einem Fremden erwiesen werden, sind zunächst unpersönlich und schließen dieselbe Höflichkeit ein, die man einem neuen Gast in einer beliebigen Situation entgegen bringt.« (Peplau 1995, S. 70)

2.1.2 Die Rolle der Unterstützenden (Ressource)

»Eine unterstützende Person gibt spezifische Antworten auf Fragen, die gewöhnlich in Zusammenhang mit einem größeren Problem stehen.« (Peplau 1995, S. 73)

In der Rolle des Unterstützenden oder als Ressource ist die Gruppenleitung eine Vermittlerin von Wissen. Sie informiert über die Inhalte und Ziele der Gruppe sowie die Bedeutung für die Gesundheitsförderung der Patienten. Es geht um Hilfestellung bei konkreten Fragen zu Krankheit und Bewältigung von Einschränkungen. Das kann in einer Psychoedukationsgruppe der Fall sein, im Medikamententraining, in Alltagsgruppen zu bestimmten Themen wie Schlaf, Obstipation usw.

»*Pflegekräfte lernen, in der Praxis klar zwischen Fragen zu unterscheiden, die eine unmittelbare, direkte, konkrete Antwort verlangen, und solchen, die eher mit Gefühlen zu tun haben und nach dem Prinzip der Beratung verlangen.*« (Peplau 1995, S. 74)

2.1.3 Die Rolle der Lehrenden

»*Die Rolle des Lehrenden in Pflegesituationen scheint eine Kombination aller Rollen [...] zu sein. Das Lehren knüpft immer an das an, was der Patient weiß, und entwickelt sich entsprechend seinem Wunsch und seiner Fähigkeit, zusätzliche medizinische Informationen zu nutzen.*« (Peplau 1995, S. 74)

Traditionell wird der Begriff »Lernen« gleichgesetzt mit dem Erwerb von Wissen. Peplau versteht an dieser Stelle Lernen als einen Vorgang in Bezug auf die Entwicklung zur Selbstkompetenz des Patienten. Er soll seine Erfahrungen nutzen, um zu neuen Ergebnissen zu kommen. Dazu benötigt er die Unterstützung der Gruppenleitung, die mit Hilfe ausgewählter Methoden diesen Entwicklungsprozess in Gang setzt.

Die Rolle als Lehrerin übernimmt die Gruppenleiterin dann, wenn sie beispielsweise in einer Kochgruppe Vorlieben und Können der Teilnehmer erfragt, Rezepte sammelt, Kochbücher bereitstellt und gemeinsam mit den Patienten die Rezepte vergleicht oder neue Varianten entwickelt. Sie gibt Anregungen, initiiert Einkäufe und organisiert die Vorbereitungen.

Die Gruppenleitung lehrt Patienten in der psychoedukativen Gruppe, ihre Frühwarnzeichen zu erkennen und die entsprechenden Maßnahmen selbstständig durchzuführen.

2.1.4 Die Rolle der der Führungsperson in der Pflege (Führungsaufgabe)

In der Regel übertragen die Patienten der Gruppenleitung automatisch die Führungsrolle in der Erwartung, dass sie den Gruppenverlauf steuert und das Thema bestimmt. Die Gruppenleitung hat verschiedene Möglichkeiten eine Gruppenatmosphäre zu schaffen.

Mit einem **demokratischen Führungsstil** wird sie die Patienten eher zu einer aktiven Teilnahme ermutigen und zur Diskussion motivieren können. In der Gruppenarbeit bedeutet demokratisches Führen, dass dem Patienten erlaubt wird, sich aktiv an der Gestaltung der Gruppe zu beteiligen.

»*Demokratische Führungsrollen setzen eine Haltung des Respekts für die Würde und den Wert jeder beteiligten Person voraus, eine Haltung, die man nicht vortäuschen kann; sie ist vorhanden oder nicht, und der Patient weiß gefühlsmäßig, welche Haltung ein anderer ihm gegenüber einnimmt.*« (Peplau 1995, S. 77)

Wird ein **autokratischer Führungsstil** angewandt, so bedeutet dies, dass alle Wege, Ziele und die Schritte zum Erreichen der Ziele, von der Gruppenleitung vorgegeben werden und dem Patienten wenig Mitentscheidung eingeräumt wird. Dieses Vorgehen ist dann sinnvoll, wenn die Patienten stark sicherheitsorientiert sind und wenig Selbstvertrauen vorhanden ist.

Zu einer ganz anderen Gruppenatmosphäre führt der so genannte **Laissez-faire-Stil**. Hier zieht sich die Gruppenleitung komplett aus dem aktiven Gruppengeschehen zurück:

»*Er ist gekennzeichnet durch das Fehlen einer aktiven persönlichen Teilnahme der Führungspersönlichkeit (Gruppenleitung); Materialien und Informationen werden, wie es der Rolle der unterstützenden Person entspricht, zur Verfügung gestellt, aber die Persönlichkeit der Führungsperson (Gruppenleitung) nimmt, außer durch ihre Nichteinmischung, nicht aktiv an der interpersonalen Situation teil.*« (Peplau 1995, S. 77)

In jeder Gruppensituation wird Führung benötigt, und die professionellen Fähigkeiten einer Gruppenleitung unterstützen die Strukturierung und Koordination der Abläufe.

2.1.5 Die Ersatzrollen (Ersatzperson)

Für Patienten sind Pflegende sehr oft Stellvertreter oder »Ersatzspieler«. Unbewusst bekommen sie bestimmte Rollen zugewiesen, weil der Patient in der Pflegeperson eine andere Person sieht als die, die sie ist. Beispielsweise werden beim Patienten Erinnerungen an seine »Mutter«, »Nachbarin« oder »Lehrer« geweckt, allein durch das Auftreten der Pflegeperson, ihre Körperhaltung oder durch die Art, wie sie spricht.

»*Ersatz-Figuren entstehen im Bewusstsein des Patienten, wenn er in eine psychologische Situation gerät, in der Gefühle reaktiviert werden, die er in einer früheren Beziehung entwickelt hatte. Ein Patient, der die Gefühle von Hilflosigkeit und Machtlosigkeit und den starken Wunsch nach Abhängigkeit erlebt, ist gezwungen, auf Verhaltensmuster zurückzugreifen, die aus Zeiten wie etwa der Kindheit stammen, als diese Gefühle in einem natürlichen Zusammenhang wirksam waren.*« (Peplau 1995, S. 78)

Auf Grund dieser vom Patienten zugewiesenen Rolle kann die Pflegeperson mit dem Patienten die entstehenden Gefühle (positiv wie negativ) besprechen, bearbeiten, um dann wieder ihre primäre Rolle einzunehmen.

Die Pflegekraft hilft dem Patienten zu verstehen, dass es Ähnlichkeiten und Verschiedenheiten zwischen den Menschen gibt, indem sie sie selbst ist.« (Peplau 1995, S. 79)

Die Rolle als Ersatzperson übernimmt eine Gruppenleitung beispielsweise bei einer jungen Patientin dann, wenn sie anstelle deren Mutter praktische Tipps zur Reinigung ihrer Kleidung gibt, oder bei einer älteren Patientin, der sie das Gefühl gibt, mit ihrer Tochter zu kochen.

Ist diese Rolle positiv besetzt, kann es eine gute Grundlage für die weitere Beziehungsgestaltung sein.

2.1.6 Die beratende Rolle (Beraterin)

Zu den beratenden Aufgaben der Pflege gehört es, all das zu fördern, was dem Patienten zur Wiedererlangung oder zum Erhalt seiner Gesundheit dient. Unter der Vielfalt der pflegerischen Aufgaben fällt der Beratung im Rahmen der Gruppenarbeit eine besondere Rolle zu. Sie ist die Reaktion auf die von Patienten geäußerten Wünsche und Bedürfnisse. Für Peplau ist die Rolle der Beraterin eine sehr zentrale und besteht keineswegs darin Ratschläge zu erteilen. Vielmehr ist diese Rolle gekennzeichnet durch professionelle Beobachtung und gutes Zuhören.

»Wenn eine Pflegekraft eine Technik des Zuhörens entwickelt und anwendet, die im wesentlichen nichtdirektiv und nicht moralisierend ist, wird der Patient an sich selbst allmählich Seiten entdecken, die er vorher nicht gesehen hat; eine Reihe solcher Entdeckungen im Verlauf einer Krankheit wird sich für manche Patienten als erhellend und therapeutisch erweisen.« (Peplau 1995, S. 96)

Im Fall der Ernährungsberatungsgruppe mit übergewichtigen Patienten, könnte die Pflegekraft beratend für die Erstellung kalorienreduzierter und preisgünstiger Mahlzeiten zur Verfügung stehen. Die Beratung kann dann den Umgang mit den Einschränkungen und den Bedürfnissen in allen Lebensaktivitäten einschließen und so zu neuen Erfahrungen verhelfen. Sie initiiert damit auch die Motivation zur Selbstheilung und zur Selbstbewusstwerdung.

Die Rolle der Beraterin geht über die Rolle der Lehrenden hinaus, weil sie in der Gefühlsebene der Patienten stattfindet. *Beispiele:* Warum isst jemand so viel? – Welchen Schutz bietet das Übergewicht?

»*Eine Beraterin ist jemand, die gewillt ist, sich mit einem Menschen hinzusetzen und ein Problem zu diskutieren mit dem Ziel, ihm zu einem gewissen Verständnis seiner selbst zu verhelfen oder ihm behilflich zu sein, Schlussfolgerungen aus diesen Einsichten zu ziehen.*« (Simpson 1997, S. 51)

2.2 Die vier Phasen der Pflege-Patienten-Beziehung

Peplau beschreibt vier Phasen in der Pflege-Patienten-Beziehung. Diese können während der Dauer eines Krankenhausaufenthaltes in der Möglichkeit der Nutzung von Gruppen dargestellt werden.

2.2.1 Die Orientierungsphase

In der Orientierungsphase stehen die Klärung der Situation und der Bedarf an Hilfe und Unterstützung im Vordergrund. Die Patienten sind in der Regel noch nicht in der Lage, von einem Gruppengeschehen zu profitieren.

Mögliche Fragen, die ein Patient sich stellt: »Wer sind die anderen?« – »Was erwartet man von mir?« – »Werde ich akzeptiert?« – »Wer hat hier was zu sagen?« – »Was geschieht hier eigentlich?« – Was hat das mit meiner Erkrankung zu tun?«

»*In der Phase der Orientierung klärt der Patient den ersten Gesamteindruck von seinem Problem; Teilansichten werden vertieft und entsprechende Details werden deutlich, wenn die an der neuen psychologischen Situation Beteiligten sich auf den Patienten beziehen. Der Patient nimmt an dem Orientierungsprozess teil, indem er Fragen stellt, indem er herauszufinden sucht, was er wissen muss, um sich sicher zu fühlen, und indem er beobachtet, wie die professionellen Kräfte auf ihn eingehen.*« (Peplau 1995, S. 54)

Die Aufgabe des Patienten in der Orientierungsphase ist, mit der neuen Umgebung und den Menschen vertraut zu werden, um dann in der nächsten Phase damit zu beginnen, das Problem bzw. die Krankheit zu bewältigen.

2.2.2 Die Phase der Identifikation

In der Identifikationsphase beginnt das Lernen am Modell. Wenn der Patient für sich geklärt hat, um was es geht, wo er sich befindet und was mit ihm geschieht, kann er sich auf bestimmte Personen konzentrieren. Er gewinnt an Zuversicht und beteiligt sich an der eigenen Problembewältigung. Wenn er sich wahrgenommen fühlt und einer professionellen Obhut sicher ist, kann er Gefühle zeigen wie Hilflosigkeit, Trauer und den Wunsch nach Abhängigkeit. Das ist möglich, weil er sich mit der Pflegeperson identifiziert als jemandem, der ihm bei der Lösung seiner Probleme Hilfestellung zuteil werden lässt. Der Patient identifiziert sich mit der Pflegekraft und gewinnt in einem Gefühl des Vertrauens die Möglichkeit, seine alten (und aktuellen) Gefühle wieder zu erleben.

»Nicht jedem Patienten fällt es leicht, sich mit anderen, die ihn akzeptieren, zu verbünden. Frühere zwischenmenschliche Beziehungen waren oft so traumatisch, dass es für den Patienten nicht vorstellbar ist, dass andere ihn so akzeptieren könnten, wie er ist.« (Peplau 1995, S. 56)

Die Pflegeperson in ihrer Rolle als Ersatzperson kann hier eine wichtige Funktion einnehmen.

Die Aufgabe für den Patienten in dieser Phase ist, Klarheit zu gewinnen über sich, seine Erwartungen, seine Ziele. Die Aufgabe der Pflegeperson ist es, ihre eigenen Erwartungen und Ziele sowie die Möglichkeiten des Patienten zu erkennen.

2.2.3 Die Phase der Nutzung

Die Phase der Nutzung enthält durch die Identifikation des Patienten mit der Pflegeperson noch weiterhin das Lernen am Modell.

»Die Nutzungsphase stellt sowohl für die Pflegekraft als auch für die Patienten eine Phase dar, in der beide aktiv werden müssen. Sie ist ein notwendiger Schritt für die Weiterentwicklung der Beziehung.« (Simpson 1997, S. 32)

Der Patient ist bestrebt, aus den Dienstleistungen, die ihm entgegengebracht werden, nach Bedarf für sich den größtmöglichen Nutzen zu ziehen.

»Gelegentlich kann beobachtet werden, dass Patienten, die sich erholen, höhere Ansprüche an die Pflege stellen als zur Zeit ihrer ernsten Erkrankung. Andere Patienten verhalten sich kontrollierter und realistischer gegenüber der Nutzung der Dienstleistungen.« (Peplau 1995, S. 62)

Die Aufgabe in dieser Phase ist, am Problem zu arbeiten, Unterstützung anzunehmen, die Dienstleistung »Pflege« zu nutzen.

2.2.4 Die Phase der Ablösung

Nun kann sich der Patient durch die Übernahme von Verantwortung, Mitentscheid und seiner zunehmenden Autonomie von der Identifikation mit der Pflegeperson lösen und aus der Rolle des Patienten schlüpfen.

»*Das Stadium der Ablösung bedeutet die graduelle Befreiung von der Identifikation mit helfenden Personen sowie die Ausbildung und Verstärkung der Fähigkeit, mehr oder weniger alleine dazustehen. Diese Ergebnisse können nur erreicht werden, wenn alle früheren Phasen im Sinne eines ›psychologischen Bemutterns‹ angegangen worden sind […].*« (Peplau 1995, S. 65)

Die Aufgabe der Pflegeperson ist hier, die Verantwortung abzugeben, den Patienten in seiner Eigenständigkeit zu unterstützen, auf seine Fähigkeiten zu vertrauen. Bezogen auf eine Gruppensituation kann dies auch bedeuten, einzelne Phasen in einer Gruppensituation dem Patienten zu übertragen.

2.3 Weitere Eckpunkte der interpersonalen Beziehungen in der Pflege nach H. Peplau

2.3.1 Psychologische Aufgaben

Psychologische Aufgaben nach H. Peplau, die ein Mensch lernen muss, sind:
- Sich auf andere verlassen
- Befriedigung aufschieben
- Sich selbst identifizieren
- Partizipieren.

Diese Fähigkeiten sind im Gruppengeschehen zu entwickeln. Pflegepersonen sind als Gruppenleitung darauf sensibilisiert, den Patienten diese Lernvorgänge zu ermöglichen.

2.3.2 Bedeutung der Bedürfnisse

Folgende Bedürfnisse sind bei Hildegard Peplau benannt:
- Bedürfnis nach physiologischer Unversehrtheit
- Bedürfnis nach Sicherheit
- Bedürfnis nach Zuneigung und Anerkennung
- Bedürfnis nach Können und neuen Erfahrungen.

Mit dem »Sich-Erleben« im Gruppengeschehen können die Patienten diese Bedürfnisse wahrnehmen und erfüllen. Werden Sie nicht befriedigt, kommt es zu Frustration, später zu Aggression. In der Bearbeitung eines aggressiven Verhaltens, beispielsweise in einer Gesprächsgruppe, lernen auch die anderen Gruppenmitglieder (am Modell) den Weg zu Problemlösungen. Werden die Bedürfnisse gestillt, so entwickeln sich nach Peplau reifere Bedürfnisse, eine Weiterentwicklung findet statt.

2 Gruppenarbeit – Interaktionsmodell nach Hildegard Peplau

»Peplau versteht Beobachtung, Kommunikation und Dokumentation als im Zusammenhang mit dem interpersonalen Beziehungsprozess eng aufeinander abgestimmte Tätigkeiten. Diese ermöglichen es den Pflegenden zu verstehen und zu untersuchen, was im Kontakt mit den Patienten geschieht.« (Walter 1996, S. 189)

Die interpersonelle Beziehung zwischen Patient und Pflegeperson steht bei Hildegard Peplau im Mittelpunkt. Dieses Modell eignet sich deshalb besonders für die Psychiatrische Pflege und die Aufgabe, die Erziehung und die Weiterentwicklung der Patienten im Gruppengeschehen zu fördern. Der hohe Anspruch an die Pflegenden in Bezug auf ihre Kommunikation (Beratung, Gesprächsführung, Zuhören) und ihre Bereitschaft zu Selbsterfahrung und Selbstreflexion (vgl. Walter 1996) steht im Einklang mit den Fähigkeiten, die eine Gruppenleitung besitzen muss.

Im Geschehen pflegerischer Gruppen werden Inhalte vermittelt, die die Aufmerksamkeit schulen (kognitives Training), die soziale Fähigkeiten fördern, die gekränktes Verhalten ändern durch Wissen über Erkrankungen oder gesunde Lebensweise, die den Patienten helfen, mit zu entscheiden und Verantwortung zu übernehmen. In den unterschiedlichen Anforderungen der einzelnen Gruppen können die Patienten sich selbst einbringen und entsprechend ihre Selbstpflegehandlungen durchführen.

Vergleicht man die Anforderungen der verschiedenen Gruppen an eine Gruppenleitung, findet man diese Methoden wieder. Milieutherapeutische Gruppen sind für Patienten in unterschiedlichen Genesungsstadien geeignet. Es ergeben sich innerhalb einer Gruppenstunde die vielfältigsten Aufgaben, die eine Gruppenleitung erkennen, wahrnehmen und ausführen soll. Bei Peplau ist dort die pädagogische Aufgabe der Krankenschwester (Edukation) ein wichtiger Bereich in der Pflege.

3 Milieu

3 Milieu

3.1 Allgemeines

Das Milieu ist in der Gestaltung des Klinikalltags von entscheidender Bedeutung. In den letzten Jahrzehnten hat sich in diesem Bereich ein wesentlicher Wandel vollzogen – weg von eher kustodial geprägten, traditionsgebundenen Strukturen, hin zu einem offeneren Rahmen (Tab. 3.1).

Milieu hat ein eigenes therapeutisches Potenzial. Vernachlässigen wir die Wirkung des Milieus, können wichtige therapeutische Schritte behindert oder gar verhindert werden. Milieugestaltung ist eine zentrale pflegerische Aufgabe.

Das Milieu muss *bewusst* gestaltet werden. Nur so wird eine positive therapeutische Wirkung erzielt. Durch das Stationsmilieu kann das Miteinander gefördert werden.

Tab. 3.1: Vergleich der milieutherapeutischen Rahmenbedingungen früher und heute (nach Heim 1985)

	Kustodialer Rahmen	Offener Rahmen
Macht des Klinikpersonals	▶ Autoritär, willkürlich	▶ Demokratisch, ▶ Personal diskutiert Aufgaben
Grenzen	▶ Starr, unveränderlich	▶ Flexibel, menschlich
Stigmatisierung	▶ Unausweichlich	▶ Bedingt
Aufsicht, Kontrolle	▶ Wenig, unkritisch	▶ Erwünscht, Zugang ermöglicht
Klinikmilieu	▶ Sozial verarmt ▶ Patienten werden passiv, abhängig	▶ Sozial reich ▶ Strukturiert ▶ Breites Therapieangebot
Rolle der Patienten	▶ Fügt sich in die Krankenrolle ein ▶ Bringt keinen eigenen Beitrag zur Gesundung ▶ Krankheitsbedingte Neigung zur Isolation wird verstärkt	▶ Ist von Anfang an »Beteiligter« ▶ Wird aktiviert und motiviert ▶ Hat Mitverantwortung für das Zusammenleben und die Behandlung, wird in Gruppen und Abteilungsleben integriert ▶ Außenkontakte werden gefördert
Rolle des Pflegepersonals	▶ Beschützend und bewahrend bei persönlicher Distanz ▶ Überwachen und Führen der Patienten ▶ Anordnungen des Arztes werden unkritisch entgegengenommen	▶ Persönliches Engagement bei therapeutischer Distanz ▶ Ressourcen der Patienten werden angesprochen, es wird zur Mitarbeit aktiviert ▶ »Lernen am Modell« wird ermöglicht ▶ Grundhaltung und Struktur des Therapeutischen Teams

Milieutherapie ist
- eine der drei Säulen der therapeutischen Möglichkeiten in der Psychiatrie.
- ein wichtiges therapeutisches Potenzial, das von entscheidender Bedeutung für den Klinikalltag ist (Heim 1985).
- der größte Bereich für den die Pflegenden in der Psychiatrie zuständig sind.
- das tägliche Zusammenleben, das Klima auf der Station, die Haltung des therapeutischen Personals gegenüber den Patienten.
- die Gestaltung der Räume, das Gruppenangebot, der Umgang mit Information, den Medikamenten.
- in Wirkfaktoren und Milieutypen zu erfassen.

Schädigende Milieufaktoren für den Patienten sind:
- Fehlender Kontakt zur Außenwelt
- Erzwungene Untätigkeit
- Autoritäres Verhalten der Mitarbeiter
- Verlust von Freunden und Privatleben
- Verlust von persönlichem Besitz
- Zwangsgemeinschaft mit »Fremden«
- Medikamente
- Anstaltsatmosphäre (Regeln, Ge- und Verbote, Vorschriften)
- Mangelnde Zukunftsaussichten außerhalb der Klinik.

(Vgl. Schädle-Deininger u. Villinger 1996)

3.2 Milieutherapie nach Edgar Heim

In seinem Buch »Die Praxis der Milieutherapie« bezeichnet E. Heim die Milieutherapie als ein wichtiges therapeutisches Potenzial, das von entscheidender Bedeutung für den Klinikalltag ist, sofern sie richtig angewendet und ihr Einfluss ausreichend reflektiert wird (Heim 1985). Die Ziele sind soziotherapeutisch ausgerichtet, die Prinzipien wirken therapeutisch (= Wirkfaktoren). Heim unterscheidet vier Wirkfaktoren und unterteilt sie in weitere Beschreibungen:
1. Partizipation
2. Offene Kommunikation
3. Soziales Lernen
4. Leben in der Gemeinschaft.

3.2.1 Partizipation

Partizipation ist die Beteiligung der Patienten am Krankheitsprozess. Sie wird unterschieden in:
- Mitentscheid
- Mitverantwortung und
- Autonomie.

3.2.1.1 Mitentscheid

»Mitentscheid meint die Teilnahme einer funktional verbundenen Gruppe an einem Entscheidungsprozess, der ein definiertes Problem innerhalb eines gegebenen Entscheidungsraumes zu lösen versucht.« (Heim 1985, S. 15)

Für welchen Kompetenzbereich kann diese Entscheidung getroffen werden?

Beispiel: Im Rahmen der Stationsversammlung sollen Patienten über Aktivitäten, Wochenplan, Patientenämter mitentscheiden. In milieutherapeutischen Gruppen ist es möglich, sie an der Dekoration und Ausschmückung der Räumlichkeiten zu beteiligen und so an der Gestaltung teilhaben zu lassen. Diese Entscheidungsprozesse werden allerdings oft von den noch schwerkranken Patienten nicht ausreichend wahrgenommen. Hier setzt die therapeutische Aufgabe des Teams an: Es muss Entscheidungsprozesse immer wieder stimulieren und dabei erkennen, ob die Patienten bereits in der Lage sind, Mitscheidungen zu treffen. Dieser Mitentscheid als soziale Fähigkeit kann erworben und erlernt werden.

Sinn von Mitentscheid ist:
▶ Förderung der gesunden Teile der Persönlichkeit
▶ Unterstützung der Identitätsbildung
▶ Abbau von protektiven Ängsten gegenüber Autoritäten.

Bedeutung im Klinikalltag:
▶ Gemeinschaftsleben, z. B. Wochenprogramm
▶ Gestaltung der Arbeitsstruktur, Rahmenprogramm, räumliche Gestaltung, Verantwortlichkeiten.

Woran erkennen Sie beispielsweise, dass ein Mensch zur Mitentscheidung fähig ist?
▶ Beteiligt sich an Abstimmungen
▶ Nimmt klare Positionen ein
▶ Äußert seine Meinung
▶ Stellt sich den Problemen
▶ Übernimmt Aufgaben, die das Zusammenleben betreffen.

3.2.1.2 Mitverantwortung

»Mitverantwortung verlangt von den Gliedern einer Gemeinschaft, die berechtigten Bedürfnisse der Einzelnen wahrzunehmen, Grundregeln des Zusammenseins zu respektieren und ihre Formulierung durch Mitentscheid erarbeiten zu helfen.« (Heim 1985, S. 18)

Mitverantwortung ist als Haltung zu verstehen und drückt die Bereitschaft aus, für das eigene Handeln Verantwortung zu übernehmen. Der Patient soll einen Sinn für die Gemeinschaft entwickeln und daran verantwortlich teilnehmen. Dies wird in Beobachtungen von Patienten deutlich, die sich um kränkere Mitpatienten kümmern und/oder in der Stationsversammlung Aufgaben übernehmen.

Das Team muss darauf achten, dass dem Patienten dabei nicht zuviel zugemutet wird, damit die Verantwortung nicht zur Überforderung führt.

Woran erkennen Sie beispielsweise, dass ein Mensch sich mitverantwortlich fühlt?
- Bereitschaft, sich zu entscheiden
- Offener Umgang
- Spontane Gefühlsbekundung.

3.2.1.3 Autonomie

»Autonomie umfasst die Möglichkeit zu selbständigem Denken, Fühlen und Handeln; ihre Ermutigung fördert Selbstverantwortlichkeit und Selbstverwirklichung.« (Heim 1985, S. 21)

Die Autonomie ergänzt die Faktoren Mitentscheid und Mitverantwortung; sie sind miteinander verbunden. Ein Mensch, der in der Gemeinschaft das Recht auf Eigenständigkeit bekommt, kann auch anderen dieses Recht zugestehen. Diese drei Faktoren wirken einem Rückzug und einer Isolation entgegen. Das kann ein Patient in der Gruppe erleben und sich darin üben – Schritt für Schritt. Er erlebt dabei seine Individualität erneut. Besonders für kränkere Patienten ist es wichtig, wie beispielsweise eine Pflegeperson ihre Autonomie lebt und wie sie sich in der Gruppe verhält. Die Pflegende muss sich bewusst sein, dass sie für den Patienten eine Modellfunktion hat.

Woran kann man Autonomie erkennen?
- Pünktliches Erscheinen zur Gruppe
- Selbstständige Ausübung von Körper- und Kleiderpflege
- Eigenständige Durchführung von therapeutischen Verpflichtungen inkl. Medikamenteneinnahme
- Art der Kontakte zu Familie, Arbeitsplatz, Finanzen u. a.
- Freizeitkultur/-gestaltung.

Hier sind auch gesündere Patienten ein Modell für kränkere Patienten.

Wird vom Team eine zu große Autonomie bei einem Patienten eingefordert, kann es zur Überforderung kommen. Auch hier ist eine reflektierte und dem Patienten angemessene Förderung von Bedeutung.

3.2.2 Offene Kommunikation

Im Umgang mit psychiatrischen Patienten fallen deren vielseitige Kommunikationsstörungen auf. Psychotische Menschen sind in ihrer Wahrnehmung beeinträchtigt. Die therapeutische Kommunikation geht auf vielfältige Störungen von psychisch kranken Menschen ein, wie beispielsweise auf die teils skurrile Ausdrucksfähigkeit eines psychotischen Patienten sowie die damit verbundenen Denkstörungen und verlangsamten Entscheidungsprozesse. Das Pflegeteam hat einen wesentlichen Einfluss auf die therapeutische Wirksamkeit der Kommunikation. Diese gliedert sich in:
- Informationsaustausch
- Informationsklarheit
- Individueller Ausdruck.

3.2.2.1 Informationsaustausch

»*Informationsaustausch ist der Vorgang, in dem die Informationsträger dem Informationsempfänger alle jene Nachrichten in adäquater Form zukommen lassen, die für die Verständigung in einer gegebenen Situation notwendig sind.*« (Heim 1985, S. 30)

Der Informationsaustausch ist die Voraussetzung für alle anderen Wirkfaktoren, weil ohne ihn eine Partizipation nicht möglich ist. Soziales Lernen ist eng mit Informationen über die einzelnen Schritte verbunden, also über die Art und Weise eines Vorgehens. »Wissen ist Macht, Information ist Macht«, danach wurde im kustodialen System gehandelt, weil nur die Person Informationen bekam, die in der Hierarchie oben stand. In der milieutherapeutischen Gemeinschaft ist der Austausch von Informationen die Basis für das Zusammenleben im Klinikalltag, sowohl für das Team als auch für die Patienten.

3.2.2.2 Informationsklarheit

Das Maß und der Inhalt an Information sollten den Kommunikationsstörungen der Patienten angemessen sein.

»*Klarheit der Information ist dann gegeben, wenn der Informationsträger die zu vermittelnde Nachricht quantitativ wie qualitativ so gestaltet, dass der Informationsempfänger sie aufnehmen und verarbeiten kann.*« (Heim 1985, S. 33)

Besonders bei den Gruppenangeboten beschreibt Heim:

»*In ihrer Bedeutung unbestritten sind qualitative Aspekte wie Sachlichkeit der Orientierung und Umfang der Information. Gerade das breite Therapieangebot eines Milieukonzepts mit vielfältigsten Gruppenprozessen macht es notwendig, Sinn und Ablauf der gemeinsamen Veranstaltungen immer wieder neu zu erläutern.*« (Heim 1985)

Die Informationswege sind vielfältig zu gestalten, z. B. mündlich im Zweiergespräch, in Teambesprechungen, in Abteilungsbesprechungen. Bei komplizierten sachlichen Inhalten erfolgt die Information schriftlich über schwarzes Brett, Informationswand, Mitteilungsblätter oder z. B. im Gruppengeschehen als Darstellung auf einem Flipchart-Poster.

3.2.2.3 Individueller Ausdruck

Mit dem individuellen Ausdruck kann man sich einem oder mehreren Gesprächspartnern gegenüber inhaltlich und emotional adäquat mitteilen.

Psychiatrische Patienten erwarten Empathie und Ermutigung, um über ihre Erfahrungen zu sprechen.

»*Nicht wenige Patienten leiden ja gerade daran, dass sie in ihrer gewohnten Umwelt wenig oder kaum beachtet werden. Entsprechend sind sie in ihrem Selbstwertgefühl erheblich gestört.*« (Heim 1985, S. 35)

Hilfreich ist hierbei, in Zweiergesprächen mit dem Therapeuten, der Pflegeperson oder einem Mitpatienten zu üben – dann können die Patienten in der Gruppe erleben, dass sie in der Begegnung mit anderen einen Teil ihrer Entwicklung nachholen und korrigieren können.

Dies gilt ebenso für die Gefühlswelt der Patienten: Hier handelt es sich um Patienten, die keinen Zugang zu ihren Gefühlen haben (schizophrene Patienten und schwere

Zwangspatienten). Menschen, die an Suchtproblemen, Borderline-Störungen oder an depressiven Erkrankungen leiden, sehen vieles über eine negativ gefärbte Stimmungsbrille. Für sie ist es wichtig, einen adäquaten Gefühlsausdruck anzustreben.

»*Entsprechend liegt der Akzent auf den Gruppenvorgängen, auf dem gemeinsamen Erleben und auf der Integration des Einzelnen. Demgegenüber muss aber die Individualität des Patienten auch ihre Ausdrucksform finden.*« (Heim 1985, S. 35)

3.2.3 Soziales Lernen

Soziales Lernen ist eine der wichtigsten Säulen der Milieutherapie. Je nach Gestaltung des Prozesses findet es sowohl in einem fördernden als auch in einem behindernden Milieu statt.

»*[…] im therapeutischen Milieu können relativ klar praktiziert werden: Reflexion – Lernen am Modell – Aktivierung. Diese drei sind logisch miteinander verknüpft: Erst wer sein Verhalten kritisch sichtet, also reflektiert, ist in der Lage, sich an neuen Werten zu orientieren, d. h. geeignete Vorbilder, Modelle auszuwählen. Die Veränderung darf aber nicht auf Einsicht beschränkt bleiben, sondern ist erst dann integriert, wenn auch diese praktisch eingesetzt wird, wenn also die Umsetzung in aktives Handeln gelungen ist.*« (Heim 1985, S. 43)

Soziales Lernen wird eingeteilt in:
- Reflexion
- Lernen am Modell
- Aktivierung.

3.2.3.1 Reflexion

»*Reflexion ist darauf angelegt, die Strukturen der Klinik, die institutionalisierten und spontanen dynamischen Prozesse, das Rollenverhalten von Patienten und Teammitgliedern in grundsätzlicher wie situationsbezogener Art zu überdenken, zu hinterfragen und nötigenfalls zu verändern.*« (Heim 1985, S. 44)

Große Aufmerksamkeit wird auf die Reflexion des Patientenverhaltens oder auf die Beziehung zum Patienten gelegt. Situationen, in denen Reflexion erfolgen kann, sind beispielsweise die Stationsversammlung oder andere Gruppen, wie z. B. Gesprächsgruppen.

3.2.3.2 Lernen am Modell

»*Lernen am Modell ist das (bewusste oder unbewusste) identifikatorische Übernehmen (im Sinne von Imitieren oder Kopieren) von neuen oder bisher blockierten Verhaltensweisen, die an einem Modell als geeignet wahrgenommen werden.*« (Heim 1985, S. 46).

Milieutherapie findet großteils in der Gemeinschaft statt. Insbesondere neu aufgenommene Patienten suchen sich Vorbilder als Modell für das eigene Verhalten. Je nach Vorgeschichte und Wertsystem suchen sie sich geeignete oder ungeeignete Modellpersonen. Die verantwortlichen Therapeuten müssen diesen Prozess fördern und ggf. steuern.

»*Lernen am Modell ist eine der wirksamsten, verlässlichsten und raschesten Lernmethoden, um neue Verhaltensweisen zu entwickeln oder schwach ausgebildete zu stärken.*« (Goldstein 1972 in Heim 1985, S. 47)

Lernen am Modell ist möglich in Gruppensituationen auf der Station, in Verhaltensbeobachtung und in einzelnen Handlungen sowohl von den Patienten untereinander als auch vom therapeutischen Team. Dazu werden einige Grundvoraussetzungen benötigt: So kann die Aufmerksamkeit in Rollenspielen und in Gruppengesprächen gezielt auf ein Vorbild gerichtet sein. Hilfreich ist auch die natürliche Autorität der Teammitglieder, mit der sie im »Abteilungsleben« Vorbilder sind. Eine weitere Voraussetzung ist, dass die Patienten in der Lage sind, das modellhafte Verhalten anzunehmen. Dem entgegen könnten eine noch akute Psychose und Verwirrtheitszustände stehen. Wird das eigene Verhalten als quälend, ängstigend, erniedrigend erlebt, so könnte dies die Motivation hervorrufen, das eigene Verhalten zu ändern. Die Unterstützung und die Anerkennung der Umwelt für dieses neue Verhalten ist ein wesentlicher Bestandteil für dessen Änderung. Hier liegt eine bedeutende Aufgabe des therapeutischen Teams: durch Ermuntern und Anerkennen die Patienten zu bestärken, die Gemeinschaft auf der Station als Experimentierfeld zu benutzen.

In Gruppensituationen bietet sich das Rollenspiel zur Vorbereitung an, diese Verhaltensänderung in der Realität durchzuführen und das Ergebnis in der Gruppe vorzustellen.

3.2.3.3 Aktivierung

»Aktivierung ist darauf ausgerichtet, den Patienten nach Maßgabe seiner Persönlichkeit und seiner Krankheit an den Milieuprozessen zu beteiligen und so seine erhaltenen gesunden Funktionen zu unterstützen.« (Heim 1985, S. 50)

Die Aktivierung steht den regressiven Tendenzen vieler Patienten entgegen. Es muss ein Gleichgewicht zwischen Fordern von Aktivität und Zulassen von Passivität angestrebt werden. Die Aktivierung bezieht sich auf die gesunden Anteile der Patienten, die ihnen die Qualität der selbstständigen Versorgung ihrer Bedürfnisse gewährleisten.

»Ferner soll das soziale Interesse der Patienten an der Gemeinschaft und seine soziale Kompetenz, in der Gemeinschaft mitzuwirken, wo immer möglich gefördert werden.« (Heim 1985, S. 51)

Die Unterscheidung, für welche Patienten welches Aktivitätsverhalten sinnvoll ist, gehört mit zu den Aufgaben der Pflegeperson: Sie kann erkennen, ob ein Patient mit einer schizophrenen Psychose unterstimuliert ist und so die Gefahr von Hospitalismus besteht; oder ob er überstimuliert ist und so der Gefahr einer psychotischen Dekompensation ausgesetzt ist. Bei den meisten Patienten besteht jedoch die Gefahr einer Unterforderung – mit einer engagierten therapeutischen Haltung kann dieser entgegengewirkt werden. Denn eine lebendig gestaltete therapeutische Gemeinschaft schließt eine hohe Aktivierung ein.

»...in 86 verschiedenen untersuchten Situationsgruppen (Abteilungsversammlungen, Teamsitzungen, Gruppentherapien) konnten ca. 1000 Ereignisse im Sinne der Prinzipien der Therapeutischen Gemeinschaft festgestellt werden. Dies bedeutet, dass im Schnitt alle 5 Minuten von Patienten und Teammitgliedern ein therapeutischer Vorgang i. S. von Milieuprozessen initiiert wurde.« (Heim 1985, S. 53)

3.2.4 Leben in der Gemeinschaft

Das psychiatrische Krankenhaus ist das soziale Feld, in dem Patienten wie Personal ein Teil der es umgebenden Gesellschaft sind. Der Patient, der in das Krankenhaus kommt, wird mit dem Teil, der gestört ist, seiner sozialen Verantwortung enthoben. Partizipation, Kommunikation und soziales Lernen haben ihr Aktionsfeld überwiegend im Gruppenverband, sei dies nun eine Klein- oder Großgruppe. Gemeinsames Ziel ist das Lösen individueller wie kollektiver Aufgaben in dem dazu geeigneten Gruppenverband.

Heim unterscheidet in diesem Bereich zwischen
- patientenzentrierten therapeutischen Gruppen und
- gemeinschaftszentrierten Gruppen.

3.2.4.1 Patientenzentrierte therapeutische Gruppen

»Patientenzentrierte therapeutische Gruppen sind Kleingruppen mit umschriebenem therapeutischem Ziel (z. B. psychoanalytische Gruppen, Gestaltgruppen).« (Heim 1985, S. 67)

Im Sinne der pflegerisch-therapeutischen Gruppen können u. a. dazu gezählt werden: die Zeitungsschau, der Ausflug, die Genussgruppe, die Entspannungsgruppe, das soziale Kompetenztraining, das kognitive Training.

3.2.4.2 Gemeinschaftszentrierte Gruppen

»Gemeinschaftszentrierte Gruppen sind Großgruppen mit der Zielsetzung, das Gemeinschaftsleben zu garantieren (z. B. Abteilungsversammlung) bzw. Arbeitsgruppen, die auf das Gemeinschaftsleben ausgerichtet sind (z. B. Programmgruppen, Verschönerungsgruppen).« (Heim 1985, S. 67)

Hierzu zählen Gruppen, die die Milieugestaltung auf der Station zu den Themen Frühling, Ostern, Fasching, Weihnachten, den Tanzabend usw. durchführen.

3.3 Anwendung der 5 Milieutypen nach E. Heim und deren Bedeutung für die Gruppengestaltung

3.3.1 Das strukturierende Milieu

Das strukturierende Milieu (o Abb. 3.1) ist das Milieu einer akuten Aufnahmestation: Hier werden erregte, maniforme, stark getriebene und schwer suizidale Patienten behandelt, die der Überwachung und Kontrolle bedürfen. Aufgrund der Schwere der Erkrankung und der Akutphase sind mit diesen Patienten Gruppen nur bedingt durchführbar. Diese Patienten benötigen eher eine Kommunikation in der Zweierbeziehung. Das soziale Lernen steht dann deutlich im Vordergrund, wenn die Wahrnehmung und die Aufmerksamkeitsfähigkeit der Patienten wieder möglich sind. Die Patienten sollten dann so bald als möglich zur Aktivierung in einen für sie angemessenen Milieutyp überwechseln. Am häufigsten findet sich eine Mischform aus strukturierendem und equilibrierendem Milieu.

3 Milieu

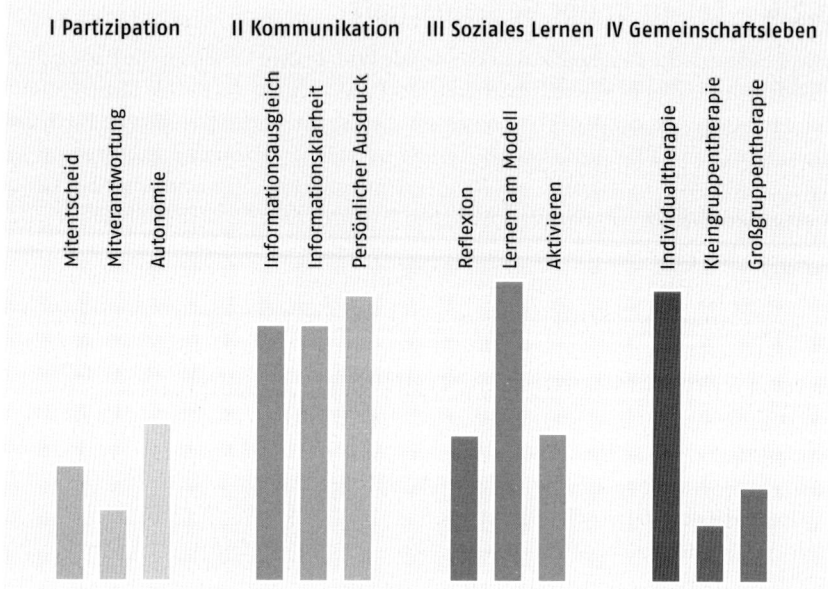

o **Abb. 3.1:** Strukturierendes Milieu (nach Heim 1985)

3.3.2 Das equilibrierende Milieu

Das equilibrierende Milieu (o **Abb. 3.2**) eignet sich besonders für akut kranke wie erregte schizophrene, maniforme Patienten, akut Suchtkranke, agierende Persönlichkeitsstörungen usw. Diese Patienten finden sich auf einer Aufnahmestation und auf Stationen mit akut Drogen- und Alkoholkranken. Der Unterschied zum strukturierenden Milieu ist, dass die Patienten auf dieser Station Tage bis mehrere Wochen bleiben und der Milieutherapie ein wichtiger Stellenwert zukommt.

Im Mittelpunkt des equilibrierenden Milieus steht das gemeinsame Leben, in dem sich die Patienten gegenseitig Vorbilder sind (Lernen am Modell). Nicht geeignet scheint dieses Milieu für sehr zurückgezogene sowie stark depressive Patienten, da die Überstimulation zu einem verstärkten Rückzug führt. Dieser Milieutyp fördert besonders die Partizipation bei der Mitverantwortung, weil die Patienten angehalten werden, sich aktiv in die Gemeinschaft zu integrieren. Der Kommunikation ist in Form der Informationsklarheit und dem individuellen Ausdruck große Bedeutung beizumessen. Die Patienten sind durch ihre Erkrankung noch eingeschränkt, ihr Informationsbedarf ist groß, der persönliche Ausdruck ist ungeübt oder nie gelernt. Deshalb sind klare, strukturierte und übersichtliche Informationen sehr wichtig. Das soziale Lernen findet durch Orientierung an Modellen von stabilisierten Patienten und von Angehörigen des therapeutischen Teams statt. Daher sind pflegerische Gruppen auf diesen Stationen von besonderer Wichtigkeit: sowohl Großgruppen wie die Stationsversammlung als auch Kleingruppen wie Zeitungsgruppe, Koch- und Backgruppe, Spielgruppe, Alltagsgruppen sowie Gruppen mit den Inhalten des sozialen Kompetenztrainings.

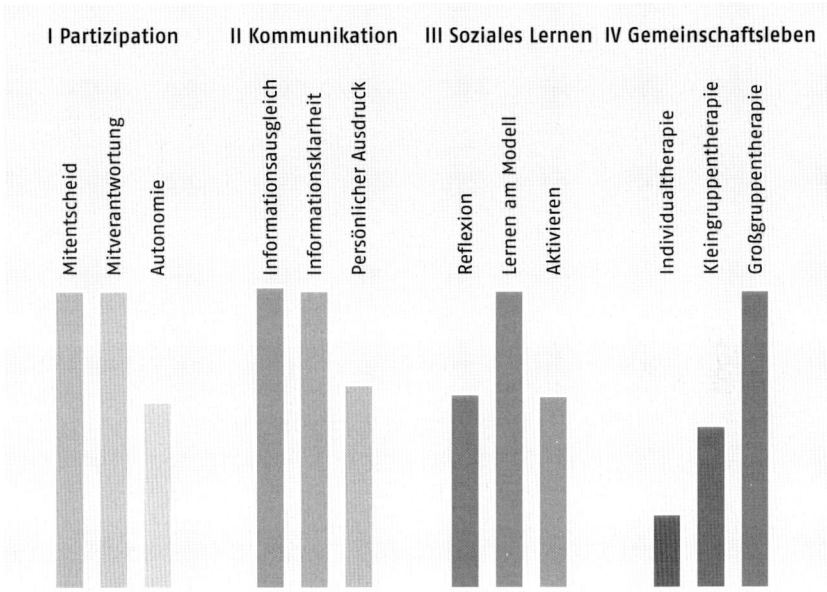

○ **Abb. 3.2:** Equilibrierendes Milieu (nach Heim 1985)

3.3.3 Das animierende Milieu

Das animierende Milieu (○ **Abb. 3.3**) wirkt positiv auf subakute bis chronisch kranke Patienten, mit chronisch schizophrenen, depressiven Erkrankungen, mit regressiv chronifizierten Neurosen und Persönlichkeitsstörungen. Das animierende Milieu findet sich auf Rehabilitationsabteilungen wie soziotherapeutischen Stationen, betreuten Wohngemeinschaften und Reha-Einrichtungen für Suchtkranke. Es ähnelt dem equilibrierenden Milieu, unterscheidet sich aber dadurch, dass das Aktivitätsniveau der Patienten geringer ist. Im animierenden Milieu finden wir eine beruhigende, entspannte und übersichtliche Atmosphäre. Das Gemeinschaftsleben findet in einer Gruppe bis 15 Personen statt. Kleingruppen sind therapeutisch optimal für diese Patienten. Besonderer Wert wird auf die Aktivierung und das Lernen am Modell gelegt, da die Patienten über einen langen Zeitraum in einem zurückgezogenen, reizarmen Milieu gelebt haben. Die Kommunikationsfähigkeit ist dadurch häufig verkümmert und benötigt Anregung und Unterstützung. Viele Patienten zeigen Symptome der Hospitalisation und sind auf ein familienähnliches Zusammenleben angewiesen.

Für die Pflegepersonen bedeutet dies, dass diese Patienten in hauswirtschaftlichen Gruppen wie Koch- und Backgruppen, der Milieugestaltung dienenden Gruppen und allen Arten von Freizeitgruppen sinnvoll aktiviert werden.

Speziell für chronisch schizophrene Patienten wurde das »Integrierte Psychologische Therapieprogramm« (IPT) entwickelt: Es beinhaltet kognitive Differenzierung, soziale Wahrnehmung, verbale Kommunikation, soziale Fertigkeiten und interpersonelle Problemlösungen. (Benner 1994) Dadurch ist es besonders auf diese spezielle Problematik zugeschnitten.

3 Milieu

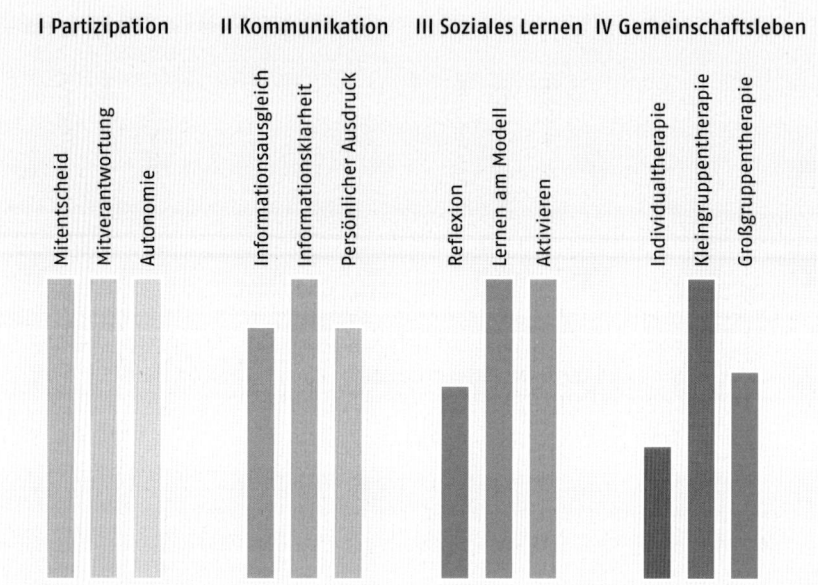

o **Abb. 3.3:** Animierendes Milieu (nach Heim 1985)

3.3.4 Das reflektierende Milieu

Das reflektierende Milieu (o Abb. 3.4) findet sich bei der Behandlung von akut bis subakut reaktiven oder neurotischen sowie stabilisierten psychotischen Patienten. Auf einer Psychotherapiestation oder in einer therapeutischen Wohngemeinschaft ist dieses Milieu richtig. Hier sind sowohl die Großgruppe, um Partizipation zu verwirklichen, als auch die Kleingruppenarbeit wirkungsvoll. In der Kleingruppe werden die Regression und das Beziehen auf sich reflektiert. Das Soziale Lernen ist wichtig und sinnvoll und wirkt der Regression entgegen. Die Kommunikation ist nicht krankheitsbedingt beeinträchtigt und sollte beachtet, muss aber nicht gefördert werden. Diese Patienten benötigen zudem die Individualtherapie, das Zweiergespräch zwischen Therapeut und Patient. Als pflegerische Gruppe ist die Stationsversammlung als Großgruppe mit aktiver Beteiligung und Mitverantwortung geeignet. Eine Kleingruppe kann beispielsweise das Soziale Kompetenztraining sein. (Hinsch u. Pfingsten 1998) Es ist hilfreich, um Kontakte zu knüpfen, im Gemeinschaftsleben angemessen seine Rechte durchzusetzen usw. Weiter sind Gruppen mit den Inhalten des Stationsalltags und der Ausgestaltung empfehlenswert, wie Gestaltungsgruppen, Tanzabende, Literaturgruppe, Freizeitgruppe usw.

3.3 Anwendung der 5 Milieutypen nach E. Heim

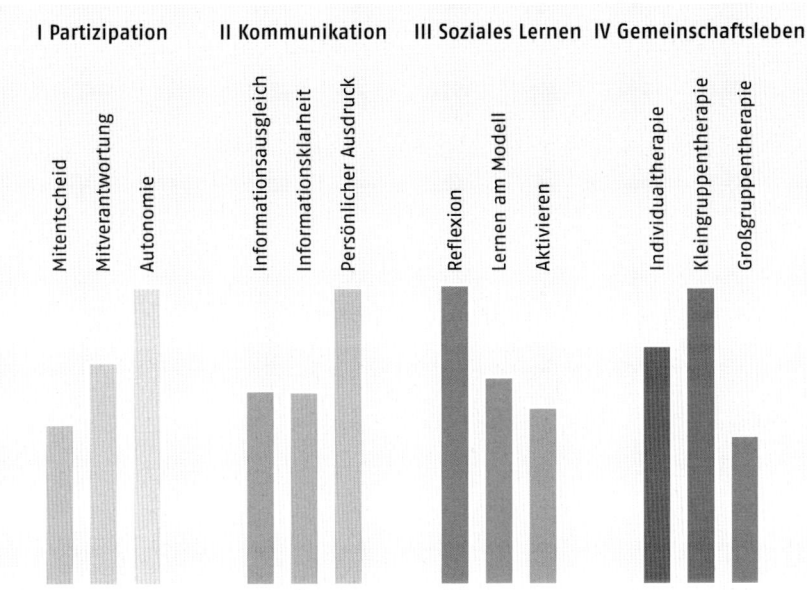

○ **Abb. 3.4:** Reflektierendes Milieu (nach Heim 1985)

3.3.5 Das betreuende Milieu

Das betreuende Milieu (○ Abb. 3.5) ist für chronisch Kranke, für geriatrische Patienten, für psychoorganisch Kranke und hospitalisierte Menschen geeignet. Auf geriatrischen Stationen, Langzeitwohngruppen und in Wohnheimen wird es angewendet. Bei diesen Patienten ist die Erhaltung und Pflege von gesunden Anteilen ein wichtiger Bestandteil des Milieus. Dies geschieht sowohl in der Individualtherapie als auch im Gemeinschaftsleben. Mit viel Geduld und vorwiegend im nonverbalen Bereich ist eine schrittweise Verbesserung möglich. Soziales Lernen ist trotz Hospitalismus möglich, wenn es langsam und in einem dem Menschen angemessenen Rahmen passiert. Auch wenn von einer zur anderen Gruppensitzung alles wieder vergessen wird, werden doch Stimmungen erlebt und im Gedächtnis behalten. Die Kommunikation, der Informationsfluss und der individuelle Ausdruck ist auch hier wichtig, um mit dem Leben in der Realität außerhalb des betreuenden Rahmens Kontakt zu halten. Einzig die Partizipation ist von geringer Bedeutung, da ein autonomes Leben häufig nicht mehr möglich ist. Es darf jedoch keine Überfürsorglichkeit entstehen, die jede Selbstständigkeit raubt. In einem geschützten Rahmen der Wohngruppe soll ein »Zuhause« entstehen können, in dem alle Bewohner ihre Würde und Selbstständigkeit bewahren können.

Für die Planung der Pflege bedeutet das, dass alle Bereiche des Wohnens, der Freizeit und Beschäftigung im Rahmen von Kleingruppen stattfinden können. Hier ist Lernen am Modell möglich, gemeinsames Tun ersetzt die Anleitung durch Sprache, beispielsweise in einer Kochgruppe und beim Haushaltstraining. Musik und Tanz stimulieren über die Gefühlsebene und schaffen Entspannung, z. B. bei einem Tanztee mit alten

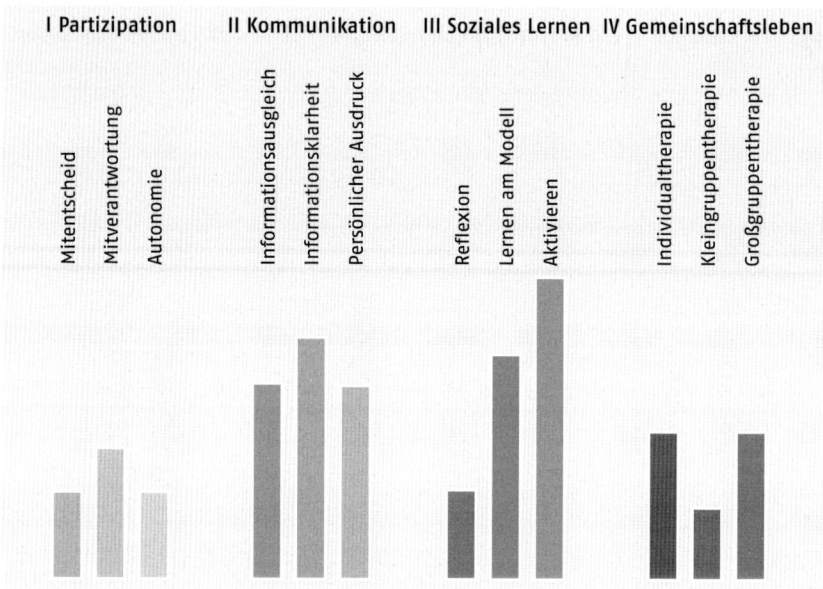

o **Abb. 3.5:** Betreuendes Milieu (nach Heim 1985)

Schlagern oder beim gemeinsamen Singen von alten Volksliedern. Wenn es den Bewohnern bzw. Patienten noch möglich ist, stellt das Lesen und Besprechen von Märchen eine schöne Möglichkeit dar, sich an frühere Zeiten zu erinnern und dadurch aktiviert zu werden.

Zusammenfassung

Bei den Mitarbeitern in Psychiatrischen Abteilungen, ob nun Pflegepersonal, ärztliche oder psychologische Therapeuten sowie Sozialarbeiter, sollten die persönlichen Voraussetzungen immer die gleichen sein. E. Heim erwartet von einem »Milieutherapeuten«, offen, geduldig, tolerant, vertrauensvoll, empathisch, sensibel, konsistent, authentisch und verlässlich zu sein. Ergänzt werden diese Fähigkeiten durch Aus-, Fortund Weiterbildung und durch Kenntnisse kognitiver Strukturen, damit Milieuprozesse aktiviert werden können. Hinzu kommen persönliche Erfahrung und das Talent, dem Patienten mit seinen individuellen Einschränkungen wirksam zu helfen.

Milieutherapie ist, gemeinsam mit der Psychotherapie und der Pharmakotherapie, eine der drei Säulen der Behandlung in der Psychiatrie. Sie ist der Bereich, in dem Pflege am deutlichsten vertreten ist: Das Pflegepersonal ist 24 Stunden täglich beim Patienten, es sorgt für die Zufriedenheit in den Alltagsbedürfnissen und für den Tagesablauf. Die Pflegenden sind die Experten für den Alltag und hier ein Modell für die Patienten: Wie verhält sich das Pflegeteam in Konflikten? – Wie gepflegt ist die Krankenschwester bzw. der Krankenpfleger? – Wie pünktlich halten sie Vereinbarungen ein? Diese Fragen prüfen die Patienten im Aufbau ihrer Fähigkeiten.

Bei der Gruppengestaltung ist das Wissen um die milieutherapeutischen Wirkfaktoren ein wesentlicher Bestandteil zum Gelingen der Gruppe.

4 Koordination von Gruppen

Die Leitung von Patientengruppen wird häufig nach dem Zufallsprinzip eingeteilt, meist ohne wirkliche Identifikation der Pflegeperson mit der Leitungsfunktion. Die Folgen sind schlecht vorbereitete und oberflächlich durchgeführte Gruppen, fehlende Evaluation und entsprechend unvollständige Dokumentation. Die Konsequenzen sind oft Unzufriedenheit, Spannungen, Uneinigkeit und Frustration in den Pflegeteams sowie Unzufriedenheit und Orientierungslosigkeit bei den Patienten. Dadurch werden zunächst enthusiastisch ins Leben gerufene Patientengruppen oft wieder aufgelöst.

Allzu häufig wird die Rolle der Gruppenleitung im Gruppenprozess nicht so ernst genommen, wie es notwendig wäre.

Beobachtungen in der Psychiatrischen Pflegepraxis zeigen: Das Gelingen oder Scheitern einer Gruppe hängt damit zusammen, wie stark sich eine Pflegeperson mit der Rolle als Gruppenleitung identifiziert und wie ernst sie die Vorbereitung, Planung und Evaluation ihrer Patientengruppen nimmt. Erfolg bzw. Misserfolg der Pflegeperson ist damit eng verbunden.

Die nachfolgende Einteilung erleichtert die Planung und Durchführung sowie auch die Einführung einer neuen Gruppe auf der Station. Sie ist als Arbeitshilfe gedacht und enthält Querverweise zu den entsprechenden Kapiteln.

4.1 Planung

Folgende Punkte sollten Sie bei der Planung einer Gruppe berücksichtigen:
- **Welche Ziele soll die Gruppe erreichen?**
  Die angestrebten Ziele sind für die Patienten der jeweiligen Station angemessen, realistisch und erreichbar.
- **Für welche Patienten soll diese Gruppe sein?**
  Die Inhalte der Gruppe sind für die Patienten geeignet, z. B. kann ein depressiver Patient von dieser Gruppe profitieren.
- **Welches Material steht mir zur Verfügung?**
  Je nach Möglichkeiten der Station sind die Gruppen abhängig von dem verfügbaren Material bzw. den Beschaffungsmöglichkeiten.
- **In welchen Räumen kann die Gruppe stattfinden?**
  Der Raum ist beheizbar und mit Fenstern, ausreichend Tischen und Stühlen ausgestattet.
- **Sollen die Patienten aktiv oder passiv sein?**
  Die Methoden entsprechen dem geplanten Vorgehen.
- **Zu welchem Thema soll die Gruppe stattfinden?**
  Das Thema entspricht den Interessen und kognitiven Fähigkeiten der Patienten und dient der Förderung der Genesung. Das Thema stimmt mit dem Behandlungskonzept der Station überein.
- **Zu welcher Tageszeit steht welcher Zeitraum zur Verfügung?**
  Die Gruppe findet regelmäßig innerhalb eines festgeschriebenen Zeitplans statt. Die gewählte Tageszeit ist sinnvoll gewählt (z. B. Entspannungsgruppen finden nicht nach dem Mittagstisch statt).

4.2 Vorbereitung

Im Vorfeld der Gruppenarbeit sollten Sie die folgenden Punkte abklären:
- **Wie ist der Raum ausgestattet?**
  Der Raum ist groß genug für die Anzahl der teilnehmenden Patienten. Es gibt für jede Person einen Stuhl, die Sitzordnung ist situationsgemäß gestaltet. Ein Flipchart ist vorhanden.
- **Welches Material steht mir aktuell zur Verfügung?**
  Vorräte sind vorhanden und die Ressourcen des Hauses werden genutzt (z. B. für die Kochgruppe Grundnahrungsmittel aus der Großküche bestellen). Aktuelles Material ist besorgt worden.
- **Ist das Konzept ausgearbeitet, strukturiert, besteht eine Notfallplanung?**
  Alle Durchführungsschritte sind durchdacht. Eine Planung für eventuelle Komplikationen während des Gruppenverlaufs und anfallenden Probleme sind vorbereitet. Störfaktoren sind ausgeschlossen.
- **Ist die Teilnahme der Patienten durch entsprechende Information/Verordnung gesichert?**
  Alle Patienten und das Team sind informiert. Die Gruppe ist Bestandteil des Wochen- bzw. Tagesplans.
- **Sind Helfer eingeteilt?**
  Krankenpflegeschülerinnen, Zivildienstleistende und andere Hilfspersonen sind über ihre Aufgaben informiert.
- **Worauf ist zu achten, bevor die Gruppe beginnt?**
  Bei der Zusammensetzung der Gruppe sind die unterschiedlichen Erkrankungen, Altersgruppen und Geschlechter berücksichtigt. Akut Erkrankte erhalten besondere Aufmerksamkeit (Unterstützung durch Helfer).
- **Können Patenschaften für neue Patienten vergeben werden?**
  Verantwortung und Aufgaben sind an gesündere Patienten abgegeben worden. (s. Kap. 3.2.1.2)
- **Ist der Gruppe das Ziel der Zusammenkunft klar?**
  Das Ziel und der Ablauf werden vor jeder Gruppensitzung transparent gemacht (s. Kap. 3.2.2)
- **Kommen die Patienten freiwillig?**
  Die Gruppe ist entweder offen für alle oder stellt eine in sich feste Gruppe mit geregelten Terminen dar.

4.3 Durchführung

Für einen erfolgreichen Ablauf des Gruppengeschehens sollten Sie die folgenden Faktoren beachten:
- **Pünktliches Beginnen und Beenden.**
  Die Gruppenleitung ist ein Modell für die Patienten, die es verlernt haben, eine Tagesstruktur einzuhalten, die nicht autonom genug sind, um pünktlich zu erscheinen oder für sich selbst zu sorgen.

- Passende Einleitung/Begrüßung wählen, Überblick über den geplanten Gruppenverlauf und die therapeutischen Ziele geben.
  Mit der Begrüßung wird die Gruppe eröffnet. Je nach Thema der Gruppe kann ein Gedicht, ein Tischschmuck oder ein Plakat die Patienten einstimmen. Nach Einleitung und Begrüßung folgt zur Orientierung der Patienten ein Überblick über die geplanten Inhalte, die Ziele und den Zeitrahmen.
- Wünsche und Vorschläge zum Thema erfragen und mit einbeziehen.
  Förderung der Faktoren Mitentscheid und Mitverantwortung wird erreicht, indem die Meinungen der Patienten zu Ablauf, Inhalt und Gestaltung erfragt und mit einbezogen werden.
- Nachzügler über den Verlauf der bereits begonnenen Gruppe informieren.
  Zu spät kommende Patienten werden begrüßt und in kurzen Worten auf den Stand der Gruppe gebracht.
- Zurückgezogene Patienten wiederholt ansprechen, Befindlichkeit beachten, gegebenenfalls von einer Teilnahme freistellen.
  Oft reichen ein Anblicken oder ein Lächeln, um zögernde Patienten zu aktivieren. Es kommt aber immer wieder vor, dass Patienten in Gruppen überfordert sind. Um sie nicht vor den Mitpatienten bloßzustellen, kann die Gruppenleitung dies in einem Zweiergespräch anschließend klären und mit dem Patienten weitere Vereinbarungen treffen (zum Umgang mit schwierigen Patienten s. Kap. 8 u. 10.4).
- Zusammenfassen und Beenden.
  Die Gruppe nicht auseinanderlaufen lassen, ohne eine kurze Zusammenfassung besprochener Schwerpunkte gegeben zu haben.
- Rückmeldung über Eindrücke und Erleben.
  Die Patienten werden aufgefordert, ihre Eindrücke zum Gruppenverlauf zu schildern (s. a. ○ Abb. 9.7 a, b; S. 195 f.). Die Gruppenleitung selbst gibt ebenfalls ihre persönliche Rückmeldung zum Gruppengeschehen und ihre Anerkennung an die Teilnehmer (s. Kap. 4.6.2.2).

4.4 Nachbereitung

- Aufräumen als gemeinschaftlicher Akt.
  Die Patienten erfahren, dass das gemeinsame Aufräumen zum positiven Gemeinschaftsleben gehört.
- Nachbesprechung.
  Beobachtungen und Bemerkenswertes aus dem Gruppenverlauf werden mit den Helfern besprochen und dokumentiert (s. Kap. 5).

4.5 Evaluation und Reflexion

Die Auswertung des Gruppengeschehens geschieht in der Regel durch die Gruppenleitung selbst und die Co-Leitung, falls eine solche erforderlich war. Die Auswertung gibt Aufschluss über den Gesamtverlauf einer Gruppe. Auffälliges Verhalten einzelner Patienten wird besprochen und entsprechend dokumentiert. Der Gruppenprozess wird von Beginn an aufgewickelt und nach Beurteilungskriterien überprüft (□ s. Tab. 5.1 u. 5.2, Kap. 5).

4.6 Die Eckpfeiler einer Gruppenstunde

4.6.1 Beginnen einer Gruppe

Eine Patientengruppe, die nicht rein freizeitorientiert ist, darf keinesfalls zufällig stattfinden und einfach dann begonnen werden, wenn
- es gerade günstig in den Stationsablauf passt,
- endlich alle Patienten anwesend sind,
- eine bestimmte Pflegeperson da ist,
- Patienten »mal eben beschäftigt« werden sollen.

Die Patientengruppe ist normalerweise ein fester Bestandteil im Tagesablauf der Station, an dem sich die Patienten orientieren können. Die Gruppe beginnt immer pünktlich, daher empfiehlt es sich für die Gruppenleitung, wenige Minuten vorher im Raum zu sein. Ihre Anwesenheit bewirkt, dass sich die Patienten gegenseitig darauf hinweisen, dass die Gruppe gleich los geht, und sich demzufolge beeilen – in der Regel haben sie den Wunsch, pünktlich zu sein. Nachzügler werden von der Gruppenleitung freundlich begrüßt und niemals vor den anderen Teilnehmern für ihre Verspätung getadelt.

Wissen die Patienten, dass die Gruppe zuverlässig pünktlich beginnt, können sie den weiteren Tagesablauf kalkulieren, Besorgungen machen, ihre Besucher einbestellen und ggf. im Rahmen der Psychoedukation ihre Aufträge erfüllen. Eine Verschiebung der Anfangszeiten, auch nur um wenige Minuten, ist zu vermeiden.

In der Regel brauchen die Patienten Zeit, um »anzukommen«. Der Start der Gruppenarbeit kann entsprechend gestaltet werden. Folgende Fragen führen in die Gruppe und zum Thema hin:

»Damit Sie wissen, worum es heute geht, möchte ich Ihnen das Thema kurz vorstellen…«
»Heute treffen wir uns zum Thema… (… zum routinemäßigen Meeting…). Wer von Ihnen ist heute das erste Mal dabei?« (Einführung neuer Patienten s. u.)
»Wer kann bitte kurz wiederholen, was letztes Mal das Thema war?«
»Beim letzten Treffen hatten wir vereinbart, heute über das Thema … zu sprechen.«
»Die heutige Zeitungsrunde soll zu einem aktuellen Thema in … (Politik, Sport, Lokales oder Gesundheit, Mode, Kultur) stattfinden.«
»Die Osterzeit steht bevor. Was haben Sie letztes Jahr um diese Zeit gemacht, wo waren Sie …?« (Weihnachtszeit, Jahreszeiten können ebenfalls Schwerpunkt sein)

Im Anschluss geht es in die aktive Phase, die Arbeit mit dem Thema beginnt.

4.6.2 Beenden einer Gruppe

Ist eine Gruppe zu Ende, wenn die Zeit abgelaufen ist? – Eine Gruppe besteht aus drei Phasen:
- dem Beginnen bzw. der Einstiegsphase,
- der eigentlichen Aktivitätsphase und
- der Beendigungsphase.

In der Gruppenpraxis psychiatrischer Abteilungen ist oft Folgendes zu beobachten: Bei der Zeitvorgabe wird fast ausschließlich die Aktivitätsphase angemessen berücksichtigt, die Einstiegs- und Beendigungsphase erhalten dagegen weniger Aufmerksamkeit.

Häufig passiert es auch, dass am Anfang zu großzügig mit der verfügbaren Zeit umgegangen und die Aktivitätsphase dann durchgezogen wird. Bei den Patienten entsteht dabei leicht das Gefühl, angetrieben zu werden. Und am Schluss bleibt kaum noch Zeit, das Beenden zu »zelebrieren«. Dabei bedeutet die Beendigungsphase für die Patienten eine Motivation, an der nächsten Gruppe wieder teilzunehmen. So besteht das Risiko, die Zeit zu überziehen. Eine Gruppe sollte aber pünktlich beendet werden: Ein Überziehen bringt nicht nur den Stationsablauf durcheinander, sondern fördert auch den Unmut aller Beteiligten. Es macht die Gruppenleiterin unglaubwürdig, weil sie ihre Modellfunktion nicht ernst zu nehmen scheint. Die Patienten dürfen nicht das Gefühl bekommen, dass Beginn und Ende einer Gruppe der Willkür der Pflegeperson unterworfen sind. Das heißt: Eine Gruppe braucht eine eindeutige Koordination und eine klare Zeiteinteilung, um allen Phasen, insbesondere der Beendigungsphase ausreichend Raum zu geben.

> **Anfang und Ende einer Gruppe sind für den Patienten zuverlässige Eckdaten zu seiner Orientierung.**

Bei Patientengruppen geht es nicht um gute oder schlechte, richtige oder falsche Ergebnisse, sondern es geht darum, wie sehr sich die einzelnen Patienten an der Gemeinschaftsarbeit beteiligt haben. Ist dies erreicht worden, hat die Gruppe ihre Aufgabe erfüllt (darin liegt der große Unterschied zur leistungsbezogenen Rückmeldung in Arbeitsgruppen).

Das Beenden einer Patientengruppe fasst die angesprochenen Themen und diskutierten Schwerpunkte zusammen und bezieht sich auf den individuellen Zugewinn der erlebten Gefühle und sozialen Kompetenzen. Es soll ein Erfahrungsaustausch aus der Gruppe in den Alltag stattfinden und der Patient soll auf dem Weg zurück in das Stationsleben begleitet werden.

Das gefühlsmäßige und gedankliche Nacharbeiten von Erlebnissen gehört auch im Leben außerhalb der Klinik zum Alltag und darf im stationären Rahmen nicht ausgeklammert werden.

»Die Endphase hat eigentlich zwei Teile. Um es mit der Sprache des Piloten auszudrücken: Es gibt eine Phase des Landeanflugs bzw. der Landevorbereitungen, und es gibt die

Landung selbst mit dem Ausrollen, dem Aussteigen und dem Gepäckholen.« (Langmaack 1987, S. 176)

4.6.2.1 Hinweise zur Durchführung der Beendigungsphase
Brainstorming (s. a. Kap. 9.1)

Diese »Blitzlichtrunde« aktiviert zum Schluss noch einmal alle Beteiligten, über die Erlebnisse in der Gruppe nachzudenken. Die Teilnehmer können je nach Gruppenthema mit folgenden Fragen mobilisiert werden:
»Was hat Sie am meisten beeindruckt?«
»Was war heute besonders wichtig für Sie?«
»Was nehmen Sie heute aus dieser Stunde/Gruppe mit, was lassen sie hier?«
»Womit können Sie etwas anfangen, was möchten Sie gerne umsetzen?«
»Welche Ideen haben Ihnen imponiert?«
»Womit werden Sie sich im Anschluss beschäftigen?«
»Was wird im Anschluss an diese Gruppe Ihr erster Schritt sein?«
»Mit welchen Gefühlen gehen Sie heute aus der Gruppe?«
»Welche Fragen möchten Sie noch klären?«
»Welche Erwartungen haben Sie an die nächste Gruppe?«

Im Brainstorming passiert es immer wieder, dass ein Patient den Vorredner zitiert oder sich ihm anschließt; er hätte bereits alles gesagt, er wird in allen Punkten bestätigt. Fordern Sie dann den betreffenden Patienten auf, seine Meinung mit eigenen Worten mitzuteilen:
»Sagen Sie es uns doch mit Ihren eigenen Worten.«
»Uns interessiert Ihr persönlicher Eindruck, sagen Sie es mit Ihren Worten.«

Schwerpunkte zusammenfassen

Was wichtig und erwähnenswert erscheint, wird sehr unterschiedlich wahrgenommen. Überlegen Sie daher gut, wie eine Zusammenfassung sinnvoll ist. Haben Sie das Ziel, bestimmte Inhalte durch eine Wiederholung zu verstärken, um sicherzustellen, dass die Informationen behalten werden, sollten **Sie** die Zusammenfassung **selbst** vornehmen. Wollen Sie aber wissen, was die Patienten für sich aus der Gruppe mitnehmen, dann lassen Sie die Zusammenfassung durch die Patienten vornehmen. Ihre persönliche Absicht und Meinung können Sie im Anschluss trotzdem einbringen.

Eine Zusammenfassung durch einen Patienten (freiwillig) kann über folgende Fragen angeregt werden:
»Wer von Ihnen möchte die heutigen Themen kurz zusammenfassen?«
»Was haben Sie heute alles gehört?«
»Über welche Schwerpunkte berichten Sie heute Ihren Mitpatienten nach der Gruppe?«
»Wenn Sie gleich jemand fragt, was Sie in der Gruppe getan haben, was antworten Sie dann?«

Kartenabfrage (s. a. Kap. 9.1)

Mit einer Kartenabfrage sammeln Sie schriftlich die Eindrücke aus der Rückmeldung. Dabei werden die Patienten aufgefordert, mit zwei bis drei Worten ihren Eindruck aufzuschreiben:

»Schreiben Sie auf eine Karte jeweils einen Kerngedanken, der für Sie heute bedeutsam war!«
»Für mich war das wichtigste Thema heute ...«
Diese Methode verstärkt die Nacharbeitung mit dem Thema und macht Patienten neugierig, die nicht teilgenommen haben. Als Variationsmöglichkeit bietet sich an: Auf grüne Karten schreiben die Patienten, was ihnen gefallen hat, auf rote Karten das, was ihnen nicht so gut gefallen hat.

»Kofferpacken«
Stellen Sie einen kleinen »Reisekoffer« geöffnet in die Mitte des Raumes. Es kann stattdessen symbolisch eine Schüssel oder ein Korb verwendet werden. (Psychologisch ungeschickt ist es, einen Papierkorb zu benutzen, denn dann liegt die Assoziation zu »Müll« sehr nahe.) Fordern Sie die Patienten auf, zu überlegen, was ihnen in dieser Gruppe wichtig war und was sie gerne mit »auf die Reise« nehmen möchten. Das sollen sie mit wenigen Worten aufschreiben und in den Koffer legen. Diese Informationen sind für Sie als Gruppenleitung wichtig, um den Erfolg und das Gesamtergebnis beurteilen zu können.

4.6.2.2 Feedback
Ein bedeutender Teil der Beendigungsphase ist das Feedback (Rückmeldung). Ein Feedback erhält der Mensch seit seiner Geburt. Es beeinflusst sein Verhalten und die Entwicklung seiner Fähigkeiten, es formt sein Selbstbild und seinen Selbstwert. Rückmeldung bedient sich meist des sprachlichen Ausdrucks in einer Form, die Lernen ermöglicht. Sprache ist Spiegel und vermittelt Werte und Normen, schafft Regeln, formt Beziehungen, sie schafft Konflikte und auch deren Lösungen.

Ohne Rückmeldungen hätten alle Anstrengungen, die die Patienten in den Gruppen unternehmen, wenig Sinn. Die meisten Patientengruppen sind darauf ausgerichtet, soziale Fähigkeiten zu trainieren oder neu zu erlernen. Dazu gehört auch die Fähigkeit, konstruktive Rückmeldung zu geben und anzunehmen und so im Umgang mit anderen wieder sicher zu werden (z. B. »Meckerrunde«).

Ein ganz wesentlicher Teil ist die Rückmeldung der Patienten an die Gruppenleitung. Patienten werden aufgefordert, ihre Ansicht und ihre Gefühle zum Gruppengeschehen zu äußern: *»Ihre Meinung ist mir wichtig...«* – dies bedeutet eine Wertschätzung dem Patienten gegenüber. Werden die Teilnehmer nicht nach ihren Standpunkten gefragt, scheinen sie für die Gruppenleitung nicht interessant zu sein – das kommt einer Geringschätzung gleich. Ziel der pflegerischen Interventionen ist, die Selbstkompetenz bei den Patienten zu reaktivieren und sie nicht zu unkritischen »Ja-Sagern« werden zu lassen.

Die Gruppenleitung sollte in ihrer Rückmeldung die Anstrengungen der Patienten lobend erwähnen. Beispiel: Für den einen Patienten kann es außerordentlich anstrengend gewesen sein, im Verlauf einer Presserunde zu versuchen, den Inhalt eines aktuellen Artikels frei wiederzugeben. Diese Leistung muss in der Rückmeldung am Ende dieser Presserunde gewürdigt werden. Dabei wird nicht der Erfolg oder Misserfolg der erbrachten Leistung zurückgemeldet, sondern die Beteiligung am Thema und die Steigerung der Fähigkeiten.

4.6 Die Eckpfeiler einer Gruppenstunde

Die Rückmeldung der Gruppenleitung kann aber auch in Form von Kritik geschehen. Denn wenn die Patienten etwas über ihr Handeln und Verhalten lernen sollen, sind sie auch auf kritische Informationen angewiesen – ohne Rückmeldung ist Lernen nicht möglich (s. a. Kap. 3.2.4).

Auch die Patienten untereinander können sich gegenseitig ein Feedback geben, wobei dies nicht für jede Gruppe sinnvoll ist. Hier muss die Gruppenleiterin jeweils entscheiden, wann dieses Vorgehen hilfreich sein kann.

Lob und Kritik gelten als direkte Formen von Rückmeldung – sie geschehen verbal, zeitnah, persönlich und drücken eine entsprechende Wertschätzung aus. Indirekte Rückmeldungen können sein:
- Schweigen: Keine Antwort ist auch eine Antwort.
- Mimik: Eine Bewegung der Mundwinkel kann Bestätigung oder Geringschätzung bedeuten.
- Gesten: Können ermutigend oder abweisend sein.

Diese nonverbalen Nachrichten sind nicht eindeutig und können missverstanden werden; sie enthalten eher Bewertungen und keine genauen Beschreibungen. Für ein bewusstes und geplantes Lernen sind vor allem klare, konkrete und eindeutige Rückmeldungen geeignet. Auch Kritik muss sachlich und nachvollziehbar sein. Sie ist dann stimmig, wenn
- die eigenen Normen nicht als absolut angesehen werden,
- eine wertschätzende Haltung mitgeteilt wird,
- glaubwürdig Positives vorhanden ist.

Feedback dient ebenfalls dem Bedürfnis der Patienten nach Orientierung. Oft genug wird durch fehlende Rückmeldung Verwirrung und Unsicherheit bei den Patienten hervorgerufen:
»*Wie meint sie das?*«
»*Wie findet sie mich wohl?*«

Die Wirksamkeit einer Rückmeldung hängt stark von dem Vertrauen ab, das die Patienten in die Gruppenleitung setzen. Bei der Gruppenleitung erfolgt immer eine Bewertung – bewusst oder unbewusst. Die Fähigkeit und Sicherheit, diese Bewertung auch angemessen zu äußern, ist ein wichtiges Ziel in der Betreuung psychisch kranker Menschen.

Je mehr es bei der Patientenbewertung um die Anerkennung von deren Leistungsverhalten und Lernfortschritten geht, desto weniger dürfte sie für die Patienten ein Problem sein: Die Gruppenleitung muss darauf achten, dass alle gleichermaßen ihre Anerkennung erhalten. Ihre genaue Planungsarbeit mit einer klaren Zielsetzung erleichtert die präzise Rückmeldung an die Patienten und die Beurteilung des Gruppengeschehens (s. Kap. 5).

5 Dokumentation des Gruppengeschehens

5 Dokumentation des Gruppengeschehens

Dokumentation und Auswertung sind Standardverfahren bei der Durchführung von Patientengruppen. Dabei werden zahlreiche Informationen zusammengetragen und aus verschiedenen Blickwinkeln beleuchtet. Dokumentiert wird das individuelle Verhalten des Patienten in der Patientenkurve bzw. im Pflegebericht. Das Geschehen im Gruppenverlauf kann in einem Protokoll aufgezeichnet werden.

»*Die Praxis und das Know-how von Pflegeexpertinnen und -experten ist reich an unerfasstem, verstecktem Wissen, und dieses Wissen kann nur unzureichend ausgebaut und weiterentwickelt werden, wenn Krankenschwestern und -pfleger nicht systematisch festhalten, was sie aus ihren Erfahrungen am Arbeitsplatz lernen.*« (Benner 1994, S. 34)

Die Vielfalt an Informationen, die ein Gruppenverlauf hervorbringt, und deren Bedeutung für das pflegerische Handeln wird häufig unterschätzt.

Generell wird zwischen der mündlichen und der schriftlichen Weitergabe von Informationen unterschieden. Die mündliche Weitergabe (Teamabsprachen, Dienstübergaben, Informationen zum Gruppenverlauf) ist im Stationsalltag schneller und einfacher durchführbar als die schriftliche Form: Sie ist alltagsnah, flexibel, man kann direkt nachfragen und kommentieren. Dabei kann allerdings Gesprochenes verloren gehen oder subjektiv verändert weitergegeben werden. Man sollte beachten: Mündliche Informationen sind weniger verbindlich, weniger systematisch und dadurch schwerer nachvollziehbar, sie sind nicht überprüfbar und im juristischen Sinne nicht beweisbar.

Mit Hilfe vereinbarter Kriterien kann der Gruppenverlauf auch schriftlich beurteilt werden (s. ☐ Tab. 5.1 u. 5.2).

☐ **Tab. 5.1:** Kriterien zur Beurteilung des Gruppengeschehens – Fragen zur Auswertung

Bezeichnung der Gruppe:	
Planung und Organisation	
Information an alle Beteiligten (Station/Patienten)	Sind vor Beginn der Gruppenaktivität alle Beteiligten (Station/Patienten) informiert worden?
Ziele – abgestimmt auf die Patienten: ▶ allgemein ▶ individuell	Waren die Ziele realistisch und den Patienten angemessen? Wurden die individuellen Ziele erreicht?
Vorbereitung: ▶ des Materials ▶ des Raums	War das Material vollständig vorhanden und für den Zweck ausreichend? War der Raum entsprechend vorbereitet?
Gestaltung der Rahmenbedingungen, Zeitplan, Koordination	Welche Störungen oder Probleme traten im Ablauf auf?
Gedankliche Vorbereitung: ▶ Einstellung auf den Gruppenprozess ▶ Überlegungen zum Rollenverständnis	Wurden mögliche Komplikationen vorhergesehen und im Vorfeld darauf eingegangen? Wurde die Moderation von der Gruppenleitung professionell gestaltet?

5 Dokumentation des Gruppengeschehens

☐ **Tab. 5.1:** Kriterien zur Beurteilung des Gruppengeschehens – Fragen zur Auswertung (Fortsetzung)

Bezeichnung der Gruppe:

Ablauf

Durchführung der Gruppe	
Einhaltung der Durchführungsschritte bzw. Begründung eventueller Abweichungen	Verlief die Gruppe entsprechend der Planung? Wenn Nein, welche Abweichungen waren sinnvoll?
Gestaltung: ▸ der Anfangsphase ▸ der Aktivitätsphase ▸ des Beendens	Wurden die Phasen eingehalten und von der Zeit und den Methoden genügend ausgefüllt?

Fähigkeit als Gruppenleitung

Beziehungsgestaltung	
Berücksichtigung von Problemen und Ressourcen (Eingehen auf krankheitsbedingte Einschränkungen)	Wurden die Patienten entsprechend ihrer Fähigkeiten einbezogen?
Unterstützung bei Über- und Unterforderung	Wurden die schwächeren Patienten während der Gruppe gut betreut? Konnten die gesünderen Patienten sich entsprechend einbringen?
Umgang mit »Vielrednern« und »Schweigern«	Wurde entsprechend damit umgegangen? (s. Kap. 10.4.1, 10.4.2)
Kommunikative Kompetenz	
Gesprächsführung: ▸ Eingehen auf Beiträge der Patienten ▸ Motivierung ▸ Verständlichkeit ▸ Körpersprache ▸ Moderation	Wurden Regeln und Techniken der Gesprächsführung angewendet? (s. Kap. 10)
Führungskompetenz	
Flexibilität und Anpassung an die Gruppensituation	Wurden Abweichungen und Störungen wahrgenommen und entsprechend gehandelt?
Lenkung der Gruppe	War jedem klar, wer die Gruppenleitung ist?

Dokumentation

Dokumentation/Nachbereitung	Wurden alle Verhaltensbeobachtungen in den jeweiligen Krankenblättern festgehalten?

Gesamteinschätzung:
Atmosphärische Besonderheiten, Ergebnisse, Mitarbeit und Aktivitäten, allgemeiner Eindruck.

5 Dokumentation des Gruppengeschehens

☐ **Tab. 5.2:** Checkliste der Kriterien zur Beurteilung des Gruppengeschehens (als Kopiervorlage)

Bezeichnung der Gruppe:	
Planung und Organisation	
Information an alle Beteiligten (Station/Patienten)	
Ziele – abgestimmt auf die Patienten: ▸ allgemein ▸ individuell	
Vorbereitung: ▸ des Materials ▸ des Raums	
Gestaltung der Rahmenbedingungen, Zeitplan, Koordination	
Gedankliche Vorbereitung: ▸ Einstellung auf den Gruppenprozess ▸ Überlegungen zum Rollenverständnis	
Ablauf	
Gestaltung: ▸ der Anfangsphase ▸ der Aktivitätsphase ▸ des Beendens	
Fähigkeit als Gruppenleitung	
Beziehungsgestaltung	
Berücksichtigung von Problemen und Ressourcen (Eingehen auf krankheitsbedingte Einschränkungen)	
Unterstützung bei Über- und Unterforderung	
Umgang mit »Vielrednern« und »Schweigern«	
Kommunikative Kompetenz	
Gesprächsführung: ▸ Eingehen auf Beiträge der Patienten ▸ Motivierung ▸ Verständlichkeit ▸ Körpersprache ▸ Moderation	
Führungskompetenz	
Flexibilität und Anpassung an die Gruppensituation	
Lenkung der Gruppe	

☐ **Tab. 5.2:** Checkliste der Kriterien zur Beurteilung des Gruppengeschehens (als Kopiervorlage) (Fortsetzung)

Bezeichnung der Gruppe:
Auswertung und Dokumentation
Einhaltung der Durchführungsschritte
Nutzen der Handlungsalternativen mit Begründung
Dokumentation/Nachbereitung
Gesamteinschätzung

Konsequenz: Die schriftliche Dokumentation des Gruppengeschehens ist gleichbedeutend mit den Pflege- und Behandlungsergebnissen in der allgemeinen Patientendokumentation der Station. Hier werden alle notwendigen Informationen zum Gruppengeschehen gespeichert und bleiben über den gesamten Behandlungszeitraum verfügbar. Sie sind nachprüfbar, verbindlich und erreichen auch die Personen des therapeutischen Teams, die nicht unmittelbar am Gruppengeschehen teilgenommen haben.

Die schriftliche Form der Gruppendokumentation hängt von verschiedenen Faktoren ab:
- Von der Einrichtung selbst: Bedingungen, Kommunikationskultur und Struktur der Informationsweitergabe
- Von dem Stellenwert der pflegerischen Gruppenleitung mit der Frage, ob diesbezügliche Beobachtungen in den therapeutischen Prozess mit einfließen
- Von dem zur Verfügung stehenden Dokumentationsmaterial: z. B. Protokolle und/oder zusätzliches Hilfsmaterial
- Von der Qualität der Eintragungen: Diese hängen von dem fachlichen Wissen der Pflegeperson, deren Fähigkeit, ihre Beobachtungen verständlich zu Papier zu bringen, und deren Erfahrung im Umgang mit den entsprechenden Patienten ab.

Bei der Dokumentation werden zahlreiche Informationen über die in den folgenden Kapiteln näher beschriebenen fünf Schritte verarbeitet (o Abb. 5.1).

5.1 Erfassen der Informationen

Priorität: Wichtig – Unwichtig

- Wie wird erfasst, was in Erfahrung gebracht wurde?
- Welches Instrument steht zur Verfügung?
- Wer dokumentiert das Geschehen in der Gruppe?

Hier geht es um die Gesamteinschätzung, das individuelle Patientenverhalten, Erfolge und Zwischenfälle sowie um Verhaltensauffälligkeiten. Im Verlauf des Gruppengesche-

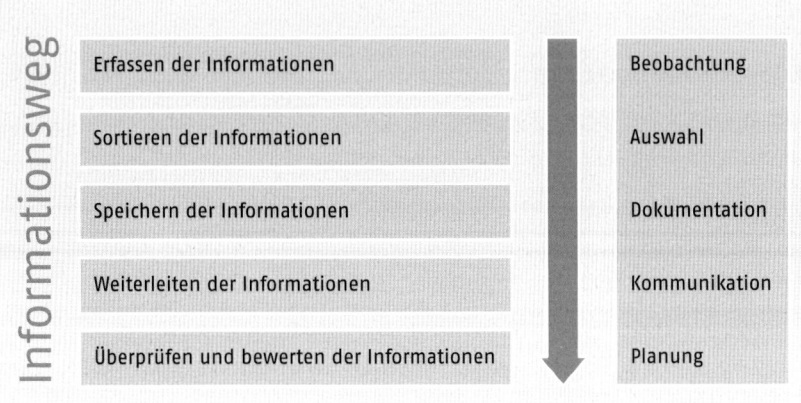

o **Abb. 5.1:** Die fünf Schritte der Informationsverarbeitung (nach Kistner 1994)

hens werden alle relevanten Daten zu Beziehung der Patienten untereinander, das Verhalten des Einzelnen und der Inhalt von Gesprächen und Diskussionen erfasst. Dabei gilt: Was nicht bekannt ist, kann auch nicht erfasst werden. Das heißt, nur relevante und vollständige Informationen werden festgehalten; zu viele unerhebliche Informationen machen die Dokumentation unübersichtlich.

5.2 Sortieren der Informationen

Handlungsrelevanz: Akut – Kurzfristig – Längerfristig

Die Informationen werden bereits beim Erfassen nach Handlungsrelevanz sortiert und geordnet. Dabei ist eine unterschiedliche Gewichtung der Daten sinnvoll: Akute Informationen müssen unbedingt sofort auch mündlich weitergegeben werden, weil hier meist schnell gehandelt werden muss. Wichtige Informationen können auch längerfristig von Bedeutung sein, z. B. die Verlaufsübersicht als Hintergrundinformation. Unwichtige Informationen dürfen nicht berücksichtigt werden.

Beim Sortieren der Daten überlegt man, für welche Berufsgruppe die Information bestimmt ist:
- Für alle an der Behandlung beteiligten Personen
- Für einen eingeschränkten Personenkreis (Ärzte, Ergotherapeuten oder Psychologen).

5.3 Speichern der Informationen

Bedeutung: Relevant – Nicht relevant

Informationen müssen jederzeit verfügbar und nachvollziehbar sein. Von jeder Person des therapeutischen Teams müssen sie schnell und problemlos abgerufen werden können. Für ein effektives Arbeiten empfiehlt es sich, die relevanten Daten an einem zentralen Ort zu speichern. Dabei sollten die Dokumentationssysteme so aufgebaut sein, dass alle Informationen übersichtlich gespeichert und jederzeit von allen Mitarbeitern abrufbar sind – nur so ist Teamarbeit möglich. Eine eigene Dokumentation durch jede Berufsgruppe macht keinen Sinn und ist eher hinderlich.

5.4 Weiterleiten von Informationen

Empfänger: Wer soll die Information erhalten?

Informationen müssen mit dem geringsten Aufwand diejenigen erreichen, für die sie bestimmt sind. Viele Dokumentationssysteme verfügen über eine Signalleiste am unteren Rand jeder Patientenmappe (o Abb. 5.2). Die farbliche Zuordnung der einzelnen Signale ist festgeschrieben. Werden bestimmte Farbsignale aktiviert, bedeuten sie für den entsprechenden Adressaten, dass eine Information für ihn vorliegt. So können entsprechende Konsequenzen aktuell oder längerfristig erfolgen.

5.5 Überprüfen und Bewerten der Informationen

»Aus erfassten und sortierten, evtl. gespeicherten und an den jeweiligen Adressaten weitergeleiteten Informationen folgen gewöhnlich Planungen und Entscheidungen. Solche Planungen und Entscheidungen stellen selbst wiederum Informationen dar, die der weiteren Verarbeitung bedürfen.« (Kistner 1994, S. 208)

In der Regel führen Entscheidungen zu Handlungsanweisungen, die die ausführenden Personen erreichen müssen. Auch hier gilt der Grundsatz: Sicherstellen, dass der richtige Adressat die richtige Anweisung bekommt.

Die schriftliche Dokumentation des Gruppenprozesses ist Teil der Nachbereitung einer Patientengruppe. Dies kann durch Musterkurven, Formblätter oder Protokollvorlagen erleichtert werden. Die ▢ Tabelle 5.3 zeigt ein Formblatt zur Dokumentation des individuellen Patientenverhaltens.

Ein »Gruppenprotokoll« sollte folgende Aussagen beinhalten:

Auf der Beziehungsebene wird die Stimmung in der Gruppe beschrieben: Wer hat mit wem kommuniziert? Wer hat nicht aktiv am Geschehen teilgenommen? War der Umgang miteinander respektvoll?

Der Inhalt beschreibt, welche Themen besprochen wurden: Gab es Probleme bei der Informationsverarbeitung? War allen Patienten das Thema bekannt und bekam jeder die Möglichkeit, sich zu äußern?

5 Dokumentation des Gruppengeschehens

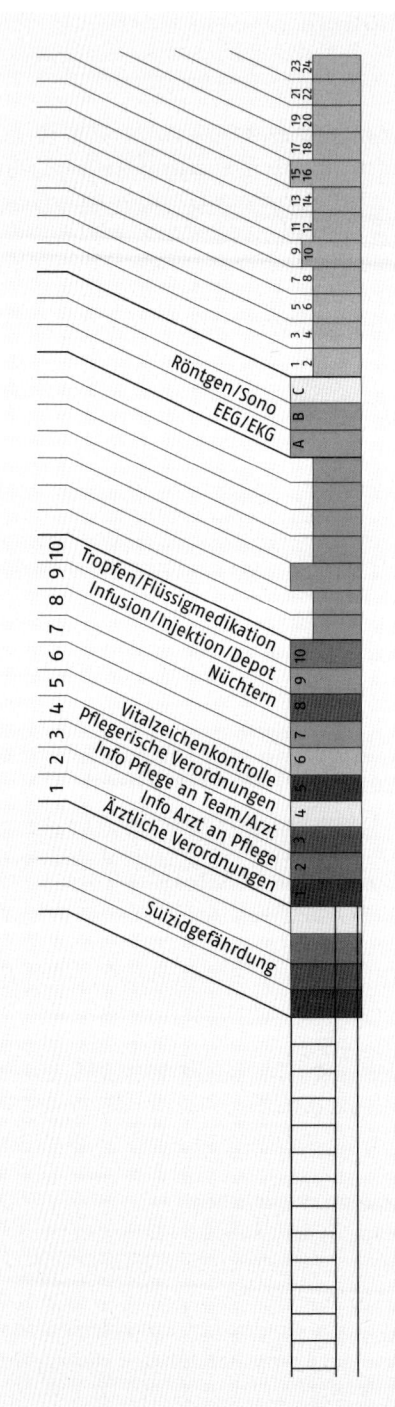

○ **Abb. 5.2:** Weiterleitung der Information mit Signalen – Signalleiste an einer Patientengruppe (Beispiel)

5.5 Überprüfen und Bewerten der Informationen

☐ **Tab. 5.3:** Beispiel für die Dokumentation des Gruppenprozesses

Datum:	Montag	Dienstag	Mittwoch	Donnerstag	Freitag	Samstag	Sonntag
Akutgruppe/Infogruppe							
Teilnahme selbstständig= 0							
Muss aufgefordert werden = **1**							
Kommt zu spät = **2**							
Beteiligung	Hdz.						
übermäßig/distanzlos							
angemessen							
mäßig							
zurückhaltend/wenig							
passiv/gar nicht							
Beiträge/Äußerungen	Hdz.						
dem Thema entsprechend							
am Thema vorbei							
spricht über sich							
spricht nicht über sich							
weitschweifig							
knapp/wortkarg							
vorwurfsvoll							
leidend							

☐ **Tab. 5.3:** Beispiel für die Dokumentation des Gruppenprozesses (Fortsetzung)

Datum:	Montag	Dienstag	Mittwoch	Donnerstag	Freitag	Samstag	Sonntag
Akutgruppe/Infogruppe							
Verhalten	Hdz.						
aufmerksam							
unruhig							
aggressiv							
ärgerlich							
ruhig							
ungeduldig							
gehemmt							
kann sich durchsetzen							
Blickkontakt							
ehrlich							
unehrlich							
hat die Gruppe verlassen							
Gruppen- und Einzelaktivitäten							

Bei der Beschreibung des Verhaltens kommt es darauf an, wie das allgemeine Kommunikationsverhalten aussah: Sind sich die Patienten gegenseitig ins Wort gefallen? Gab es dominante Patienten, die andere zu übervorteilen versuchten? Bestand Blickkontakt unter den Teilnehmern?

Auch krankheitsbedingte Verhaltensauffälligkeiten (Halluzinationen u. a.) sind festzuhalten. Sind die nötigen Informationen klar beschrieben, gut sortiert und gespeichert, können sie jederzeit abgerufen und ausgewertet werden (☐ Tab. 5.4). Die Informationen zu prüfen und entsprechende Konsequenzen zu ziehen, bleibt Sache der Bezugspersonen und der Therapeuten.

5.6 Ziel und Zweck der Dokumentation

Die Dokumentation des Gruppengeschehens ist die Sicherstellung des Informationsflusses. Sie enthält Angaben darüber, wer, wann, welche Gruppe mit welchem Erfolg durchgeführt hat und welche Veränderungen oder Auffälligkeiten bei den Patienten beobachtet worden sind. So sollen zeitnah die richtigen und individuell therapeutischen Konsequenzen bei der Versorgung des Patienten erfolgen. Weitere Ziele der Dokumentation sind:
- Transparenz pflegerischer Gruppenarbeit
- Erfassung pflegerischer Leistung
- Qualitäts- und Erfolgskontrolle
- Juristisch einwandfreie Nachweiserbringung.

5.7 Auswertung und Erfolgskontrolle des Gruppengeschehens

Es gibt bislang nur wenige Untersuchungen über die Effizienz pflegegeleiteter Gruppen. In ihrem Artikel »Der Beitrag psychiatrischer Pflege am Gruppenprogramm in der Psychiatrie« schreiben M. Schulz und C. Renard, dass es künftig notwendig werden wird, die Effizienz therapeutischer Arbeit und damit auch der pflegetherapeutischen Arbeit, nachzuweisen. Es ist höchste Zeit, dass Instrumente entwickelt werden, die eine genaue Evaluierung im Bereich pflegetherapeutischer Gruppenangebote möglich machen.
- Wie profitiert ein Patient von der Gruppe?
- Was ist für ihn nach der Gruppe anders?
- Welche Ressourcen konnte er nutzen?
- Welche Kompetenzen konnten erworben werden?
- Welchen Einfluss hat der Gruppenprozess auf die Gemeinschaft?
- Welche Wirkfaktoren kommen zum Tragen?
- Welchen Einfluss hat die Gruppe auf individuelle Genesungsprozesse?

5 Dokumentation des Gruppengeschehens

☐ **Tab. 5.4:** Muster einer Auswertung von Patientengruppen (nach Hinsch u. Pfingsten 1998)

	1. Sitzung Datum	2. Sitzung Datum
Teilnahme 1 = ja 0 = nein	1 0	1
Pünktlichkeit 1 = pünktlich 0 = unpünktlich … Min.	1 0	1
Selbstständigkeit 1 = selbstständig 0 = muss aufgefordert werden	1 0	1
1) Blickkontakt Bewertet wird die Häufigkeit des Blickkontaktes, nicht die Blickrichtung (Patient oder Personal) (5 = Patient hat während der Sitzung immer Blickkontakt)	5 (immer) 4 (meistens) 3 (oft) 2 (manchmal) 1 (fast nie) 0 (nie) —— 5 4 3 2 1 0	5 (immer) 4 (meistens) 3 (oft) 2 (manchmal) 1 (fast nie) —— 5 4 3 2 1
2) Beteiligung am Gruppengespräch Bewertet wird die spontane, aufgabenbezogene Beteiligung, nicht die durch direkte Ansprache bedingte (5 = Patient beteiligt sich immer spontan)	5 4 3 2 1 0	5 4 3 2 1
3) Sprache inhaltlich a) Bewertet wird die themenzentrierte Äußerung (5 = Äußerung passt immer zum Thema)	5 4 3 2 1 0	5 4 3 2 1
b) Bewertet wird die Fähigkeit, Gesprächsinhalte adäquat zu erfassen und auf andere Bereiche zu übertragen (5 = Patient kann sich immer vom konkreten Satz lösen und ihn auf andere Bereiche übertragen)	5 4 3 2 1 0	5 4 3 2 1
4) Sprache formal a) Bewertet wird die Fähigkeit, ganze Sätze zu formulieren. Nicht bewertet werden Wortschatz und Rhetorik. (5 = Patient spricht immer in ganzen Sätzen)	5 4 3 2 1 0	5 4 3 2 1
b) Bewertet werden Deutlichkeit und Lautstärke des Gesprochenen. Nicht gewertet wird undeutliche Sprache aufgrund extrapyramidaler Nebenwirkungen von Neuroleptika. (5 = Patient spricht immer laut und deutlich)	5 4 3 2 1 0	5 4 3 2 1
5) Gruppenfähigkeit a) Bewertet wird die Fähigkeit zur verbalen Kommunikation mit ALLEN Gruppenmitgliedern (Patient und Personal) (5 = Patient bezieht immer Patienten und Personal mit ein)	5 4 3 2 1 0	5 4 3 2 1
b) Bewertet wird die konstruktive Arbeit des Patienten während der Gruppe (5 = Patient arbeitet immer konstruktiv mit)	5 4 3 2 1 0	5 4 3 2 1
6) Körperhaltung/Ausdruck a) Bewertet wird die innere Ruhe des Patienten, z. B. im Vergleich zu Müdigkeit oder Anspannung. Nicht bewertet werden Nebenwirkungen von Neuroleptika (z. B. Akathisie). (5 = Patient wirkt immer gelassen/ausgeglichen)	5 4 3 2 1 0	5 4 3 2 1
b) Bewertet wird adäquates Verhalten z. B. im Gegensatz zu Affektiertheit/Maniriertheit (5 = Patient verhält sich immer adäquat)	5 4 3 2 1 0	5 4 3 2 1
Gesamtbewertung in Punkten	von 50	vo

5.7 Auswertung und Erfolgskontrolle

3. Sitzung Datum						4. Sitzung Datum						5. Sitzung Datum					
1					0	1					0	1					0
1					0	1					0	1					0
1					0	1					0	1					0
5 immer	4 meistens	3 oft	2 manchmal	1 fast nie	0 nie	5 immer	4 meistens	3 oft	2 manchmal	1 fast nie	0 nie	5 immer	4 meistens	3 oft	2 manchmal	1 fast nie	0 nie
5	4	3	2	1	0	5	4	3	2	1	0	5	4	3	2	1	0
5	4	3	2	1	0	5	4	3	2	1	0	5	4	3	2	1	0
5	4	3	2	1	0	5	4	3	2	1	0	5	4	3	2	1	0
5	4	3	2	1	0	5	4	3	2	1	0	5	4	3	2	1	0
5	4	3	2	1	0	5	4	3	2	1	0	5	4	3	2	1	0
5	4	3	2	1	0	5	4	3	2	1	0	5	4	3	2	1	0
5	4	3	2	1	0	5	4	3	2	1	0	5	4	3	2	1	0
5	4	3	2	1	0	5	4	3	2	1	0	5	4	3	2	1	0
5	4	3	2	1	0	5	4	3	2	1	0	5	4	3	2	1	0
5	4	3	2	1	0	5	4	3	2	1	0	5	4	3	2	1	0
					von 50						von 50						von 50

Beurteilungskriterien, welche die Wirksamkeit pflegetherapeutischer Gruppen nachweislich treffend benennen könnten, sind den Autorinnen zum augenblicklichen Zeitpunkt nicht bekannt. Im Bereich der pflegegeleiteten Milieugruppen ist es besonders schwierig, ein Messinstrument für das »Outcome« der Gruppen zu erstellen. Da es sich in der Regel um »weiche« Faktoren handelt, können diese Bewertungen nur subjektiven Ursprungs sein.
- Ist beispielsweise die Gruppenatmosphäre messbar und welcher Wirkfaktor trifft hier zu?
- Ist Gruppenatmosphäre überhaupt ein Wirkfaktor? – Schließlich wird sie von den Patienten und der Gruppenleitung sehr unterschiedlich erlebt und ist nicht reproduzierbar.

In der Psychoedukation hingegen wäre es schon eher denkbar, klare Evaluationskriterien zu formulieren.

Ein mögliches Instrument zur Evaluierung könnte mit Hilfe der Themenzentrierten Interaktion (TZI) erstellt werden. Bei der Reflexion des Lernerfolgs, bei der Beurteilung der Gruppenleistung und derjenigen des einzelnen Patienten kann hier unterschieden werden zwischen:
- **ICH** – Jeder Patient.
- **WIR** – Wie hat das Lernen/Arbeiten im Gruppenprozess funktioniert, wie war das Miteinander bzw. die Interaktion?
- **SACHE** – Um was ging es, mit welchem Ergebnis? Ist das Gruppenziel erreicht worden?

Im Rahmen der Qualitätssicherung ist über die Erfassung und Auswertung von Teilnehmerrückmeldungen nachzudenken.

»So wird sich die eine Einrichtung mit der Erfassung der Teilnehmerzufriedenheit und des erzielten Wissenszuwachs begnügen, andere werden prospektiv und kontrolliert untersuchen wollen, welche Langzeitwirkung ihre psychoedukativen Maßnahmen auf die Symptomatik, Compliance oder Rückfallrate ihrer Teilnehmer haben.« (Rössler 2004, S. 409)

Die Evaluation pflegegeleiteter Gruppen wird in Zukunft ein unverzichtbarer Teil moderner psychiatrischer Pflege sein.

6 Gruppenlandschaft in der psychiatrischen Pflege

6 Gruppenlandschaft in der psychiatrischen Pflege

6.1 Milieutherapeutische Gruppen

Seit Beginn der Sozialpsychiatrie in den 70er Jahren haben sich viele milieutherapeutische Gruppen entwickelt, die fest in die Wochenstruktur von Psychiatrischen Stationen eingebunden wurden (o **Abb. 6.1**). Dieses gleichbleibend strukturierte Umfeld bzw. Milieu kann die Gesundung fördern und die kranken Symptome löschen.

Gruppen sind durch die gemeinsamen Ziele der Partizipation, der Kommunikation, des sozialen Lernens und des Lebens in der Gemeinschaft gekennzeichnet. Die Auseinandersetzung in der Gruppe fördert die sozialen Fähigkeiten.

Im Folgenden werden einige »Gruppenkonzepte« nach einem einheitlichen Schema vorgestellt:

- Gruppenbezeichnung
- Ziele
- Rahmenbedingungen (Zeit, Gruppengröße)
- Sitzordnung
- Vorbereitung
- Material
- Durchführung
- Gruppenleitung
- Nachbereitung

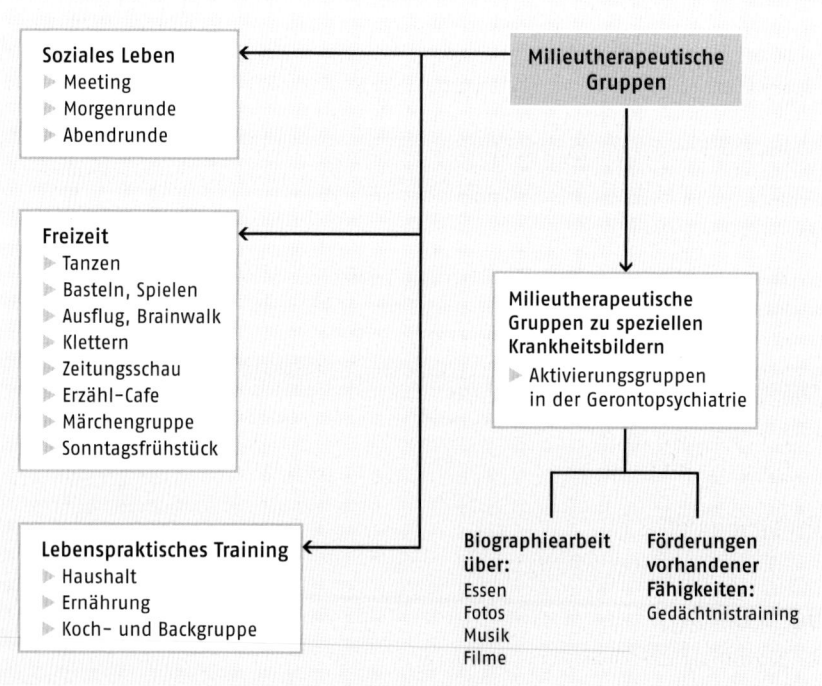

o **Abb. 6.1:** Einteilung der milieutherapeutischen Gruppen

- Dokumentation
- Milieutherapeutische Wirkfaktoren
- Geeignete Patienten
- Variationsmöglichkeiten/Varianten
- Tipps.

6.1.1 Milieutherapeutische Gruppen zur Organisation und Gestaltung des sozialen Lebens

6.1.1.1 Stationsversammlung/Meeting/Forum

Ziele

- Regeln des Miteinanders besprechen
- Mitverantwortung fördern
- Austausch von Kritik und Lob/Abteilungsprobleme
- Kennenlernen/Vorstellung neuer Patienten
- Kennenlernen/Vorstellung neuer Mitarbeiter/Schüler
- Erleben der Interaktion in einer Großgruppe
- Sich öffentlicher Beachtung aussetzen
- Organisation des Stationsalltags (Ordnungsdienste einteilen)

Rahmenbedingungen

- Die Stationsversammlung findet einmal wöchentlich statt, am besten zu einer Zeit, in der keine anderen Therapien laufen. Sie dauert ca. 45 Minuten, je nach Anzahl der Patienten. Sie sollte in einem großen Raum stattfinden (in der Regel dem Aufenthaltsraum), damit alle Patienten und das multiprofessionelle Team Platz haben. Die Stühle werden im Kreis aufgestellt – so hat jeder Gruppenteilnehmer Blickkontakt.

Vorbereitung/Material

- Raum lüften, Stühle aufstellen, Tische an den Rand stellen
- Protokoll der letzten Stationsversammlung mitbringen
- Im Vorfeld gesammelte Kritik- und Lobpunkte
- Evtl. Flipchart-Block und -Ständer oder neues Protokollformular
- Stifte
- Evtl. Karteikarten
- Dicke Filzstifte

Gruppenleitung

- 1 Patient und/oder 1 Pflegeperson

Durchführung

- Begrüßung durch die Gruppenleiterin
- Protokollführerin wählen
- Vorstellung neuer Patienten und evtl. neuer Mitarbeiterinnen

- Besprechung der Patientendienste: Dank an die vorhergegangenen Dienste, neue Dienste verteilen
- Beschwerden, Wünsche, Lob bzgl. der vorangegangenen Woche ansprechen
- Neue Aktivitäten planen: Ausflug, Spielenachmittag, Tischtennisturniere, Feste, Kochgruppe u. a. m.
- Wünsche, Ankündigungen durch das therapeutische Team, an die Regeln des Zusammenlebens erinnern
- Verabschiedung von Patienten, die entlassen werden
- Abschluss (s. Kap. 4.6.2)

Nachbereitung

- Raum aufräumen, lüften
- Protokoll für alle sichtbar anbringen

Dokumentation

- Beteiligung der einzelnen Patienten am Gruppengeschehen
- Inhaltliche Äußerungen auf Fragestellungen
- Übernahme von Verantwortung für die Gemeinschaft
- Beobachtbare Veränderungen im Krankheitsgeschehen

Milieutherapeutische Wirkfaktoren

- Mitverantwortung
- Mitentscheid
- Autonomie
- Informationsaustausch
- Informationsklarheit
- Individueller Ausdruck
- Lernen am Modell
- Aktivierung
- Leben in der Gemeinschaft: gemeinschaftszentrierte Gruppe

Geeignete Patienten

- Alle Patienten. – Deshalb schwerkranke Patienten entweder von einer Pflegeperson oder einem gesünderen Patienten begleiten lassen.

Varianten

- Gruppenleitung, durch gesündere Patienten alleine
- Hat sich im Ablauf eine gewisse Trägheit eingeschlichen, kann z. B. zum Thema Ausflug variiert werden durch:
  - Arbeiten mit Moderationskarten
  - Bildmaterial
  - Die Stationsdienste anhand ansprechend gestalteter Karten »ziehen lassen«
  - »Joker« einbauen, damit die Motivation größer ist
  - Kurze Berichte von Patienten (aus aktuellen Gruppen)
  - Aktivierung von Patienten zu kurzen Beteiligungen
  - Bildung kleiner Gruppen, die einen Ausflug vorbereiten

Tipps

- Öfter die Methoden wechseln, damit die Motivation der Patienten, am Geschehen teilzunehmen, erhalten bleibt.
- »Ablauf: Die zu behandelnden Informationen und Diskussionspunkte sind von vornherein bekanntzumachen und dann in der angekündigten Reihenfolge abzuhandeln […]« »[…], dass die feste Struktur der Abteilungsversammlung ihren Sinn vor allem darin hat, einige der Nachteile der Großgruppe auszugleichen. Der Ablauf darf nicht chaotisch werden, sondern muss von den Verantwortlichen in geplante Bahnen gelenkt werden. Dort, wo spontan hochaktuelle wichtige Themen aufgegriffen werden, muss der Diskussionsleiter darauf eingehen. Das Thema soll zumindest so weit behandelt werden, dass allen Beteiligten klar wird, wo und wie die weitere Problembearbeitung erfolgt.« (E. Heim)

6.1.1.2 Morgenrunde/Tagesrückblick

Ziele

- Dient dem Ankommen, Warming-up bzw. dem Verabschieden
- Regelung des Miteinanders für den Tag bzw. Ausblick auf den kommenden Abend und darauf folgenden Tag
- Austausch von Kritik und Lob
- Probleme und Fragen werden geklärt

Rahmenbedingungen

- Die Morgenrunde findet täglich morgens vor dem Therapieprogramm immer zur gleichen Zeit statt.
- Der Tagesrückblick findet täglich abends vor oder nach dem Abendessen immer zur gleichen Zeit statt.
- Dauer jeweils ca. 15 Minuten
- Ein ungestörter Raum mit Sitzmöglichkeiten/Tagesraum

Vorbereitung

- Stühle im Sitzkreis stellen
- Evtl. Flipchart
- Stifte

Sitzordnung

- Sitzkreis

Durchführung

- Die Morgenrunde ist ein morgendliches, vorher zeitlich festgelegtes Ritual, um gemeinsam den neuen Tag zu beginnen. Sie dient als Orientierungshilfe für den Tagesablauf. Die Morgenrunde findet vor dem Frühstück statt. Dies gewährleistet, dass alle Patienten anwesend sind und am Frühstück teilnehmen.
- In dieser Runde haben die Patienten Gelegenheit, aktuelle, die Gemeinschaft betreffende Themen anzusprechen und Fragen zu stellen. Es können auch individuelle Gesprächstermine festgelegt werden.

- Die Morgenrunde gibt ebenfalls Gelegenheit, neue Patienten zu begrüßen oder auch zu verabschieden, wenn jemand entlassen wird.
- Der Tagesrückblick dient einer kurzen Reflexion und soll den Patienten die Möglichkeit geben, die Geschehnisse des Tages noch einmal durchzugehen. Der Schwerpunkt sollte vor allem auf die positiven Erlebnisse gerichtet sein. Aufkommende Fragen können in diesem Rahmen geklärt werden.

Nachbereitung
- Raum aufräumen

Dokumentation
- Besonderheiten im Verhalten/Aussagen von Patienten
- Termine/Organisation

Milieutherapeutische Wirkfaktoren
- Mitverantwortung
- Mitentscheid
- Autonomie
- Informationsaustausch
- Informationsklarheit
- Individueller Ausdruck
- Lernen am Modell
- Aktivierung
- Leben in der Gemeinschaft: gemeinschaftszentrierte Gruppe

Geeignete Patienten
- Alle Patienten

6.1.1.3 Wochenabschlussrunde

Ziele
- Informationen austauschen
- Unterstützung und Stärkung erleben
- Erfahren eines familienähnlichen Milieus
- Entspannte Atmosphäre erleben

Rahmenbedingungen
- Raum mit Tischen und Stühlen/Tagesraum
- Ca. 60 Minuten Zeit, fester Zeitrahmen

Vorbereitung
- Kaffee/Tee kochen
- Tische decken
- Evtl. Musik

Durchführung

- Begrüßung
- In der Wochenabschlussrunde am Freitagnachmittag erhält jeder Patient die Möglichkeit, einen kurzen Rückblick auf die vergangene Woche zu halten. Auf diese Weise können die Befindlichkeiten der einzelnen Patienten jeweils vor dem Wochenende nochmals eingeschätzt und eventuelle Einzelgespräche vereinbart werden.
- Für viele Patienten ist das Wochenende problematisch, weil sie entweder in ein labiles familiäres Milieu zurückgehen oder sehr zurückgezogen, vereinsamt leben.
- Die Wochenabschlussrunde wird im Rahmen einer Kaffeerunde gestaltet, um den Patienten einen gemütlichen familiären Rahmen zu bieten. Zum Abschluss kann jeder Patient noch einmal über die Pläne für sein Wochenende berichten.

Gruppenleitung

- Pflegepersonal/KollegInnen aus einem multiprofessionellen Team

Geeignete Patienten

- Alle Patienten (z. B. einer Tagklinik)

Nachbereitung

- Gemeinsam aufräumen

Dokumentation

- Besonderheiten, Äußerungen und Verhaltensweisen

Milieutherapeutische Wirkfaktoren

- Mitverantwortung
- Mitentscheid
- Autonomie
- Informationsaustausch
- Informationsklarheit
- Individueller Ausdruck
- Lernen am Modell
- Aktivierung
- Leben in der Gemeinschaft: gemeinschaftszentrierte Gruppe

6.1.2 Milieutherapeutische Gruppen zur Freizeitgestaltung

6.1.2.1 Zeitungsschau/Zeitungslesegruppe/Presseschau

Ziele

- Ablenkung vom Krankheitsgeschehen
- Förderung der Konzentrationsfähigkeit
- Anteilnahme und Kenntnisse zum öffentlichen Geschehen/Außenorientierung

- Förderung der Interaktion im Gruppengeschehen
- Förderung verbaler Ausdrucksfähigkeit

Rahmenbedingungen
- Diese Gruppe eignet sich zum einen als regelmäßig stattfindende Gruppe mit festem Termin, zum anderen als Bestandteil einer inhaltlich offenen Gruppe, z. B. kognitives Training/Alltagsgruppe.
- Zeit: 45–60 Minuten

Gruppengröße
- Ab 3 bis maximal 10 Patienten

Raum
- Es sollte ein ungestörter Raum sein, mit Tischen und Stühlen entsprechend der Gruppengröße.

Sitzordnung
- Am Tisch sitzend mit genügend Platz, um eine Zeitung zu lesen

Vorbereitung/Material
- Je nach Gruppengröße, aber mindestens 2–3 verschiedene Tageszeitungen
- Markierungsstifte
- Scheren
- Klebstoff
- Boardmarker, dicke Stifte
- Flipchart-Blatt oder Plakat

Gruppenleitung
- 1 Pflegeperson, evtl. mit einer Krankenpflegeschülerin, Zivildienstleistenden

Durchführung
- Begrüßung
- Erklärung des Ablaufs und der Ziele für neue Patienten (Dies kann auch auf einem Poster optisch ansprechend dargestellt werden.)
- Patienten ca. 20–25 Minuten in der Zeitung schmökern bzw. verschiedene Bereiche/Zeitungen durchlesen lassen; sich dann für einen Artikel entscheiden
- Artikel entweder vorlesen oder Inhalt mit eigenen Worten wiedergeben
- Nach jedem Artikel kurze Diskussion der Gruppe
- Artikel ausschneiden und auf das Plakat kleben
- Überschriften finden, mit dickem farbigem Stift auf das Plakat schreiben
- Abschlussrunde über Erleben, Eindrücke, Erfahrenes
- Plakat gemeinsam aufhängen (○ Abb. 6.2).

Nachbereitung
- Gemeinsam aufräumen

6.1 Milieutherapeutische Gruppen

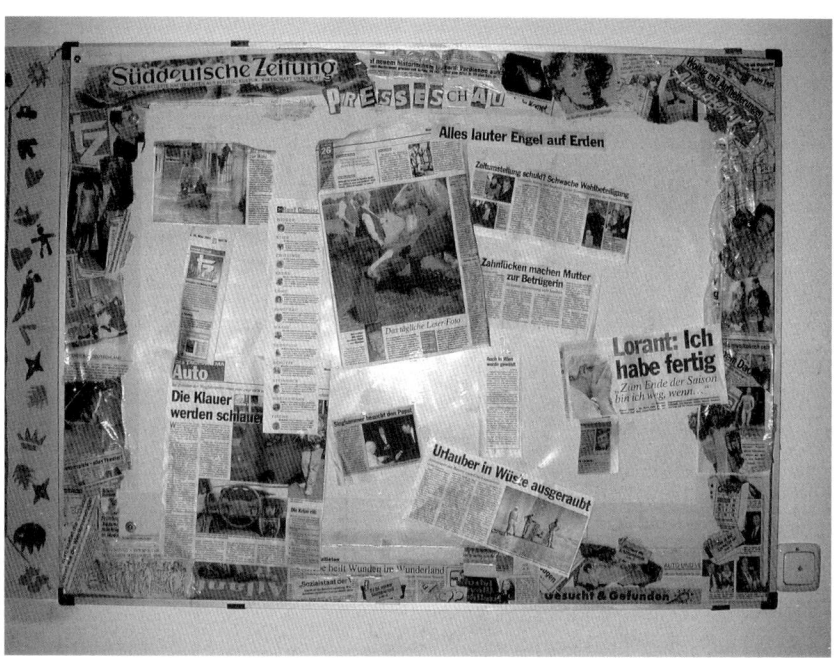

○ Abb. 6.2: Beispiel einer Zeitungsschau

Dokumentation

- Beteiligung der einzelnen Patienten am Gruppengeschehen
- Wissen und Konzentrationsfähigkeit der einzelnen Patienten
- Beobachtbare Veränderungen im Krankheitsgeschehen

Milieutherapeutische Wirkfaktoren

- Autonomie
- Informationsaustausch
- Individueller Ausdruck
- Lernen am Modell
- Aktivierung

Geeignete Patienten

- Alle Patienten, die sich eine gewisse Zeit konzentrieren und sitzen bleiben können. Besonders geeignet für Patienten mit unterschiedlichem Niveau; jeder entscheidet selbst, wie intensiv er teilnehmen möchte, z. B. kann ein Bild oder ein Leitartikel ausgeschnitten werden.

Variationsmöglichkeiten

- Zeitungslesegruppe. – Die Artikel werden nicht ausgeschnitten, sondern vorgetragen und darüber diskutiert.

- Ein bestimmtes Thema wird vorgegeben und entsprechende Artikel dazu gesucht, z. B. aktuelle Politik, Jahreszeit.
- Themen werden ausgegrenzt, z. B. Gewalt.
- Je nach persönlichen Hobbys werden Themen gesucht und jeder Patient erzählt davon mit Hilfe des Artikels.

Tipps
- Nutzen und entdecken Sie Varianten, da sonst die Routine langweilt; besonders, wenn gleiche Themen über längere Zeit von den Medien behandelt werden.
- In der Zeitungsschau ist die Moderation durch die Gruppenleitung besonders wichtig: Einzelne Beiträge sollen zusammengefasst, verknüpft, »Vielredner« eingegrenzt und »Schweiger« einbezogen werden. Dies erfordert eine gute Konzentration und Gesprächskunst, die immer wieder von Kollegen gespiegelt und reflektiert werden sollte (s. Kap. 4.6.2.2).

6.1.2.2 Außenaktivitäten/Ausflug/Spaziergänge

Ziele
- Trainieren der Orientierung
- Ablenkung vom Krankheitsgeschehen
- Förderung von Interessen
- Anregung durch Reize von außen
- Erproben der Belastbarkeit/Reizverarbeitung

Rahmenbedingungen
- Die Gruppe sollte nicht zu groß sein, da besonders im Stadtverkehr der Überblick nicht mehr gewährleistet werden kann. Das Ausflugsziel sollte allen bekannt sein. Dies kann man zuvor in der Stationsversammlung oder bei kleinen Spaziergängen ansprechen. Den Zeitrahmen abstecken, damit die Patienten planen können (Besuch usw.).

Vorbereitung/Material
- Veranstaltungskalender
- Stadtführer/Bilder
- Klärung der Ausgangsregeln
- Wie viele Pflegepersonen können mitgehen bzw. werden benötigt?
- Handelt es sich um den großen, wöchentlichen Ausflug? Ist bereits das Ziel, mögliche Eintrittskarten, Fahrkarten usw. geklärt?
- Je nach Patienten und Schweregrad der Erkrankungen ist darauf zu achten, dass die Kleidung der Witterung entspricht, die Gruppengröße der Anzahl der Pflegepersonen angemessen ist und das Ausflugsziel die Patienten nicht überfordert.

Durchführung
- Besprechung des Zieles
- Vereinbarungen mit den Patienten treffen (z. B. »Frau X, ich möchte Sie bitten, in meiner Nähe zu bleiben, da Sie noch keinen freien Ausgang haben.«)

6.1 Milieutherapeutische Gruppen

- Neue Mitarbeiter und Krankenpflegeschüler sollten die Telefonnummer der Station und ein Mobiltelefon oder eine Telefonkarte und Kleingeld bei sich haben, um im Notfall anrufen zu können.
- Während des Spaziergangs/Ausflugs wird nicht über die Erkrankung/Klinik gesprochen.
  Gründe: Für ein persönliches Gespräch kann man nicht die Aufmerksamkeit aufbringen; andere Patienten sollten auch Ansprache und Beachtung bekommen; die Ziele des Spaziergangs sind auf die Außenorientierung gerichtet, das Gespräch könnte sich krisenhaft zuspitzen.
  Besser ist: Die Aufmerksamkeit immer wieder auf positive Dinge lenken, z. B. Blumen und Schaufenster beachten, Interessen erfragen.
- Wird der Ausflug oder Spaziergang mit einem Cafébesuch abgeschlossen, ist das Alkoholverbot zu beachten.
- Gemeinsam auf die Station zurückkehren
- Eindrücke in der Gruppe noch einmal besprechen

Dokumentation
- Verhalten der Patienten im Verkehr, im Café
- Besondere Gesprächsinhalte
- Kommunikation untereinander
- Informationen, die durch die Anregungen aktiviert wurden

Milieutherapeutische Wirkfaktoren
- Lernen am Modell
- Aktivierung
- Autonomie
- Mitverantwortung
- Mitentscheid
- Individueller Ausdruck

Geeignete Patienten
- Alle bereits gesünderen Patienten.
- Keine Patienten mit akuter Psychose, stark suizidgefährdete, weglaufgefährdete Patienten und/oder Patienten mit akuter Manie.

Varianten
- Je nach Stabilität der Patienten größere oder kleinere Gruppe, evtl. auch eine Pflegeperson mit einem Patienten alleine
- Besichtigungen von Ausstellungen, Museen, Märkten
- Besuch von Kino, Theater, Tanzveranstaltungen, Straßenfesten
- Tagesausflug mit allen Patienten, z. B. in die Berge, Dampfer-Fahrt usw.

Tipps
- Je größer die Reizbelastung, desto kleiner sollte die Gruppe sein. Es ist nicht sinnvoll, so viel Patienten wie möglich mitzunehmen – geht es einem Patienten schlecht, hat keiner etwas davon.

- Mit schwerkranken Patienten besser »1:1« gehen, d. h. eine Pflegeperson und ein Patient oder sogar zwei Pflegepersonen und ein Patient. Das Ziel ist die Bewegung im Freien, daher eher in einem Park oder Garten spazieren gehen.

6.1.2.3 Spielegruppe

Ziele
- Spielerische Kontaktaufnahme
- Sich selbst in einer kleinen Gruppe erleben
- Gewinnen und verlieren können
- Förderung der Wahrnehmungs- und Konzentrationsfähigkeit
- Kommunikation und Interaktion in der Zweierbeziehung

Rahmenbedingungen
- Unterschiedliche Spiele zur Auswahl stellen (o **Abb. 6.3**)
- Die Spielgruppe kann sich spontan zwischen zwei oder mehreren Personen ergeben, oder sie wird geplant, wobei an verschiedenen Tischen verschiedene Spiele angeboten werden.

Sitzordnung
- Pro Spiel an einem kleinen Tisch, um sich gegenseitig nicht zu stören

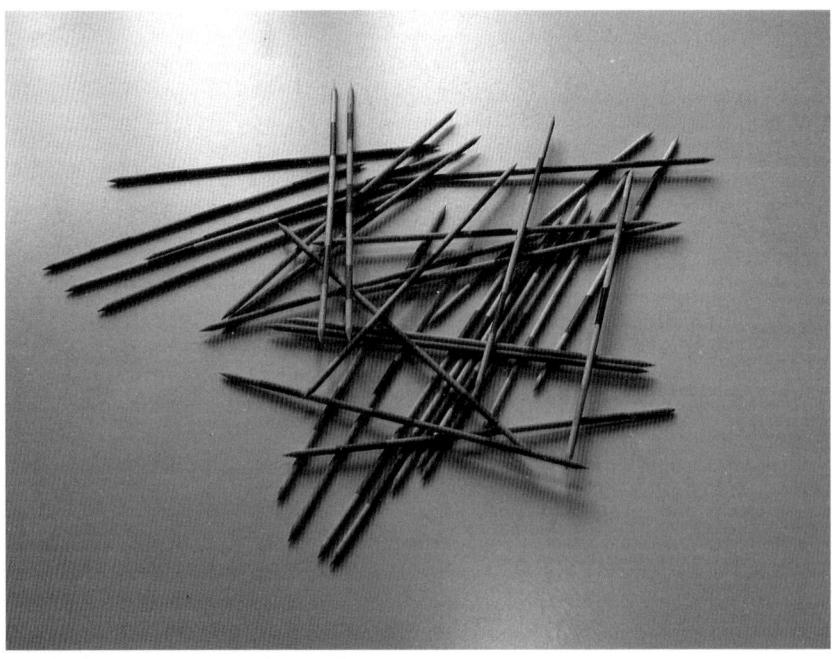

o **Abb. 6.3:** Mikado-Spiel

Vorbereitung
- Möglich: Die verschiedenen Spiele mit der jeweiligen Anzahl der Spieler auflisten, damit sich jeder eintragen kann.
- Spielplan mit Beginn und Ende aushängen
- Evtl. für die Gewinner an jedem Tisch einen Preis vorbereiten

Durchführung
- Begrüßung der Spielgemeinschaft
- Ablauf, Zeitrahmen und Gewinnmöglichkeiten darstellen
- Nach ca. 45–60 Minuten Preisverleihung
- Kurze Rückmelderunde
- Beenden

Nachbereitung
- Spiele aufräumen
- Gewinnerliste aushängen

Dokumentation
- Verhalten, Frustrationstoleranz, Kreativität der Patienten
- Fähigkeit, zu verlieren und zu gewinnen
- Durchsetzungsvermögen
- Konzentration und Ausdauer der Patienten

Milieutherapeutische Wirkfaktoren
- Informationsaustausch
- Individueller Ausdruck
- Lernen am Modell
- Leben in der Gemeinschaft
- Aktivierung

Geeignete Patienten
- Alle Patienten, die sich auf die Dauer eines Spieles konzentrieren können; dies ist relativ variabel, da unterschiedliche Spiele mit unterschiedlichen Ansprüchen angeboten werden.
- Nicht geeignet für Patienten in der akuten Manie, da sie durch den Wettbewerbscharakter noch stärker in den manischen Symptomen verstärkt werden.
- Ebenfalls könnten sich sehr depressive Patienten in ihrem Gefühl der Unfähigkeit verstärkt fühlen.

Varianten
- Tischtennisturniere: Mannschaften werden aufgestellt, die im Laufe einer Woche gegeneinander spielen; Endspiel ist dann z. B. am Freitag.
- Kegeln: Wettkampf zwischen verschiedenen Gruppen mit Preisverleihung
- An zwei oder drei Tischen wird das gleiche Spiel gespielt.
- Spontan findet sich eine Gruppe, die gemeinsam ein Spiel auswählt und ohne Wettbewerb spielt.

Tipp

▶ Nicht immer alle vorhandenen Spiele der Station anbieten, sondern nur eine Auswahl, die auf die aktuellen Patienten abgestimmt ist. Die Patienten werden nicht überfordert, die nächsten Spielnachmittage werden attraktiver.

6.1.2.4 Kognitives Training

Für das Training der Gehirnleistungen gibt es viele verschiedene Konzepte und Programme, die bis ins Detail ausgearbeitete Inhalte für die verschiedenen Gruppen anbieten. Das »Heitere Gedächtnistraining« nach Franziska Stengel ist ein Programm, das alle Sinne anspricht und trainiert. Aus den Schriften des »Mentalen-Aktivierungs-Trainings« können Übungen verwendet werden, die für Patienten geeignet sind, die nicht unter geistigem Abbau leiden.

Pflegende können auch mit einfachen Mitteln selbst Inhalte für ein »Gehirntraining« zusammenstellen und so spielerisch die Patienten aktivieren.

Gehirnjogging mit Übungen aus dem Mentalen Aktivierungstraining (MAT)

Ziele

▶ Fördern der Konzentrationsfähigkeit
▶ Wahrnehmung und Aufmerksamkeit werden trainiert.
▶ Informationen werden schneller aufgenommen.
▶ Mehr Informationen können behalten werden.
▶ Ablenkung vom Krankheitsgeschehen
▶ Spaß und positives Erleben in der Gruppe

Rahmenbedingungen

▶ Ruhiger Raum mit Tisch und Stühlen
▶ Zeit: 45–60 Minuten

Gruppengröße

▶ Max. 6–8 Personen

Sitzordnung

▶ Gemeinsam am Tisch sitzend

Vorbereitung

▶ Genügend Stifte
▶ Übungsblätter (z. B. aus dem Vless Verlag, Ebersberg) oder aus dem Internet (z. B. www.kopfsache-interaktiv.de)
▶ Flipchart, dicke Stifte

Durchführung

▶ Begrüßung
▶ Kurze Einführung: Es geht nicht darum, der schnellste oder der erste zu sein; jeder bestimmt seine Geschwindigkeit selbst. Es findet kein Wettbewerb statt!

- Anfangs eine gemeinsame Übung zum »Warm-werden«, z. B. ein Wortspiel:
  Ein Wort wird auf dem Flipchart-Blatt links von oben nach unten und rechts von unten nach oben geschrieben. Das Wort kann Bezug zum Ort, zur Gruppe usw. haben.
  Beispiel mit dem Wort »HALLE«:

H		E		H	erberg	E
A		L		A	a	L
L		L		L	inea	L
L		A		L	am	A
E		H		E		H

  – Die Zwischenräume müssen mit Begriffen ausgefüllt werden. Wem etwas einfällt, der sagt es. Es können beliebig viele Begriffe genannt werden.
  – Als nächstes werden Übungsblätter verteilt, die jeder Teilnehmer für sich selbst bearbeitet, die Gruppenleitung macht ebenfalls mit.
  – Nach einer angemessenen Zeit wird verglichen.
  – Wer nicht fertig geworden ist, kann es für sich alleine später fertig machen.
- Es können Elemente von »Stadt-Land-Fluss« verwendet werden.
- Zwischendurch kann eine Körperübung durchgeführt werden (s. Kap. 9.4, Aktivierungsmethoden), z. B. »Die Tante aus Amerika«.
- Nach der geplanten Zeit wird die Stunde mit einem Blitzlicht beendet.

Gruppenleitung
- Eine Pflegeperson

Nachbereitung
- Gemeinsames Aufräumen

Dokumentation
- Kognitive Fähigkeiten, Erfolg, Rückmeldung der Patienten

Milieutherapeutische Wirkfaktoren
- Aktivierung
- Autonomie
- Individueller Ausdruck
- Leben in der Gemeinschaft: Patientenzentrierte therapeutische Kleingruppe

Geeignete Patienten
- Patienten, denen es schon etwas besser geht, die wieder in den Arbeits- oder Schulprozess eingegliedert werden sollen
- Alle, die Spaß daran haben
- Nicht geeignet sind Patienten mit Demenz, Patienten mit Manie, mit schweren Depressionen.

Tipps

- Es ist sinnvoll, sich einen Ordner mit unterschiedlichen Übungen anzulegen, so dass auch spontan eine Gruppe durchgeführt werden kann. Außerdem wird es nicht langweilig, wenn die Auswahl groß ist.

6.1.2.5 Tanznachmittag/Tanzabend

Ziele

- Ungezwungenes Erleben von Gemeinschaft und Musik
- Bewegung und Kontakte spielerisch erfahren
- Ablenkung von der Erkrankung
- Aktivierung von schönen Erinnerungen
- Gefühle auf nonverbalem Wege hervorrufen

Rahmenbedingungen

- Ein großer Raum, Boden zum Tanzen geeignet
- Fenster zum Lüften, Tische und Stühle
- Eine Stereoanlage, die dem Raum entspricht
- Auswahl an verschiedener Musik, Discjockey
- Alkoholfreie Getränke, Knabberzeug, Gläser an der Getränkebar

Sitzordnung

- Ungezwungen, mit genügend Platz für die Tanzfläche

Vorbereitung

- Getränke und Knabberzeug einkaufen
- Raum richten
- Anlage aufbauen
- Musik zusammenstellen
- Veranstaltungskomitee bilden: Wer macht was?
- Einladung an die anderen Stationen mit abgestecktem Zeitrahmen

Durchführung

- Begrüßung der Gäste
- Darstellen der Möglichkeiten, Regeln (z. B. Rauchpausen)
- Dauer bekannt geben
- Zum Schluss: Ende ankündigen
- Verabschiedung der Gäste
- Gemeinsames Aufräumen

Nachbereitung

- Z. B. bei der nächsten Stationsversammlung Erfolg/Misserfolg besprechen: »*Was war gut?*« – »*Was hätte besser laufen können?*«

Dokumentation
- Beobachtbare Veränderungen im Verhalten von Patienten
- Kontaktfähigkeit und -freudigkeit
- Bewegungsfähigkeit und -freudigkeit
- Ressourcen, die sichtbar geworden sind
- Wie wurde das gemeinsame Arbeiten erlebt?

Milieutherapeutische Wirkfaktoren
- Gemeinschaftszentrierte Gruppe
- Mitentscheid
- Mitverantwortung
- Aktivierung
- Lernen am Modell

Geeignete Patienten
- Gebesserte Patienten insgesamt.
- Sehr manische Patienten eher nicht, da sie sich zwangsläufig darstellen müssen.
- Sehr depressive Patienten sind überfordert, es besteht die Gefahr einer Verschlechterung ihres Zustandes.
- Bei schizophrenen wahnhaften Patienten muss individuell entschieden werden.

Varianten
- Faschings-Kostümfest mit Kostümprämierung
- Sommerfest im Freien

Tipps
- Wenn geeignete Räume vorhanden sind, ist ein Tanzabend/Tanzfest mit relativ wenig Aufwand meist ein Erfolg. Er bietet gerade abends eine schöne Alternative zum Fernsehen.
- Gerade in der Gerontopsychiatrie oder auf Stationen mit Patienten, die in ihren verbalen Möglichkeiten eingeschränkt sind, ist Musik und Bewegung ein schönes Medium. Dies gilt auch für die Arbeit mit der Biographie (alte Schlager/Oldies)

6.1.2.6 Märchengruppe/Literaturgruppe
Ziele
- Ablenkung vom Krankheitsgeschehen
- Förderung von Erinnerung und damit verbundenen Gefühlen
- Austausch und sich erleben in der Gruppe
- Fördern des Gemeinschaftserlebens
- Herstellen einer hoffnungsvollen Atmosphäre

Rahmenbedingungen
- Die Teilnahme der Patienten ist freiwillig.
- Ein störungsfreier Raum mit bequemen Stühlen im Sitzkreis und einer angenehmen Atmosphäre (○ Abb. 6.4)

6 Gruppenlandschaft in der psychiatrischen Pflege

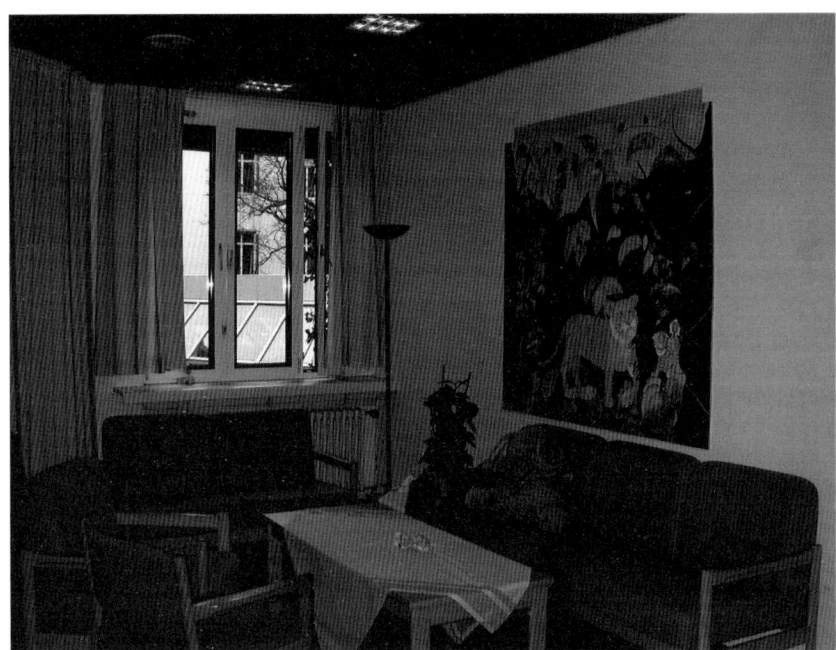

Abb. 6.4: Raum für Märchengruppe

▸ Der Zeitrahmen liegt bei ungefähr 60–70 Minuten. Es bieten sich insbesondere die frühen Abendstunden an.

Vorbereitung
▸ Raum lüften, ggf. heizen
▸ Raum mit entsprechender Dekoration in der Mitte des Sitzkreises vorbereiten
▸ Auswahl des Märchens passend zu den aktuellen Stimmungen/Themen in der Patientengruppe
▸ Einladung mit dem Titel des Märchens an das schwarze Brett hängen

Material
▸ Märchenbücher, Fabeln, Sagen, Lyrik
▸ Bilder, Gegenstände, Blumen, Laub – passend zum Märchen
▸ Passende Beleuchtung (Kerzen/Schwimmkerzen)
▸ Duftlampe
▸ Tee kochen, ausreichend Tassen und Zutaten bereitstellen

Gruppengröße
▸ 6–8 Personen

Gruppenleitung
▸ Eine Pflegeperson, evtl. eine Helferin (Krankenpflegeschülerin)

Durchführung

- Begrüßung
- Tee anbieten
- Einführung mit Bild, Material in der Mitte des Kreises, evtl. Thema raten lassen
- Das Märchen vorlesen, bestenfalls frei erzählen
- Anregungen geben, über das Märchen zu reden.
 Beispiele: »*Welche Stelle hat Ihnen besonders gefallen?*« – »*Welche Stelle hat Ihnen nicht gefallen?*« – »*Kennen Sie das Märchen aus Ihrer Kindheit?*« – »*Welche Märchen haben Sie ihren Kindern erzählt?*« Häufig kennt die ältere Generation Märchen aus der Zeit als ihre Kinder klein waren.
 Oder es werden Themen aus dem Märchen aufgenommen. Beispielsweise bei dem Märchen »Die zertanzten Schuhe«: »*Haben Sie auch gerne getanzt?*« (Metzger 1999)
- Abschlussrunde
- Verabschiedung

Nachbereitung

- Gemeinsam Raum aufräumen

Dokumentation

- Erleben der Patienten
- Reaktionen auf Erinnerungen
- Beiträge und Mitwirken der einzelnen Patienten

Milieutherapeutische Wirkfaktoren

- Individueller Ausdruck
- Informationsaustausch
- Lernen am Modell

Geeignete Patienten

- Besonders ältere Patienten, depressive Patienten, die eine gewisse Zeit ruhig sitzen bleiben und zuhören können

Varianten

- Es kann jede Geschichte mit einem hoffnungsvollen Ausblick verwendet werden.

Tipps

- Zur Vorbereitung die Geschichte mehrmals laut für sich lesen. Nur Geschichten verwenden, die eine positive Stimmung wecken.
- Diese Gruppe verlangt von den Patienten keine Aktivität im Sinne von Leistung. Sie können die schöne Atmosphäre genießen, zuhören und über das sprechen, was sie denken und fühlen.

6.1.2.7 Sonntagsfrühstück/Sonntagscafé

Ziele

- Erfahren eines familienähnlichen Milieus
- In entspannter Atmosphäre angenehm essen
- Kennenlernen von Alternativen
- Genussfähigkeit und Sinnesfreuden trainieren

Rahmenbedingungen

- Möglichkeiten für die Tischgestaltung
- Am Sonntag sind häufig nur noch wenige Patienten da, es gibt keinen Termindruck durch Therapien oder Untersuchungen.
- Material
- Tischdecken
- Servietten, Blumen

Gruppenleitung

- 1 Pflegeperson mit Mithilfe von Patienten

Vorbereitung

- Durch ein Plakat an der Pinwand oder als Besprechungspunkt bei der Stationsversammlung darauf aufmerksam machen.
- Auch bei Tablett-System können alle Frühstückszutaten (auf Diätkost achten) in schönen Schalen bzw. Tellern angerichtet werden.
- Jeder Platz ist schön gedeckt.
- Leise Musik
- Das Frühstück findet später statt, es kann ausgeschlafen werden.

Durchführung

- Gemeinsamer Beginn – Begrüßung
- Länger schlafende Patienten können auch später dazu kommen.
- Gesprächsthemen suchen, an denen sich alle beteiligen können
- Durch Moderation versuchen, die Patienten zu bewegen, länger als sonst am Tisch sitzen zu bleiben
- Gemeinsames Aufräumen

Nachbereitung

- Vereinbarung für das nächste Wochenende treffen

Dokumentation

- Mitarbeit bei der Vorbereitung
- Gespräche und Interaktion
- Genussfähigkeit der einzelnen Patienten
- Essverhalten

Milieutherapeutische Wirkfaktoren

- Lernen am Modell
- Aktivierung
- Informationsaustausch
- Mitentscheid
- Mitverantwortung
- Autonomie
- Leben in der Gemeinschaft

Geeignete Patienten

- Alle Patienten

Varianten

- Ein Treffen am Sonntag Nachmittag mit Kaffee und Kuchen mit den besuchenden Angehörigen

Tipps

- Häufig sind die kränkeren Patienten an den Sonntagen auf der Station. Diese Gruppe verlangt von den Patienten keine besonderen Fähigkeiten; hier steht die gemeinsame Mahlzeit in angenehmer Atmosphäre im Vordergrund.
- Wenn möglich sollte ein kleinerer Raum genutzt werden – nicht der sonst übliche Speiseraum.

6.1.2.8 Milieugestaltung auf der Station

Ziele

- Gemeinsame Dekoration der Stationsräume den Jahreszeiten entsprechend
- Aktivierung von Erinnerungen
- Ablenkung von der Erkrankung
- Erleben einer Tagesstruktur
- Fördern von Kreativität
- Bestätigung des Selbstwertes durch gelungene Aktivitäten

Rahmenbedingungen

- Die Gruppe kann je nach Bedarf spontan oder als Teil einer Alltagsgruppe stattfinden.
- Es muss die Möglichkeit vorhanden sein, gemeinsam an einem größeren Tisch zu basteln.

Vorbereitung

- Was soll gestaltet werden?
- Werden Zweige, Blätter etc. benötigt?
- Wer nimmt daran teil?
- Tee kochen, Tassen und Zutaten bereitstellen

6 Gruppenlandschaft in der psychiatrischen Pflege

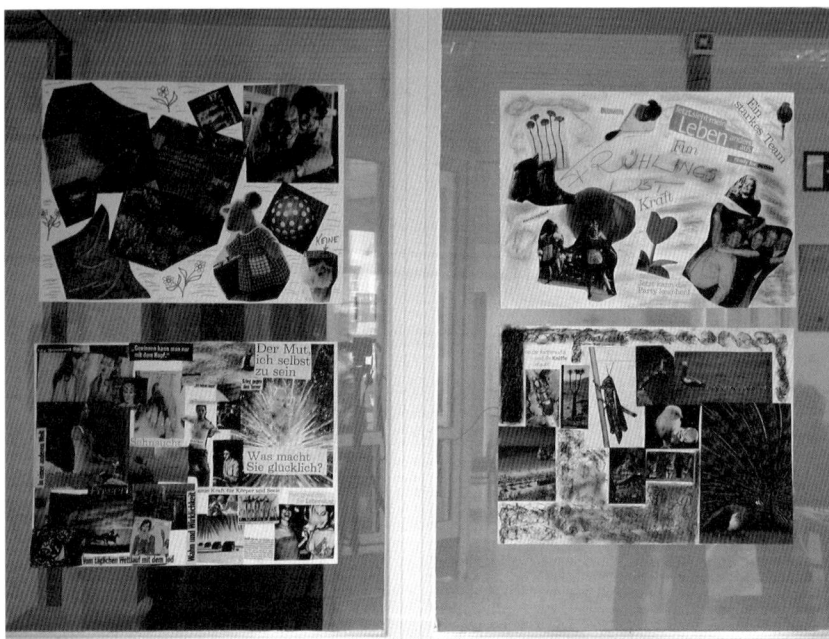

Abb. 6.5: Gruppe zur Milieugestaltung

Material
- Scheren, Klebstoff, Blätter, Zweige je nach Jahreszeit und Planung

Gruppenleitung
- Eine Pflegeperson, unter Umständen eine Helferin

Durchführung
- Begrüßung
- Gemeinsame Planung/Besprechung/Ideensammlung zum Thema
- Evtl. gemeinsam dabei Tee trinken
- Aufgaben verteilen
- Kleingruppen bilden und Aufgaben durchführen
- Gemeinsam dekorieren
- Abschluss: Begutachtung des Werkes und Besprechung (o Abb. 6.5)

Nachbereitung
- Gemeinsames Aufräumen
- Dokumentation
- Mitarbeit der Patienten
- Ideen, Kreativität
- Kooperation der Einzelnen
- Krankheits-/Gesundungszeichen

Milieutherapeutische Wirkfaktoren
- Mitverantwortung
- Mitentscheid
- Lernen am Modell
- Informationsklarheit
- Individueller Ausdruck
- Aktivierung
- Leben in der Gemeinschaft

Gruppengröße
- 4–6 Patienten

Geeignete Patienten
- Alle Patienten
- Kränkere Patienten können mit Unterstützung teilnehmen. Diese Gruppe ist häufig eine Alternative zur Arbeits- und Beschäftigungstherapie und betrifft die noch auf Station verbliebenen kränkeren Patienten.

Varianten
- Faschings-, Frühlings-, Oster-, Herbst-, Advents- und Weihnachtsdekoration der Station

Tipp
- Die bewusste Gestaltung der Räume den Jahreszeiten entsprechend regt immer wieder zu schönen Gesprächen über Kindheitserinnerungen an. Im gemütlichen Rahmen bei einer Tasse Tee kann sich erinnert und auch geplant werden.
- Diese Gruppe bietet ein schönes Erlebnis sowohl für die Patienten als auch für die Gruppenleitung. – Keine Pflegeperson sollte sie sich entgehen lassen!

6.1.2.9 »Erzähl-Café«

Das Erzähl-Café wurde für die Frauen einer Langzeitwohngruppe für chronisch psychisch kranke Menschen entwickelt (vgl. Eder 2000).

Ziele
- Förderung von Alltagsfähigkeiten
- Entwicklung sozialer Kompetenzen in der Gruppe
- Kennen und Einhalten von Gruppenregeln
- Ablenkung von belastenden Gefühlen
- Sich in der Gruppe erleben und positive Rückmeldung erfahren
- Trainieren von Zuhören und Reden

Rahmenbedingungen
- Ruhiger störungsfreier Raum mit ausreichend Stühlen und einem großen Tisch
- Finanzielle Mittel, um entsprechendes Material einzukaufen

Gruppengröße
- 6–8 Bewohnerinnen/Patientinnen

Vorbereitung
- Getränke, Obst einkaufen, Kaffee und Kuchen – je nach Jahreszeit und Thema
- Einladung verteilen
- Z. B. Obstsalat bereiten mit freiwilligen Helferinnen
- Tisch decken

Material
- Je nach Thema:
  Beispiel: Bei »Frühlingserwachen« verschiedene Frühlingsblumen, Zweige, Frühlingsgedichte auf Zettel schreiben und je eines an eine Blume, Zweig hängen
- Getränke
- Servietten, Tischtuch, Geschirr

Gruppenleitung
- 1 Pflegeperson

Durchführung
- Zu Beginn Säfte und selbstgemachten Obstsalat anbieten. Dies erleichtert den Bewohnerinnen, sich auf die Gruppensituation einzustellen.
- Dann werden die vorbereiteten Blumen und Zweige präsentiert.
- Jede Bewohnerin darf sich eine Blume aussuchen.
- Jede liest ihr Gedicht vor.
- Über diese Anregung entsteht ein Gespräch über Erinnerungen, Vorlieben, Wissen über das Thema.
- Zum Abschluss eine Rückmelderunde: »*Wie hat Ihnen unser Treffen gefallen?*«
- Einladung zum nächsten Treffen verteilen.
- Jede Bewohnerin nimmt ihre Blume mit in ihr Zimmer.

Nachbereitung
- Gemeinsam aufräumen

Dokumentation
- Beobachtung zur Gruppendynamik
- Ausdrucksfähigkeit, Ausdauer der einzelnen Bewohnerinnen
- Verhalten in der Gruppensituation

Milieutherapeutische Wirkfaktoren
- Mitverantwortung
- Autonomie
- Informationsaustausch
- Individueller Ausdruck
- Lernen am Modell
- Aktivierung

Geeignete Patienten

▸ Dieses Angebot ist für alle Bewohnerinnen/Patientinnen geeignet, die eine Weile sitzen bleiben können und die Situation einer Kleingruppe aushalten. Jede bestimmt den Umfang ihrer Teilnahme selbst.

Varianten

▸ Die Themen, die sich für das Erzähl-Café anbieten, sind vielfältig – z. B.:
– »Brauchtum – Gestern und Heute«
– Vorlesen verschiedener Geschichten, Märchen, Gedichte
– »Mein Leibgericht«
– »Pflege für Haut und Haar« usw. (Eder 2000)

Tipp

▸ Diese Gruppe lebt von dem Engagement und der Kreativität der Gruppenleitung. Das Einbeziehen der Bewohnerinnen in jeden Schritt der Vorbereitung und Nachbereitung lässt ein Gemeinschaftsgefühl entstehen, das häufig im Laufe von vielen Krankenhausaufenthalten und Wohnortwechseln verlorengegangen ist.

6.1.2.10 Rhythmusgruppe

Diese Gruppe stellt eine schöne Alternative zur Sing- oder Tanzgruppe dar. Es gibt immer Patienten, die in irgendeiner Form selbst Musik machen, ob instrumental oder in Form von Gesang, und sich gerne an dieser Gruppe beteiligen.

Ziele

▸ Spaß und Freude
▸ Ablenkung vom Krankheitsgeschehen
▸ Konzentration
▸ Steigerung des Gruppengefühls
▸ Koordination der Bewegung
▸ Freizeitgestaltung
▸ Anregung kognitiver Prozesse

Rahmenbedingungen

▸ Die Rhythmusgruppe ist für die Patienten eine freiwillige Veranstaltung. Sie muss nicht zwingend regelmäßig stattfinden, vielmehr dient sie vorrangig dem Spaß am Musizieren. Die Rhythmusgruppe kann vorzugsweise in Gruppenräumen stattfinden, die genügend Bewegungsfreiheit bieten. Günstig ist ein etwas abgelegener Raum, damit sich andere nicht durch die Lautstärke der Instrumente gestört fühlen. Sie sollte nicht länger als 60 Minuten dauern.

Gruppengröße

▸ 5 bis 20 Personen sind sinnvoll. Weniger als 5 Teilnehmer bringen nicht den motivierenden Sound und die Aktion wirkt schnell langweilig.

		1	+	2	+	3	+	4	+	5	+	6	+	7	+	8	+
1	Tamburin	1	+	2	+	3	+	4	+	5	+	6	+	7	+	8	+
2	Schellenring	1		2		3	+										
3	Kuhglocke	1	+	2		3	+	4		5	+	6		7	+	8	
4	Sambashaker 1	1	+	2	+	3	+	4	+	5	+	6	+	7	+	8	+
5	Sambashaker 2	1		2		3		4		5		6		7		8	
6	Kastagnette	1	+	2		3	+	4		5	+	6		7	+	8	
7	Klanghölzer	1		2						5		6					
8	Crime Klingel			2				4				6				8	
9	Triangel	1				3				5				7			
10	Shakereggs 1	1	<>	2	<>	3	<>	4	<>	5	<>	6	<>	7	<>	8	<>
11	Shakereggs 2	1	+			3	+			5	+			7	+		
12	Klingende Gurke	1	+	2	+					5	+	6	+				
13	Klatsch	1		2		3		4		5		6		7		8	
14	Klatsch	1		2		3		4		5		6		7		8	
15	Klatsch		+		+		+		+		+		+		+		+

○ **Abb. 6.6:** Vorlage für die Rhythmusgruppe – Polyrhythmus

Vorbereitung

▶ Bekanntgabe des Termins und des Ortes. Vorbereitung verschiedener Vorlagen von Rhythmusvarianten (○ Abb. 6.6), geeigneter Lieder oder Musik für den Hintergrund.

Material

▶ Sie brauchen einige einfache Rhythmusinstrumente und diverse Klangkörper wie z. B. Schellenring, Samba-Rasseln, Schüttel-Eier, Klingende Gurke, Triangel, Schellenbänder, Klanghölzer, Klingel, Tamburin/Handtrommel, Conga oder andere Trommeln.
▶ Vieles kann sehr einfach, ohne großen Aufwand auch selbst hergestellt werden.

Gruppenleitung

▶ 1 Pflegeperson

Durchführung

▶ Begrüßung durch die Gruppenleitung, neue Patienten einführen und über Ziele und Sinn der Gruppe informieren.
▶ Instrumente verteilen bzw. aussuchen lassen und deren Funktion erklären.
▶ Rhythmusvorschläge sammeln und vorspielen. Der Rhythmus wird in einer Art Partitur visualisiert. Jeder Patient erhält seinen individuellen Rhythmus mit seinem Instrument.
▶ Im Falle der in ○ Abbildung 6.6 dargestellten Variante beginnt das Tamburin/die Handtrommel mit dem Schlagen des Grundrhythmus 1–8. Dann setzt ein Spieler

nach dem anderen jeweils auf Schlag 1 ein. Ist das letzte Instrument integriert, kann dieser Rhythmus gleichmäßig weitergespielt werden.
▶ Zum Abschluss werden Eindrücke und Erfahrungen benannt und die Patienten mit anerkennenden Worten zu ihrem Engagement verabschiedet.

Nachbereitung
▶ Einsammeln der Instrumente

Dokumentation
▶ Beteiligung und Ausdauer der einzelnen Patienten wird in der Kurve vermerkt.

Milieutherapeutische Wirkfaktoren
▶ Aktivierung
▶ Individueller Ausdruck
▶ Mitentscheidung
▶ Leben in der Gemeinschaft

Geeignete Patienten
▶ Alle Patienten, die Freude an der Musik haben oder einfach nur mitmachen möchten.

Varianten
▶ Nutzen Sie auch Dinge aus dem Alltag zur Herstellung eines Schlaginstrumentes oder eines Klangkörpers, z. B. Löffel, Topfdeckel, Glocken, Gläser u. a.
▶ Sie können auch Gläser unterschiedlich mit Wasser befüllen, bis durch Dagegenschlagen eine kleine Melodie spielbar wird: »Froh zu sein bedarf es wenig...«, »Meister Jacob, schläfst du noch ...« usw.

Sie brauchen als Gruppenleitung weder sehr musikalisch noch rhythmusfest zu sein. Die Patienten übernehmen das in der Regel gerne, probieren Sie es aus.

Tipp
▶ Lassen Sie die Patienten den Rhythmus für eine der nächsten Gruppen nach einer Vorlage selber schreiben, beispielsweise in Zweier-Arbeit. Das spart Ihnen die Vorbereitungszeit.
▶ Es können sowohl eine einfache rhythmische Schrittfolge ausgeführt als auch einfache Melodien mitgesungen werden.
▶ Auf jeden Fall sollte am Anfang laut mitgezählt werden, später betonen Sie nur noch Schlag 1.
▶ Kleine Aufführungen für Mitpatienten oder bei Sommerfesten erhöhen die Motivation zur Teilnahme.

6.1.2.11 Brainwalk

Ein so genannter »Brainwalk« ist ein Spaziergang mit Kopf und allen Sinnen und soll spielerische Aktivität für den ganzen Körper bieten.

Ziele

- Förderung der geistigen Leistungsfähigkeit, steigert die Gehirndurchblutung
- Aufnahme, Wiedergabe und Behalten von Informationen wird gestärkt
- Stimmungssteigerung durch Aktivität in der Gemeinschaft
- Bewegung in der Natur wird gefördert

Rahmenbedingungen

- Brainwalking sollte in einem ruhigen Teil eines Parks stattfinden.

Gruppengröße

- Max. 6–8 Patienten

Vorbereitung

- Gehirnjogging-Aufgaben zusammenstellen (Quelle: Mentales Aktivierungs-Training, MAT)
- Ablaufplan für die Gruppenleitung

Material

- Evtl. Süßes/Saures/Scharfes mitnehmen
- Tastmaterial, z. B. Tannenzapfen, Nüsse, Steine, Eicheln usw.

Durchführung

- Gemeinsam in den Park/auf die Wiese gehen
- Kurze Einführung der Gruppenleitung:
  Brainwalking ist ein Spaziergang, verbunden mit Denksportaufgaben.
- Die Gruppenleitung geht rückwärts und hat die Gruppe immer im Blick.
- Spaziergangtempo

Übungen:
- Städte (Berufe, Flüsse, Berge…) nach dem ABC
- Storchengang und dazu Begriffe sammeln, die mit Wasser zu tun haben
- Riechen: 1 Min. werden Riecheindrücke gesammelt, dann darüber ausgetauscht
- Zählübungen (jeder sagt eine Zahl): z. B. 3er-Einmaleins; immer wenn eine Zahl durch 3 teilbar ist, statt der Zahl Klack oder Klick sagen
- Tasten: Die Gruppe geht im Gänsemarsch, die Gruppenleitung gibt 7 verschiedene kleine Gegenstände (Nüsse, Stein, Knopf, Kastanie, Eichel, Tannenzapfen, Blatt) von hinten nach vorne durch. Es darf gefühlt – aber nicht geschaut werden. Zusätzlich sollte man sich die Reihenfolge merken.
- Schmecken: Süßes oder Saures oder Scharfes für jeden Teilnehmer mitbringen, bewusst schmecken lassen: An welchen Stellen der Zunge wird es deutlicher? Wann wird es weniger? – Langsam den Geschmack im Mund wirken lassen.
- Weitere Denkaufgaben, z. B.: Welche Bäume tragen Früchte? Welche Bäume blühen? Was hängt alles am Weihnachtsbaum?
- Sprichwörter sammeln: Die erste Hälfte vorgeben, die andere raten lassen.
- Am Ende des Brainwalks einen Kreis bilden und ein Blitzlicht über die körperliche, geistige Befindlichkeit und über die Stimmung machen lassen.

Nachbereitung
- Ideen sammeln für das nächste Mal (sonst keine weitere Nachbereitung nötig)

Dokumentation
- Rückmeldungen der Patienten
- Verhalten während des Spaziergangs
- Konzentrationsfähigkeit, Aufmerksamkeit

Milieutherapeutische Wirkfaktoren
- Individueller Ausdruck
- Aktivierung
- Mitverantwortung
- Autonomie

Geeignete Patienten
- Alle Patienten die nicht mehr akut krank sind und die eine entsprechende Ausgangsregelung haben
- Patienten mit Depressionen
- Patienten, die sich gerne zurückziehen

Varianten
- Körperübungen mit einbauen (z. B. Storchengang, Arme hoch u. a. m.)
- Singen

Tipps
- Die Gruppe darf nicht zu groß sein, da man sich sonst gegenseitig nicht mehr versteht.
- Das Gelände sollte relativ flach und überschaubar sein, damit die Gruppenleitung nicht stolpert.
- Wenn der Park sehr belebt ist, ist die Gruppe vielleicht gehemmt. – Deswegen bevorzugt einen ruhigeren Bereich aussuchen.

6.1.2.12 Klettergruppe
(Am Beispiel der Universitätsklinik für Psychiatrie und Psychotherapie in Tübingen)

Ziele
- Förderung von Koordination und Bewegung
- Überwinden von Ängsten: Mitgehen, Mitmachen, Grenzen zulassen
- Gemeinsames Erleben und positive Erfahrungen
- Vertrauen finden und sich sicher fühlen
- Beziehungen eingehen und sie längerfristig halten
- Gruppe verstärkt Kommunikation, Motivation und Feedback
- Stärkung der sozialen Fähigkeiten: Rücksichtnahme, Regeln einhalten, Verantwortung übernehmen

- Selbstvertrauen steigern: Erfolgserlebnisse haben und die Belastbarkeit im Alltag erhöhen
- Körpergefühl: Anspannung spüren, Spannungen abbauen, Entspannung genießen
- Krankheitserleben tritt in den Hintergrund
- Autonomie fördern: Freiwilligkeit, Selbstbestimmung
- Freude empfinden und kontinuierlich dabeibleiben

Rahmenbedingungen
- Die Klettergruppe findet einmal in der Woche in einer öffentlichen Kletterhalle statt. Die Aktivität dauert 90 Minuten + Fahrtzeit.
- Die Patienten kommen von den unterschiedlichsten Stationen der Klinik.
- Versicherungsfrage klären. (Die Teilnehmer sind über die Universitätsklinik Tübingen versichert. Die Rechtsabteilung der Universitätsklinik Tübingen hat die Haftung im Vorfeld überprüft.)

Gruppengröße
- Maximal 10 Patienten aus allen Bereichen der Psychiatrie können an dem Kletterangebot teilnehmen.

Gruppenleitung
- Die Aktivität wird von zwei Personen aus dem Kletterteam durchgeführt. Die Gruppenleiter müssen über eine anerkannte Kletterausbildung (Deutscher Alpenverein, DAV) verfügen.

Vorbereitung
- Information und Anmeldeliste durch Aushang auf den einzelnen Stationen. Patienten auf das Kletterangebot ansprechen. Erstellung der Teilnehmerliste nach Rundruf über die Stationen einige Stunden vor Beginn der Aktivität. Organisation der Hin- und Rückfahrt mit öffentlichen Verkehrsmitteln oder klinikumseigenen Fahrzeugen. Kletterausrüstung (Klettergurte, Karabiner, Seile) wird für die Anzahl der Teilnehmer in Rucksäcke gepackt.

Durchführung
- Begrüßung der Patienten in der Poliklinik (Treffpunkt). Gemeinsame Anfahrt zur Kletterhalle. Bei der Ankunft wird die Aktivität angemeldet, und die Gruppe wird in die Räumlichkeiten eingeführt. Gemeinsam begibt man sich in die Kletterhalle. Jeder bekommt eine Kletterausrüstung. Die Begleiter sind beim Anpassen der Ausrüstung behilflich. Unter Berücksichtigung aller Sicherheitsaspekte wird der Klettergurt bei jedem Teilnehmer überprüft. Die Gruppe bildet einen Kreis und wird über den Verlauf der gemeinsamen Aktivität informiert. Ein Betreuer stimmt die Patienten durch Aufwärmübungen auf das Klettern ein. Nun werden die Sicherheitsregeln erklärt.
- Der erste Kontakt mit dem Klettern findet an der Boulderwand statt. Hier ist freies Klettern ohne Sicherung erlaubt. Die Höhe bleibt bei unter zwei Metern, und weiche Matten ermöglichen ein freies Fallen ohne Verletzungsgefahr.

- Das Klettererlebnis wird gesteigert durch Klettern mit Seilsicherung, das so genannte Top-Rope. Hier werden neue Sicherheitsregeln erläutert.
- Die Schwierigkeitsgrade in der Halle sind so breit gefächert, dass jeder ein Erfolgserlebnis haben kann. Fortgeschrittene können im Vorstieg (das Seil wird frei mitgeführt) eigene Routen ausprobieren, oder Mitpatienten können selbst sichern, wenn die Sicherung durch die Betreuer assistiert wird. Am Ende der Kletteraktivität können sich die Patienten an der »Affenschaukel« aus der Wand fallen lassen, so dass sie durch die Kletterhalle pendeln.
- Zuletzt wird die Ausrüstung eingesammelt und die Gruppe bildet einen Kreis. In einer kurzen Abschlussrunde gibt es ein gegenseitiges Feedback. Nach der Rückfahrt begeben sich die Patienten wieder auf ihre Stationen. Die Kosten (Eintritt, Fahrt) für die Kletteraktivität werden mit der Verwaltung des Klinikums abgerechnet. Die Ausrüstung wird überprüft und aufgeräumt.

Nachbereitung
- Die Betreuer reflektieren die Kletteraktion: Was war gut, was könnte besser laufen?
- Die Erfahrungen werden in das Gesamtteam eingebracht.

Dokumentation
- Die Begleiter geben den Kollegen in der Klinik eine kurze Rückmeldung darüber, wie sie die Patienten beim Klettern erlebt haben.
- Die Patienten erhalten vor und nach der Aktivität einen Fragebogen. Diese Erhebung dient zur Überprüfung der Ziele.

Milieutherapeutische Wirkfaktoren
- Partizipation:
  Mitverantwortung, Autonomie
- Soziales Lernen:
  Reflexion, Lernen am Modell und Aktivierung

Geeignete Patienten
- Prinzipiell können alle Patienten, auch in einem akuteren Stadium, am Klettern teilnehmen. Voraussetzung für die Teilnahme sind: Ausgang mit Personal und Rücksprache mit dem behandelnden Arzt.
- Speziell Patienten mit schwerem Krankheitsverlauf, unabhängig vom Krankheitsbild, profitieren besonders.
- Patienten mit Suizidgedanken werden nicht ausgeschlossen, jedoch wird eine eindeutige Absprachefähigkeit überprüft. Klettern mit übergewichtigen Patienten in der Boulderwand ist völlig unproblematisch. Im Top-Rope-Bereich gibt es spezielle Sicherungstechniken für schwergewichtige Menschen.

Variationsmöglichkeiten
- Kleine Gruppe mit einer Begleitperson
- Einzeltherapeutisches Klettern
- Ambulante Gruppe

- Klettern mit Angehörigen
- Erlebnistherapeutische Varianten einbauen

Tipps
- Erfolgserlebnis steht im Vordergrund
- Keine Überforderungen
- Frustrationen vermeiden
- Verlässliches Team
- Kontinuität

(Quelle: Klettergruppe der Psychiatrischen Klinik der Universität Tübingen)

6.1.3 Milieutherapeutische Gruppen zu lebenspraktischen Fähigkeiten

6.1.3.1 Lebenspraktisches Training

Durch die Krankheit geraten bei den Patienten die für eine gesunde Lebensführung notwendigen Fähigkeiten in Vergessenheit oder wurden unter Umständen nie erlernt. Diese Fähigkeiten sind jedoch für ein eigenständiges Wohnen und Leben erforderlich. Die Gruppe ermöglicht ein gemeinsames Lernen – auch voneinander.

Zu den Themen in diesem Bereich gehören:
- Umgang mit Zeit und Geld
- Waschen und Putzen
- Umgang mit Nahrungsmitteln
- Wie ernähre ich mich gesund und ausgewogen?
- u. v. m.

Lebenspraktisches Training findet überwiegend im Kleingruppensetting statt.

Ziele
- Erlangen von Fähigkeiten zur Selbstversorgung
- Steigerung des Selbstvertrauens
- Praktische Fertigkeiten in der Haushaltsführung erlernen
- Erlernen von handwerklichen und gestalterischen Fähigkeiten

Inhalte
- Waschen und Putzen:
  - Sortieren von Wäsche
  - Bedienen einer Waschmaschine
  - Dosieren des Waschpulvers
  - Unterscheidung und Auswahl der richtigen Waschmittel
  - Richtige Anwendung verschiedener Reinigungsutensilien
  - Sachgemäßer Gebrauch von Reinigungsmitteln
  - Optimaler Einsatz von Haushaltsgeräten, z. B. Umgang mit der Spülmaschine (Sicherheitsvorschriften)
  - Korrektes Putzen

- Zeit und Geld:
  - Richtiger Umgang mit Zeit – Zeitdiebe erkennen:
    Bummelei, mangelnde Planung, Unentschlossenheit, Unordnung bis Chaos (Suchen nach Dingen)
  - Mit Geld haushalten, der richtige Umgang mit Geld:
    Grundlegende Kenntnisse für das tägliche Finanzmanagement (z. B. einkaufen)
- Umgang mit Nahrungsmitteln:
  - Wann kaufe ich was ein?
  - Verfallsdatum
  - Was kann ich einfrieren?
  - Was kann ich wo aufbewahren?
- Wie ernähre ich mich gesund:
  - Grundlagen über Fette/Kohlenhydrate/Vitamine etc.
  - Was mache ich gegen Heißhunger?
  - Wann und wo esse ich?
  - Wie kann ich mein Essen ansprechend gestalten? (Tischkultur, Esskultur)
  - Wo gibt es günstige und gute Nahrungsmittel?

Rahmenbedingungen
- Die Gruppe findet je nach Thema in der Küche oder im Bad statt.
- Waschmaschine, Kühlschrank usw. sollten vorhanden sein.
- Beginnen und Beenden in einem Gemeinschaftsraum mit Sitzgelegenheit.

Gruppengröße
- Kleingruppe mit 2–4 Patienten

Vorbereitung
- Je nach Thema den jeweiligen Raum reservieren

Material
- Informationsbroschüren, z. B. von Krankenkassen, Pharmafirmen, Banken
- Waschmittel, Putzmittel
- Nahrungsmittel

Gruppenleitung
- Eine Pflegeperson

Durchführung
- Begrüßung
- Einführung in das Thema, z. B.:
  »Im Hinblick auf Ihre baldige Entlassung und ihren Wunsch, möglichst selbstständig Ihr Leben in die Hand zu nehmen, möchte ich heute mit Ihnen über das Thema... sprechen.«
- Jeder Patient soll sich äußern was er/sie gut kann, womit er/sie noch Schwierigkeiten hat.

- Visualisieren (Karten oder Flipchart) der Fähigkeiten und der Schwierigkeiten
- Gegenseitige Tipps ermöglichen
- Gemeinsam das weitere Vorgehen besprechen
- Z. B. in die Küche oder ins Bad gehen und entsprechende Tätigkeiten durchführen lassen
- Abschluss gemeinsam gestalten mit Blitzlicht, z. B.: »*Können Sie sich jetzt vorstellen, dass …?*«

Nachbereitung
- Gemeinsam aufräumen

Dokumentation
- Fertigkeiten, manuelles Geschick, Interesse der Patienten
- Verhalten der einzelnen Patienten in der Gruppe

Milieutherapeutische Wirkfaktoren
- Mitverantwortung
- Mitentscheid
- Lernen am Modell
- Soziales Lernen
- Autonomie

Geeignete Patienten
- Patienten, die nach dem Aufenthalt selbstständig wohnen wollen
- Patienten, die kurz vor der Entlassung stehen

Varianten
- Natürlich kann jedes der genannten Themen auch im Einzelsetting besprochen werden. Es ist aber nicht zu unterschätzen, wie sich die Patienten in der Gruppe gegenseitig helfen können. Dadurch werden wiederum die sozialen Fähigkeiten gestärkt.

6.1.3.2 Koch- und Backgruppe

Ziele
- Fördern der Alltagsfertigkeiten Kochen und Backen
- Kennenlernen und Anfertigen von preisgünstigen Mahlzeiten
- Gemeinsames Tun und positives Erleben
- Bestätigung von Fähigkeiten
- Ablenkung vom Krankheitsgeschehen
- Wahrnehmen von Tischkultur und angenehmen Gesprächen
- Stärkung von sozialen Fähigkeiten

Rahmenbedingungen

Eine Küche mit Koch- und Backherd und am besten mit einem Tisch, an dem mehrere Personen gleichzeitig arbeiten können
- Geschirr, Backformen, Töpfe und entsprechendes Kochbesteck
- Grundnahrungsmittel und Gewürze
- Während der Kochgruppe sollte die Gruppe ungestört arbeiten können

Vorbereitung

- Gemeinsam wird ein Rezept ausgewählt und die Zutaten für den Einkauf herausgesucht bzw. aufgeschrieben.
- Muss eingekauft werden, wird entsprechend organisiert: Wer kauft wo ein und wann?

Material

- Kochbuch, evtl. Rezept in Kopie austeilen
- Zutaten, Gewürze
- Kochgeschirr
- Geschirr, Besteck, Servietten, Tischdecke, Tischschmuck

Gruppengröße

- 3–5 Patienten

Durchführung

- Begrüßung und Erklären des Ablaufs
- Rezept an alle verteilen, gemeinsam studieren und die einzelnen Tätigkeiten festlegen
- Eine Patientin oder Pflegeperson sollte die Koordination übernehmen: Wann muss was geschnitten, angebraten und angerichtet werden?
- Während die Mahlzeit kocht, gemeinsam aufräumen und den Tisch dekorativ decken
- Evtl. können Gäste eingeladen werden
- Gemeinsam essen und genießen (Musik)
- Auf Gesprächskultur und Tischkultur achten
- Abspülen und gemeinsam aufräumen
- Rezept mitnehmen
- Kurze Abschlussrunde

Nachbereitung

- Gute, preisgünstige Rezepte kennzeichnen und sammeln
- Anregungen von Patienten vermerken
- Vorrat überprüfen

Dokumentation

- Verhalten, Auffassungsgabe, manuelles Geschick der Patienten
- Komplexe Abläufe überblicken, absehen

- Verhalten beim Arbeiten und Essen, Tischmanieren
- Soziale Fähigkeiten, wie: Absprachen treffen, abwarten können, unbeliebte Tätigkeiten übernehmen

Milieutherapeutische Wirkfaktoren
- Lernen am Modell
- Aktivierung
- Leben in der Gemeinschaft
- Mitverantwortung und Mitentscheid
- Informationsaustausch

Geeignete Patienten
- Alle Patienten, die sich eine gewisse Zeit konzentrieren und sich in einem Raum mit anderen aufhalten können.
- Für Patienten, die sich durch Lernen von Alltagsfähigkeiten auf ein selbstständiges Wohnen vorbereiten; die sich nichts mehr zutrauen, die die früheren Fähigkeiten wieder üben und darin Bestätigung finden können.

Varianten
- Eine kleine Gruppe kocht für die ganze Station. Hier steht das gemeinsame Essen im Vordergrund, nicht das Erlernen und Erleben von Kochen und Backen zur Selbstversorgung.
- Backen für die Weihnachtszeit, Backen von Geburtstagskuchen

Tipps
- Auch bei dieser Gruppe können gesündere Patienten die Koordination übernehmen; die Pflegeperson unterstützt die noch kränkeren Patienten und führt durch den Ablauf.
- Für depressive Patienten kann eine Kochgruppe mit anschließendem, schön gestaltetem Essen ihre depressiv gefärbte Wahrnehmung ins Positive umkehren.

6.1.4 Milieutherapeutische Gruppen für Menschen mit speziellen Einschränkungen

6.1.4.1 Aktivierungsgruppe in der Gerontopsychiatrie

Ziele
- Anregen von Erinnerungen
- Altes Wissen aktivieren
- Fördern von Selbstbewusstsein durch das Gefühl, ein gleichwertiges Mitglied der Gruppe zu sein

Rahmenbedingungen
- Diese Gruppe benötigt keine große Vorbereitung, sie kann spontan und vielfältig gestaltet werden.
- Zeit: 30–60 Minuten (je nach Belastbarkeit der Patienten und der Gruppengröße)

Gruppengröße

- 3–5 Patienten

Raum/Sitzordnung

- Ein ruhiger Raum mit Tisch und Stühlen, auch eine Wohnküche ist gut geeignet (betagte Menschen sitzen besser auf Stühlen als auf weichen Sesseln)

Vorbereitung/Material

- Je nach Thema: Äpfel, Kartoffel, Beeren, Zweige oder Blüten (z. B. Holunderblüten)
- Tee kochen oder entsprechende Säfte vorbereiten

Gruppenleitung

- 1 Pflegeperson

Durchführung

- Begrüßung
- Getränk anbieten
- Entsprechendes Obst/Gemüse aufgeschnitten und/oder ganz auf großem Teller in die Mitte des Tisches stellen:
  - »Was ist das?«
  - Vorlieben und Abneigungen dazu?
  - Fühlen und Riechen/Schmecken der Früchte/des Materials
  - »Kennen Sie das von früher?«
  - »Welche Erinnerungen verbinden Sie damit?«
  - Rezepte, Situationen, Rituale, verschiedene Sorten
  - Lieder, Gedichte, Kinderreime usw.
- Durch Fragen und Ansprechen der einzelnen Personen immer wieder zum Austausch untereinander anregen
- Zum Abschluss ein Blitzlicht:
»Wie geht es Ihnen?« – »Hat Ihnen unsere kleine Runde Freude bereitet?« – »Was hat es in Ihnen angeregt?«

Nachbereitung

- Gemeinsames Aufräumen

Dokumentation

- Gefühle und Erinnerungsfähigkeit der einzelnen Gruppenteilnehmer

Milieutherapeutische Wirkfaktoren

- Aktivierung
- Individueller Ausdruck
- Autonomie
- Mitverantwortung

Geeignete Patienten
- Betagte Menschen, die häufig negative Erfahrungen machen, weil sie bereits kognitive Einschränkungen haben.
- Durch die Aktivierung des Langzeitgedächtnisses und durch das Alltagsthema erleben sich die Teilnehmer wieder autonom und vollwertig.

Variationsmöglichkeiten
- Die Gruppe erweitern, indem die Früchte/das Gemüse noch gemeinsam zubereitet, gekocht oder gebacken wird.

Tipps
- Den Patienten viel Zeit und Raum geben

6.1.4.2 Biograpiearbeit mit Musik/Bildern/Fotos/Geschichten

Ziele
- Aktivieren von Erinnerungen
- Gefühle wecken über Musik, Bilder
- Sich als wertvoller Teil der Gruppe fühlen
- Positive Bestätigung des gelebten Lebens

Rahmenbedingungen
- Wissen um die Wünsche und Vorlieben der Patienten; zu welcher Zeit waren sie jung?
- Ruhiger Raum

Gruppengröße
- 3–6 Patienten
- Die Gruppe sollte nicht zu groß sein, das sonst der Einzelne nicht zu Wort kommt.

Raum/Sitzordnung
- Im Sitzkreis oder an einem Tisch

Vorbereitung/Material
- Kassettenrecorder, CD-Player etc.
- Schlager/Musikstücke aus der Zeit um ca. 1930–1950
- Alternativ: Bilder/Fotos (auch eigene private Fotos)
- Alte Filme
- Videorecorder
- Patienten einladen mit Poster
- Getränke vorbereiten
- Evtl. Obstteller

Gruppenleitung
- 1 Pflegeperson

Durchführung
- Begrüßung und Vorstellung der jeweiligen Medien
- Blitzlicht: »*Welche Erinnerungen haben Sie an Schlager, Mode, Filme, Schauspieler?*«
- Austausch untereinander
- Wunschkonzert: Jeder wünscht sich einen Schlager.
- Vorstellen der einzelnen Schlager/Texte/Bilder
- Während des Liedes zuhören
- Anschließend über die Gefühle reden und über die Erinnerungen, die aufgetaucht sind
- Entsprechend bei Bildern verfahren
- Jeder kommt an die Reihe, immer alle mit einbeziehen
- Abschlussrunde: »*Wie war das für Sie?*« – »*Wie geht es Ihnen jetzt?*«

Nachbereitung
- Aufräumen

Dokumentation
- Reaktionen, Erinnerungen, ggf. Veränderungen der Patienten im Verhalten

Milieutherapeutische Wirkfaktoren
- Aktivierung
- Individueller Ausdruck
- Autonomie
- Mitverantwortung

Geeignete Patienten
- Depressive und kognitiv eingeschränkte betagte Patienten

Variationsmöglichkeiten
- Biographiearbeit mit Bildbänden, privaten Fotos, Filmen

Tipps
- Viel Raum und Zeit für die anwesenden Patienten geben!

6.2 Psychoedukation in Gruppen

Unter Psychoedukation in Gruppen verstehen wir
- Information über Krankheit und krankheitsbedingte Einschränkungen
- Hilfestellung bei der eigenverantwortlichen Bewältigung im Alltag.

Psychoedukation kann sowohl mit Patienten als auch deren Angehörigen durchgeführt werden. Es ist nachgewiesen, dass es sich dabei um eine sinnvolle und effektive Maßnahme handelt, die positive Auswirkungen auf höhere Zufriedenheit, weniger Rückfälle, emotionale Entlastung und besseres Krankheitsverstehen hat. Dadurch

6 Gruppenlandschaft in der psychiatrischen Pflege

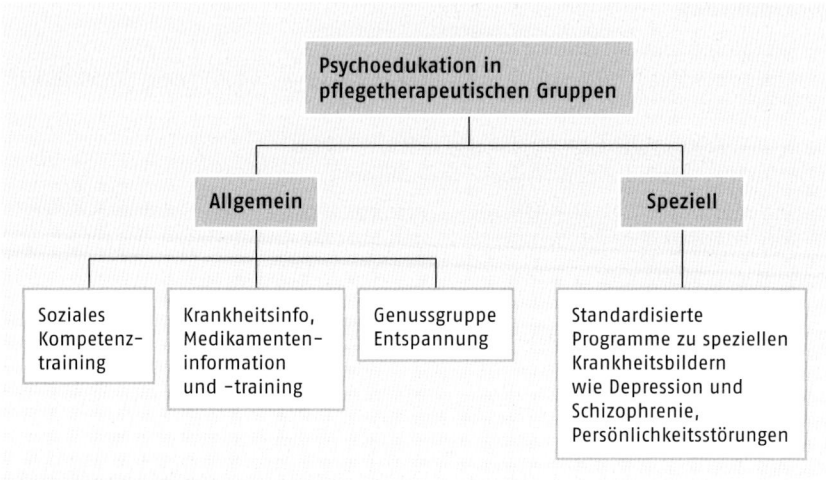

o **Abb. 6.7:** Psychoedukation in pflegetherapeutischen Gruppen

können zwischen 20 und 50 % der stationären Behandlungskosten eingespart werden (Pitschel, Waltz u. Engel 1997). Umso erstaunlicher ist es, dass die Teilnahme bis heute nur ca. 10 % der Patienten ermöglicht wird.

Psychoedukation erfordert die pädagogischen Fähigkeiten der Gruppenleitung in besonderem Maße. Bereits Hildegard Peplau definierte die Rollen der Lehrerin und Beraterin als wichtige Aufgabe in der psychiatrischen Pflege (s. a. Kap. 2). Beratung, Schulung und Information sind Methoden in einer Beratungssituation, die mittlerweile in Aus-, Fort- und Weiterbildung zu erlernen sind.

Psychoedukation bewirkt nicht nur bei den Patienten positive Veränderungen, sondern auch bei den pflegerischen und ärztlichen Mitarbeiterinnen. Arbeitsentlastung und höhere Arbeitszufriedenheit sind das Resultat der Überzeugung, eine wichtige und sinnvolle Tätigkeit auszuüben. Diese Aufgabe wird immer mehr von Pflegefachkräften übernommen.

Mittlerweile gibt es nahezu zu jedem Krankheitsbild ein entsprechendes Konzept – einige Beispiele hierfür sind in diesem Kapitel aufgeführt. Es handelt sich dabei um in der Praxis bewährte Gruppenkonzepte, z. B. für:

- Schizophrenie
- Suchterkrankungen
- Depressionen
- Borderline-Persönlichkeitsstörungen

u. a.

Das folgende Kapitel ist aufgeteilt in allgemeine Psychoedukation und krankheitsspezifische Konzepte (o **Abb. 6.7**).

6.2.1 Allgemeine psychoedukative Gruppen

Die folgenden Gruppen sollten nur von Pflegepersonen geleitet werden, die über entsprechende Erfahrung oder spezifische Fort- und Weiterbildung verfügen.

6.2.1.1 Medikamententraining

Medikamententraining in einer Kleingruppe

Die Übernahme der Verantwortung für die medikamentöse Behandlung fördert schrittweise die Unabhängigkeit des Patienten im Sinne des Empowerments (○ Abb. 6.8).

Ziele

- Information über Medikament, Wirkung und Nebenwirkung
- Sicherheit bekommen in der Aufbewahrung von Medikamenten
- Für ausreichenden und rechtzeitigen Medikamentenvorrat sorgen können
- Vorbereitung der Medikamente für einen längeren Zeitraum (z. B. 1 Woche)
- Wissen um den richtigen Zeitpunkt der Medikamenteneinnahme
- Klärung von individuellen Fragen zur Medikamenteneinnahme
- Übernahme der Verantwortung für die medikamentöse Behandlung

Rahmenbedingungen

- Die Gruppe sollte nicht größer sein als 3 Patienten.
- Geeignet ist ein ruhiger Raum mit Tisch und ausreichend Stühlen.

Sitzordnung

- Gemeinsam am Tisch sitzend mit ausreichend Platz, um den Überblick zu behalten

Geeignete Patienten

- Patienten mit mangelnder Compliance
- Patienten mit Antriebsminderung und verminderter Merkfähigkeit
- Patienten mit Unsicherheit im Umgang mit Medikamenten
- Patienten, die kurz vor der Entlassung aus der stationären Behandlung stehen
- Betagte Patienten

Vorbereitung

- Aktuelle Dosierungen aus der Kurve verwenden bzw. auf einen Zettel notieren
- Pro Patient eine kleine Schalen mit den aktuellen Medikamenten der Patienten in der Originalverpackung
- Hände waschen

Material

- Tages-/Wochen-/Monatsdispenser
- Kugelschreiber
- Medikamente

6 Gruppenlandschaft in der psychiatrischen Pflege

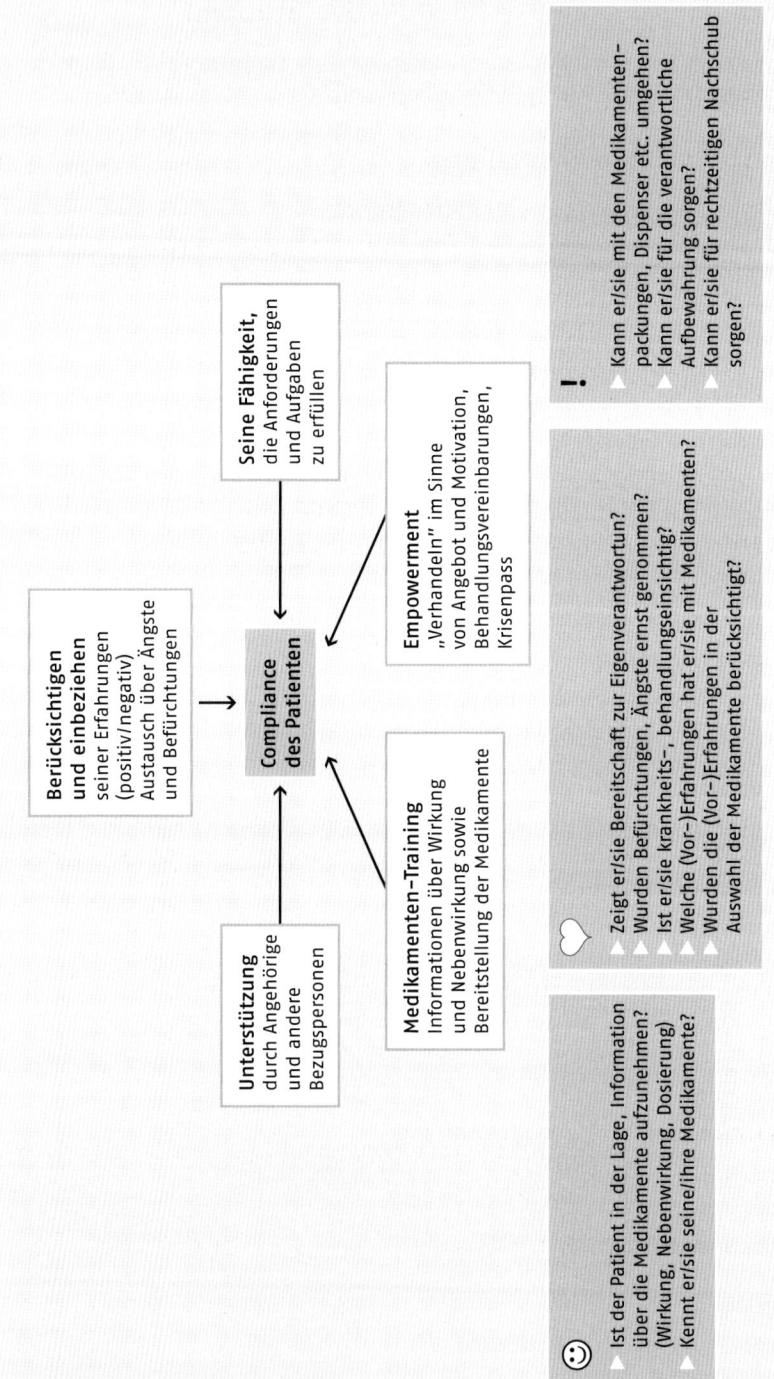

○ **Abb. 6.8:** Förderung der Compliance zur medikamentösen Behandlung

- Aktueller Medikamentenplan
- Tablettenteiler

Durchführung
- Begrüßung
- Fähigkeiten der einzelnen Patienten eruieren (Verstehen, Wissen, Handhaben, Wollen; s. ○ Abb. 6.8)
- Klärung der aktuellen Dosierungen
- Klärung allgemeiner Fragen wie:
    - Wann muss ich rechtzeitig für Nachschub sorgen?«
    - Wie und wo werden die Medikamente aufbewahrt?
- Klärung des Wissens der einzelnen Patienten über ihre Medikamente:
    - Nebenwirkungen, Wirkungen, Dosierung, Einnahmeart und -zeit
- Hände waschen bzw. desinfizieren
- Vorgehensweise: Anleitung der Patienten
    - Auf die mg-Angaben der Verpackung (Stärke des Medikamentes) achten
    - Jeweils ein Medikament aus der Packung nehmen
    - Individuelle Dosierung vornehmen (ggf. Tablette teilen)
    - Mit dem Medikamentenplan vergleichen und in die vorgesehenen Fächer verteilen
    - Schrittweise die aktuelle Medikamentenliste durchgehen
    - Zum Abschluss noch einmal kontrollieren
- Offene Fragen klären, persönliche Besonderheiten diskutieren
- Bei Bedarf weitere Termine vereinbaren
- Verabschiedung

Gruppenleitung
- 1 Pflegeperson mit gutem Wissen über Medikamente in der Psychiatrie und Beratungskompetenz

Nachbereitung
- Die Dispenser werden im Stationszimmer aufbewahrt, die Patienten holen sich die jeweiligen Medikamente nach den Mahlzeiten ab.
- Tagklinik-Patienten nehmen die Dispenser mit nach Hause.

Dokumentation
- Bereitschaft und Fähigkeit der Patienten
- Stand der Selbständigkeit (Was braucht er noch?)
- Individuelle Ängste und Befürchtungen

Milieutherapeutische Wirkfaktoren
- Mitverantwortung
- Mitentscheid
- Autonomie
- Lernen am Modell
- Aktivierung

Variationsmöglichkeiten/Varianten
- Medikamententraining mit einem einzelnen Patienten
- Angehörige mit einbeziehen

6.2.1.2 Genussgruppe

Die Grundlagen der hier vorgestellten Genussgruppe wurden dem Konzept von Koppenhöfer und Lutz (1983) entnommen und nach König (2000) modifiziert.

Über je eine Stunde werden alle fünf Sinne in den Mittelpunkt dieser Gruppe gestellt, beispielsweise in der Reihenfolge: **Riechen, Tasten, Schmecken, Hören, Sehen.**

Ziele
- Sensibilisierung aller Sinne
- Wiedererlernen des Genießens
- Reaktivieren von genussvollen Erinnerungen

Rahmenbedingungen
- Diese Gruppe sollte in einer festen Zusammensetzung von Teilnehmern und Gruppenleitung für 6 Sitzungen à ca. 60 Minuten stattfinden.
- In einem ruhigen Raum sitzen die Teilnehmer im Kreis, in der Mitte befinden sich entweder auf einem kleinen Tisch oder am Boden auf einem Tuch ausgebreitet die jeweiligen Genussmittel. Diese Stimulanzien sollen einen Bezug zum Alltag haben und das jeweilige Sinnesorgan ansprechen, z. B. frisch gemahlener Kaffee, frisches Brot, das Geräusch klappernder Kaffeetassen, das Bild einer heimischen Landschaft, ein Samttuch.

Gruppenleitung
- 1–2 Pflegepersonen

Vorbereitung
- Arbeitsblatt mit den Genussregeln für jeden Patienten erstellen (o Abb. 6.9)
- Für die unterschiedlichen Stunden die nötigen, ausschließlich positiven und alltäglichen Stimulanzien besorgen, z. B. Riechen: frisch gemahlener Kaffee, Blumen, ein Holzstück, ein Tannenzweig, ein aufgeschnittener Apfel usw.

Gruppengröße
- Maximal 8 Personen

Durchführung
- Begrüßung
- 1. Stunde:
  Gruppenthema, Regeln und Genussregeln erläutern, offene Fragen beantworten.
  »*Allgemeine Anweisungen:*
  – *Beachten der Genussregeln*
  – *Treffendes Benennen, kein Zerreden der Erfahrungen*

6.2 Psychoedukation in Gruppen

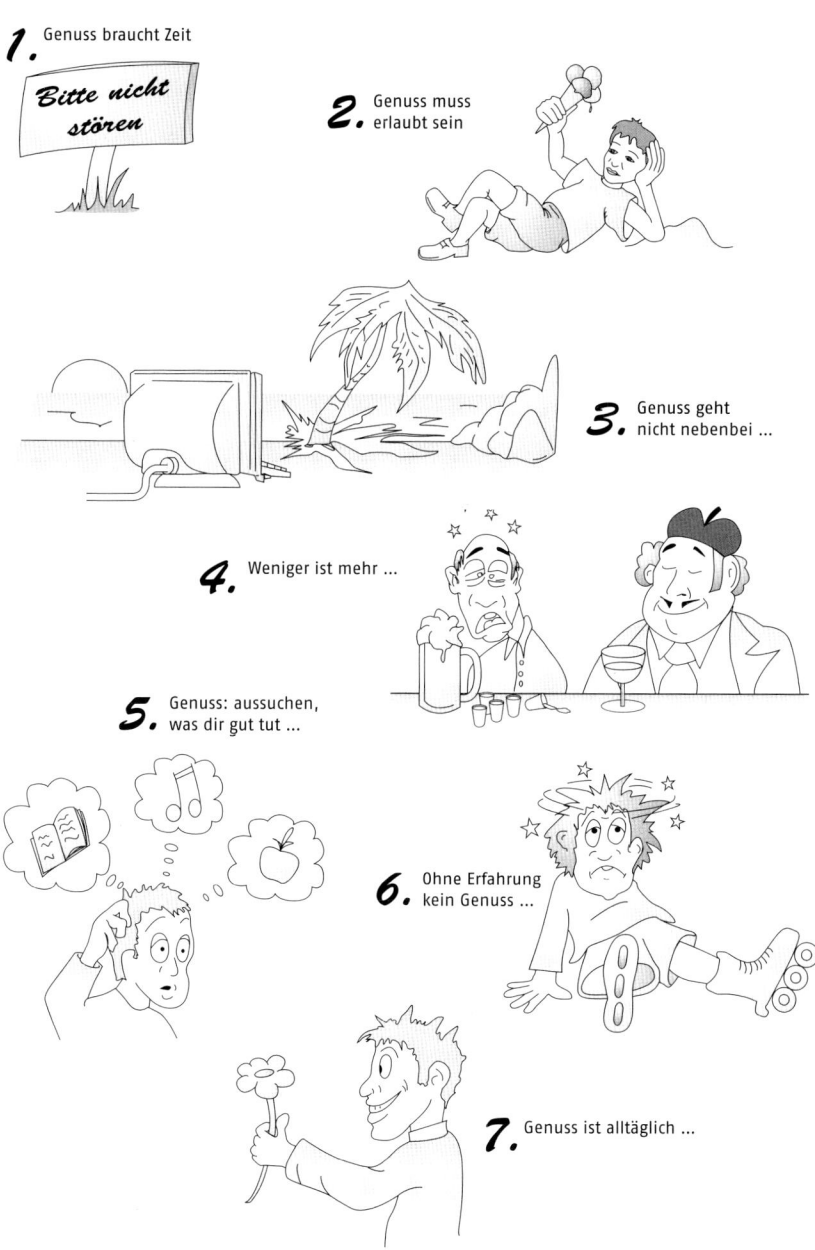

Abb. 6.9: Genussregeln

- Unangenehme Empfindungen nicht vertiefen; bei Fehlen von angenehmen Empfindungen das am wenigsten Unangenehme benennen, suchen lassen
- Hinwenden zu aktuellem Erleben bei negativen Erinnerungen
- Nachfragen bei Zweifel über angenehmen/unangenehmen Charakter von Empfindungen, zur Fokussierung der Aufmerksamkeit.« (König 2000)

▶ 2. Stunde: Thema »Riechen«
Begrüßung und Verweis auf das Arbeitsblatt »Genussregeln«.
Ablauf: Gruppenleiter instruiert und demonstriert den Umgang mit dem Material: »Ich habe hier einige Dinge vorbereitet, die alle eines gemeinsam haben, nämlich gut zu duften. Stellen Sie sich nun darauf ein, diese in Ruhe aufzunehmen. Ich werde Ihnen nun einen Geruch vorgeben, den Sie zunächst auf sich wirken lassen. (Genuss braucht Zeit!).« (Koppenhöfer u. Lutz 1983, S. 3)
Beispiel: Einen Apfel aufschneiden und riechen lassen.
- Patienten erkunden die Stimulanzien, probieren aus und wählen aus dem Angebot ihre bevorzugte Stimulanz aus
- Patienten berichten ihre Eindrücke, Bilder, Vorstellungen
- Jeder wählt eine Genussregel aus, die für ihn zu diesem Stimulanz passt.
- Hausaufgabe: z. B. Riechen, jeder soll in seinem Umfeld Düfte bewusster wahrnehmen und sich vornehmen, z. B. einen Geruchsspaziergang zu machen.
- In der nächsten Stunde wird am Anfang die Hausaufgabe besprochen.«
(König 2000)
Beenden mit einer kurzen Rückmelderunde.

Nachbereitung
▶ Gemeinsam aufräumen

Dokumentation
▶ Bereitschaft der Patienten, sich auf den Genuss einzulassen
▶ Genussfähigkeit der Patienten
▶ Rückmeldungen der Patienten

Milieutherapeutische Wirkfaktoren
▶ Autonomie
▶ Individueller Ausdruck
▶ Reflexion
▶ Aktivierung
▶ Leben in der Gemeinschaft: patientenzentrierte Kleingruppe

Geeignete Patienten
▶ Patienten mit Depressionen
▶ Abhängigkeitserkrankte
▶ Patienten mit Essstörungen
▶ Patienten mit Psychosomatosen

Variationen/Inhalte der folgenden Stunden
- ▶ 3. Stunde: Thema »Tasten«
  - Dies hat wie das Riechen einen unmittelbar ansprechenden Charakter.
  - Watte, Stein, Holz, Blätter etc. mit der Hand ertasten.
- ▶ 4. Stunde: Thema »Schmecken«
  - Die unterschiedliche Konsistenz der Stimulanzien wie Äpfel, salzige Nüsse, Bananen, Knäckebrot werden mit den Lippen und der Zunge erfasst.
  - Die Geschmacksrezeptoren erklären und ausprobieren lassen: auf der Zungenspitze süß, an den Seiten sauer, am Zungengrund bitter und auf der Gesamtfläche der Zunge salzig.
  - Als Hausaufgabe kann vorgeschlagen werden, außerhalb der Einrichtung gemeinsam zum Essen zu gehen.
  - *Anmerkung:* Das Schmecken kann von Patienten mit Anorexie und bei Depression unter Umständen als belastend erlebt werden.
- ▶ 5. Stunde: Thema »Hören«
  - Es werden Alltagsgeräusche wie Papierrascheln, Windgeräusche, Blätterrauschen, Klappern von Tassen bewusst wahrgenommen.
  - Häufig steht hier der Überraschungseffekt vor dem Genussaspekt. Die Aufmerksamkeit sollte aber auf den genussvollen Aspekt gerichtet werden.
- ▶ 6. Stunde: Thema »Sehen«
  - Gegenstände mit klaren Farben (Farbwahrnehmung) und definierten Strukturen, wie Kieselsteine, Gräser, Ziegel, Bilder von Landschaften usw., werden genau betrachtet.
- ▶ Abschluss:
  - Rückschau und nochmalige Betonung der erlernten Genüsse mit Ausblick auf die zukünftigen Möglichkeiten der Wahrnehmung (Koppenhöfer u. Lutz 1983)

Tipp
- ▶ Jeder Schritt wird von der Gruppenleitung vorgezeigt und erklärt.
- ▶ Das bewusste Wahrnehmen ist eines der Hauptziele der Genussgruppe.
- ▶ Die Gruppenleitung ist eher Modell als Instrukteur.

(König 2000)

6.2.1.3 Selbstsicherheitstraining/soziales Kompetenztraining/Rollenspiel

Hier werden Alltagsfähigkeiten gefördert – ein Bereich, in dem sich die Pflegenden als »Experten für den Alltag« definieren (○ Abb. 6.10). Zu den Alltagsfähigkeiten gehören sowohl die Fähigkeit, sich selbst zu versorgen (wie waschen, kleiden, essen und trinken) als auch soziale Fähigkeiten:

Wie gestaltet sich die Beziehung? – Wie wird sie begonnen bzw. beendet? – Wie werden Verabredungen eingehalten? – Wie knüpfen sich Kontakte, wie grenzt man sich von anderen ab, wie steht man für seine Bedürfnisse ein? – Kann man Nein sagen?

Für diese Inhalte gibt es zum einen standardisierte Trainingsmanuale wie z. B. »GSK – Gruppentraining sozialer Kompetenzen« (Hinsch u. Pfingsten 1998; Roder,

6 Gruppenlandschaft in der psychiatrischen Pflege

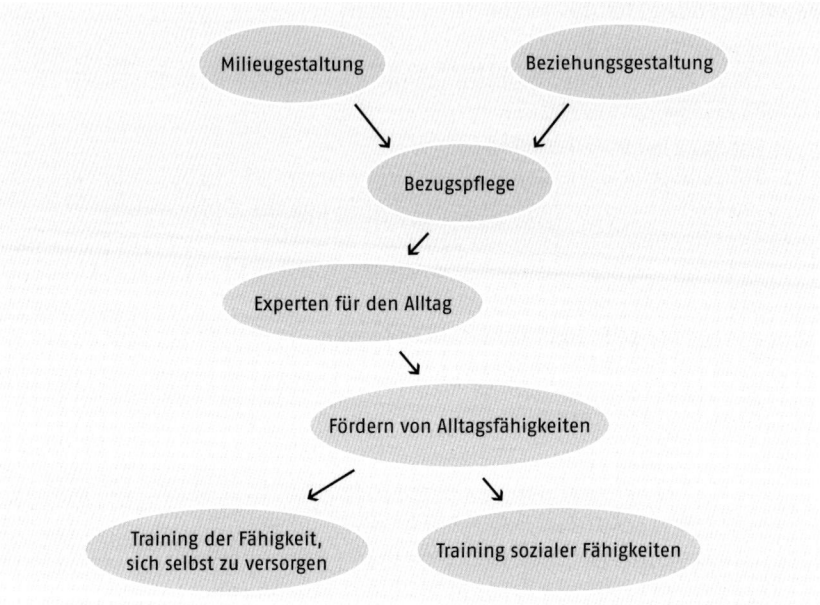

o **Abb. 6.10:** Training sozialer und lebenspraktischer Fertigkeiten

Brenner, Kienzle u. Hodel 1997), zum anderen halbstandardisierte Versionen, die jeweils auf die Patientenbedürfnisse zugeschnitten sind. Hier kann mit persönlichen Beispielen von Patienten gearbeitet werden.

Ziele

- Die eigenen Rechte erkennen, äußern und durchstehen
- Lob und Anerkennung äußern
- Kritik üben und annehmen
- Wünsche, Forderungen stellen
- Nein sagen
- Sich öffentlicher Beachtung aussetzen
- Erkennen von Defiziten
- Stärkung der Fähigkeit, Kontakt herzustellen und zu halten
- Stärkung der Fähigkeit, in der Situation angemessen zu kommunizieren
- Gemeinsames Lernen und Lernen voneinander

Rahmenbedingungen

- Diese Gruppen erfordern es, Rollenspiele durchzuführen, d. h. die Gruppenleitung braucht eine spezielle Fortbildung.
- Die Gruppe sollte in einem ruhigen, geschlossenen Raum stattfinden.
- Die einzelnen Rollenspiele mit einer Videokamera aufzunehmen, ist für die Rückmeldung an die Patientinnen sehr hilfreich.
- Diese Gruppe hat für 8–10 Sitzungen feste Teilnehmer.

Gruppenleitung
- 1 Leitung, 1 Co-Leitung

Gruppengröße
- 6–8 Patienten

Sitzordnung
- In einem Sitzkreis

Material
- Flipchart-Block
- Stifte
- Videokamera und Fernseher
- Evtl. Arbeitsblätter für die Patienten mit den Anweisungen für die Verhaltensänderung
- Konzept eines Trainings (GSK oder IPT = Integriertes psychologisches Therapieprogramm für schizophrene Patienten)

Durchführung
- Begrüßung der Teilnehmer
- In der ersten Stunde werden die Regeln der Gruppe festgelegt.
- Ebenfalls festgelegt sind die Regeln des Rollenspiels und eine Verbindlichkeit zur aktiven Mitarbeit der Patientinnen
- Klärung von Verhaltensweisen:
  Was ist aggressives Verhalten? Was ist selbstunsicheres Verhalten? Was ist selbstsicheres Verhalten?
- In den weiteren Stunden werden zuerst die Ergebnisse der »Hausaufgaben« besprochen: Das sind Übungen der in den Vorstunden besprochenen Verhaltensänderungen, ausgeführt in der Realität.
- Neue Inhalte werden besprochen, evtl. im Skript/Arbeitsblatt bearbeitet.
- Zu diesem Bereich werden Rollenspiele durchgeführt, evtl. auf Video aufgenommen und in der Rückmeldung besprochen:
  - Auswertung des Rollenspiels: Die Rollenspieler werden als erstes befragt: »Wie haben Sie sich gefühlt?« – »Was an Ihrem Verhalten war selbstbewusst?« – »Haben Sie Ihre Ziele erreicht?«
  - Dann werden die Rollenspiele besprochen, sowohl von den beobachtenden Patienten als auch von den Gruppenleitern wird Rückmeldung gegeben: Wie wurden die Rechte vertreten? – Wie war die Körperhaltung? – Wie war der Blickkontakt? – usw.
  - Wichtig dabei ist, dass die Rückmeldungen positiv formuliert werden, z. B.: »Als Sie Ihre Forderung gestellt haben, haben Sie dem Verkäufer ruhig und fest in die Augen gesehen ...«
  - Nach diesem Vorgehen werden mehrere Rollenspiele durchgeführt.
- Zum Abschluss wird die neue Hausaufgabe besprochen.

- Ein Blitzlicht der Befindlichkeit der einzelnen Patientinnen rundet diese Sitzung ab.
- Verabschiedung

Nachbereitung
- Die Gruppenleitungen besprechen die Sitzung in Bezug auf Vorkommnisse sowie Veränderungen der Patienten.
- Raum aufräumen und Videofilm zurückspulen
- Dokumentation
- Beobachtbare Veränderungen im Verhalten der Patienten
- Aktive Teilnahme im Rollenspiel bzw. an der Rückmeldung

Milieutherapeutische Wirkfaktoren
- Mitverantwortung
- Autonomie
- Reflexion
- Lernen am Modell
- Aktivierung
- Leben in der Gemeinschaft: Kleingruppentherapie
- Individueller Ausdruck

Geeignete Patienten
- Patienten mit unsicheren Verhaltensweisen
- Patienten mit einer chronisch schizophrenen Psychose, die sich lange Zeit isoliert haben (spez. IPT)
- Patienten, die sich in der Gemeinschaft nur mit aggressivem Verhalten durchsetzen können.

Varianten
- Alle Inhalte des sozialen Kompetenztrainings können auch in Einzelarbeit mit den Patienten geübt werden. Viele Patienten benötigen Unterstützung in einzelnen Punkten, z. B.: Wie frage ich eine Mitpatientin, ob sie mit mir ins Café geht?
- Teile des sozialen Kompetenztrainings in eine »Alltagsgruppe« integrieren, die auch praktische Alltagsfähigkeiten wie Kochen und Backen beinhaltet.

Tipp
- Sinnvoll ist es, selbst in einer Fortbildung die Inhalte kennenzulernen. Es kann nicht oft genug geübt werden, z. B. Kritik zu üben oder angemessen anzunehmen. Die Erfahrung zeigt, dass Pflegepersonen, die für die sozialen Fähigkeiten oder Defizite der Patientinnen sensibilisiert sind, sehr deutlich die Notwendigkeit sehen, Unterstützung dafür anzubieten.

6.2.1.4 Pflegeberatung

Beratung in der Pflege findet oft zwischen Tür und Angel statt. Pflegende sind sich ihrer Beratungskompetenzen häufig nicht bewusst. Gesundheitsförderung, Anleitung zur gesunden Lebensführung ist zwar im Krankenpflegegesetz verankert, wird aber nicht in dem Maße durchgeführt, wie es erforderlich wäre. Auch im Pflegemodell nach Hildegard Peplau (1995) wird die Beratung gefordert (s. Kap. 2). Die Gründe für deren mangelnde Durchführung sind vielfältig: Zum einen bleibt im Tagesablauf auf der Station wenig Zeit, zum anderen fehlte es früher in der Pflege-Ausbildung an Unterrichtsinhalten, die die Fähigkeiten zur Pflegeberatung vermitteln. Solche Inhalte könnten sein: Hilfen für einen gesunden Schlaf, Gestaltung des Tages und der Woche, vielfältige Wirkungen von Bewegung u. v. m.

In der nachfolgenden Gruppenbeschreibung wird eine **Pflegeberatung** vorgestellt zu dem Thema »Obstipation bzw. pflegerische Empfehlungen und Präventivmaßnahmen für eine gesunde Verdauung«. Das Konzept wurde im Rahmen der Weiterbildung zur Krankenschwester für Psychiatrie entwickelt (C. Rinne 2000).

Ziele

- Schriftliche, mündliche und visuelle Information zum Thema Verdauung
- Austausch und Diskussion unter Betroffenen und mit einer Fachperson
- Kennenlernen von alternativen verdauungsfördernden Mitteln
- Information über den schädlichen Umgang mit verdauungsfördernden Mitteln
- Übungen zur Verdauungsförderung

Rahmenbedingungen

- Ein Raum mit ausreichend Tischen und Stühlen (bestenfalls außerhalb der Station), der zentral im Krankenhaus liegt. Dort sollten Medien (Overhead-Projektor, Tafel, Flipchart und u. U. ein Fernsehgerät mit Videorecorder) vorhanden sein. Die Beratungsveranstaltung dauert ca. 60 Minuten. Die frühen Abendstunden (z. B. 18–19 Uhr) haben sich als günstig erwiesen.
- Diese Veranstaltung kann stationsübergreifend stattfinden; dies relativiert den großen Aufwand und hat eine wichtige berufspolitische Außenwirkung.
- Die Patienten der Stationen werden ca. eine Woche vorher mit einer schriftlichen Einladung informiert. Das Team der jeweiligen Stationen ist aufgefordert, die Patienten an dem jeweiligen Tag noch einmal zu erinnern.
- Die Pflegeperson benötigt zur Vorbereitung entsprechende Literatur sowie pädagogisches, didaktisches Können.
- Der Ablauf ähnelt einer Unterrichtsstunde.

Material

- Informationsblätter/Broschüren zum Thema
- Vorbereitete Folien
- Evtl. Film
- Merkblätter
- Verdauungsfördernde Substanzen (Flohsamen, Gumar arabicum, Joghurt usw.)
- Mineralwasser, Becher
- Löffel, Medikamentenbecher zur Portionierung

Vorbereitung

- Einladung an die Stationen
- Raum herrichten
- Material besorgen (Joghurt, Wasser)
- Merkblätter kopieren
- Unterrichtsmaterial überprüfen

Durchführung

- Begrüßung und Vorstellung des Themas
- Vorstellung des Stundenablaufs
- Einführung über die Physiologie der Verdauung: Wie funktioniert Verdauung?
- Was versteht man unter Obstipation? – Begriffsklärung und Häufigkeit von Stuhlgang bei einer normalen Verdauung
- Welche Ursachen hat Verstopfung? – Im Gespräch mit vorbereiteten bunten Plakaten auf der Tafel visualisieren
- Pflegerische Empfehlungen und vorbeugende Maßnahmen gegen Verstopfung: Besprochen werden Ernährung, persönliche Einstellungen, Lebensführung und schonende Verdauungshilfen. Hier können Pflegeinhalte vermittelt werden wie z. B. eine Atemübung zur Anregung der Peristaltik usw.
- Die Patienten können ihre Erfahrungen einbringen, die alternativen Mittel ausprobieren und miteinander reden
- Kurzes Blitzlicht und Verabschiedung (nach Rinne 2000)

Nachbereitung

- Raum aufräumen
- Evtl. Rückmeldung an die Stationen

Dokumentation

- Da es sich um eine stationsübergreifende Gruppe handelt, werden nur sehr auffallende Verhaltensweisen auf die Stationen zurückgemeldet.
- Für die Gruppenleitung ist ein »Gruppenbuch« zur eigenen Evaluation sinnvoll, in das sie die Zahl der Teilnehmer und ggf. die Rückmeldungen einträgt.

Milieutherapeutische Wirkfaktoren

- Autonomie
- Informationsklarheit
- Individueller Ausdruck
- Lernen am Modell
- Aktivierung

Geeignete Patienten

- Alle Patienten, die ca. 45 Minuten Informationen aufnehmen können, die alleine oder in der Gruppe Ausgang haben und die bereits in der Lage sind, wieder Verantwortung für ihre Gesundheit zu übernehmen.

Variationsmöglichkeiten/Varianten
- Eine Pflegeberatungsveranstaltung kann zu jedem pflegerischen Thema angeboten werden.
- Es sollte sich nicht um allzu spezielle Themen handeln, da sonst zu wenig Teilnehmer kommen.

Tipp
- Eine Pflegeberatungsveranstaltung erreicht gleichzeitig viele Patienten, erfordert allerdings eine professionellere Ausarbeitung des Themas als eine Einzelberatung auf der Station.
- Bei einer Umfrage, ob die Patienten eine Pflegeberatungsveranstaltung zu dem Thema Obstipation für notwendig erachten, antworteten in einer Untersuchung 46 Patienten mit **Ja**, 1 Patient mit **Nein** (Rinne 2000).
- Jede Pflegeperson in der Psychiatrie kennt das Pflegeproblem Obstipation bei depressiven Patienten. Eine Pflegeberatungsveranstaltung zu diesem Thema ließe das Pflegepersonal kompetent auftreten und den Patienten eine sinnvolle und anspruchsvolle Information zukommen, die sie sich eigenverantwortlich holen können.

6.2.1.5 Angehörigengruppe

In dieser Gruppe haben die Angehörigen die Möglichkeit, über die Probleme zu sprechen, die sie mit ihren kranken Familienmitgliedern (Partnern, Freunde) haben. Die Angehörigen werden dadurch entlastet und können wieder mehr Verständnis und Geduld für die Patienten aufbringen. (Deger-Erlenmaier, Heim u. Sellner 1997)

Das Pflegepersonal kann mit den Angehörigen ein weiteres Forum für ihren Austausch gestalten. Fragen und Unsicherheiten klären sich mit anderen Betroffenen unter Umständen leichter als mit »Professionellen«: Tipps und Ratschläge werden besser angenommen, weil sie schon praktiziert worden sind.

Ziele
- Austausch mit anderen Betroffenen
- Gegenseitige Wahrnehmung der Not
- Hilfestellung bei Problemen
- Entlastung durch Gespräche
- Information über Medikamente, Erkrankungen

Rahmenbedingungen
- Möglichst ein mit öffentlichen Verkehrsmitteln gut erreichbarer Ort
- Ein ruhiger Raum im Klinikbereich, aber außerhalb einer Station
- Die Gruppe sollte wöchentlich, maximal 14-tägig stattfinden.
- Die einzelnen Sitzungen sollten 90 bis maximal 120 Minuten dauern.
- Das Angebot der Angehörigengruppe sollte auf den Stationen aushängen.
- Die Gruppenleiterinnen können sich ein Konzept vorbereiten: Wann soll die Gruppe stattfinden? – Bestenfalls am frühen Abend.

▶ Je nach Konzept werden Einladungen an die Angehörigen, an andere Institutionen, an die Sozialpsychiatrischen Dienste und an niedergelassene Psychiater verschickt.

Gruppenleitung
▶ 2 Personen, evtl. 1 Krankenschwester und 1 Angehöriger oder 2 Krankenschwestern/Sozialpädagogin

Sitzordnung
▶ An einem Tisch, mit Getränken
▶ Alternativ: im Sitzkreis

Vorbereitung
▶ Raum lüften
▶ Getränke vorbereiten
▶ Je nach geplanten Themen das Material vorbereiten (Flipchart, Broschüren, Protokoll, etc.)
▶ Evtl. vorher gesammelte Themen mitbringen

Durchführung
▶ Begrüßung
▶ Vorstellungsrunde (Gruppenleitung beginnt)
▶ Aktuelle Bedürfnisse erfragen
▶ Themenwünsche sammeln, ansprechen und ein Thema auswählen
▶ Bei der Moderation beachten: Es spricht immer nur einer.
▶ Jeder ist für sich selbst verantwortlich, alle sind mitverantwortlich.
▶ Wichtig ist die Mischung zwischen Erfahrungsaustausch und Information.
▶ Gefühle ansprechen und genügend Raum dafür geben
▶ Gespräche miteinander initiieren
▶ Abschlussrunde: Was hat mir die Gruppe heute gebracht?
▶ Verabschiedung, nächsten Termin bekannt geben

Nachbereitung
▶ Protokoll führen (evtl. ein Heft anlegen)
▶ Auswertung der Gruppenleiterinnen
▶ Dokumentation
▶ In dem oben genannten Heft Namen der Teilnehmer und Thema notieren

Milieutherapeutische Wirkfaktoren
▶ Mitentscheid
▶ Mitverantwortung
▶ Informationsaustausch
▶ Informationsklarheit
▶ Reflexion
▶ Lernen am Modell

Zielgruppe

- Alle Angehörigen von Patienten in einem psychiatrischen Krankenhaus.
- Mittlerweile gibt es z. T. auch unterschiedliche Angehörigengruppen, die beispielsweise aufgeteilt sein können in Angehörige depressiver Patienten, Angehörige von Patienten mit schizophrenen Psychosen, u. a.

Tipps

- Beschränken Sie sich auf Ihre Moderatorenrolle und vermeiden Sie tiefer gehende Fragen. Sie lösen möglicherweise dadurch heftige Gefühlsrektionen aus, die Sie unter Umständen nicht unter Kontrolle haben.
- Lassen Sie sich nicht entmutigen, wenn die Teilnahme sehr gering ist: Die Gruppe findet immer statt. Die Teilnehmer, die anwesend sind, sind die richtigen.

6.2.1.6 Entspannungsgruppe »Progressive Muskelentspannung nach Jacobson«

Ziele

- Kennenlernen der Entspannungsmethode
- Sensibilisierung für die eigene Anspannung
- Reduktion von Nervosität, Stress und Schlafstörungen
- Positive Wahrnehmung von Entspannungsgefühlen im eigenen Körper

Rahmenbedingungen

- Ein ruhiger Raum mit Fenster und Heizung
- Bequeme Stühle oder Sessel oder Matten
- Die Patienten wurden entweder in der Gruppe oder im Einzelgespräch vorher über die Methode (Sinn, Ziele, Ablauf) informiert.

Sitzordnung

- Die Patienten liegen oder sitzen im Kreis.
- Die Gruppenleiterin sollte alle Teilnehmer im Blickfeld haben.

Vorbereitung

- Eine Version der Entspannungsmethode, die auf dieser Station benützt wird
- Raum lüften und ggf. heizen
- Stühle/Matten im Kreis aufstellen
- Evtl. Kassettenrecorder/CD-Player und Entspannungsmusik
- Eine kleine Lichtquelle für die Gruppenleitung

Durchführung

- Begrüßung der Patienten
- Klärung, ob auf bequeme Kleidung, warme Socken usw. geachtet wurde
- Befindlichkeitsrunde:
  »Wie geht es Ihnen heute?« – »Haben Sie Einschränkungen in ihrer Bewegungsfähigkeit?«

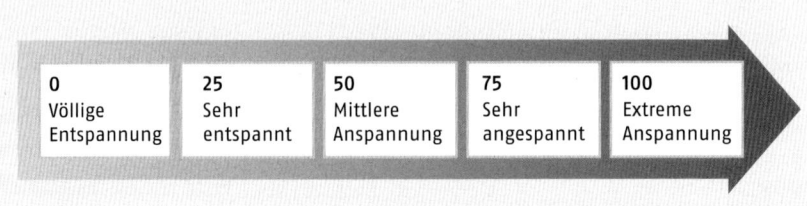

o **Abb. 6.11:** Skala zur Einschätzung des Entspannungs- und Anspannungsgrades

▶ Anspannungsgrad bestimmen lassen (individuelle Einschätzung der Patienten über ihre aktuelle Anspannung auf einer Skala von 0–100; s. o Abb. 6.11)
▶ Ggf. Brillen abnehmen, bequeme Sitzhaltung einnehmen, etc.
▶ Falls neue Teilnehmer dabei sind:
   – Die einzelnen Anspannungsmöglichkeiten in den Muskelgruppen zeigen (Trockenübung)
   – Das Maß der Anspannung klären (max. $^2/_3$ der möglichen Anspannung)
   – Anspannen und Loslassen nach dem Signalwort
   – Darauf hinweisen, dass während der Anspannung weiter geatmet wird
   – Auf Verhalten bei Schwierigkeiten hinweisen (Augen öffnen, tief durchatmen, sich durch Handzeichen mit der Gruppenleitung verständigen)

Beispiel einer ca. 25-minütigen Entspannungsübung:
Sieben Muskelgruppen – 2 Mal
(Version Lanzenberger, auf der Grundlage von D. A. Bernstein u. Th. D. Borkovec 1997)

Nehmen Sie eine bequeme Stellung ein, möglichst locker und entspannt.

Lassen Sie sich Zeit, die richtige Position zu finden.

Wenn Sie eine angenehme Stellung gefunden haben, schließen Sie die Augen.
Lenken Sie Ihre Aufmerksamkeit auf Ihren Atem.
Beobachten Sie, wie er herein- und herausströmt.

Verändern Sie nichts.

Beobachten Sie nur Ihren Rhythmus des Herein- und Herausströmens.
Spüren Sie diesen Rhythmus.
Machen Sie sich mit ihm vertraut.

Wenn Sie etwas ablenkt oder Ihnen Gedanken in den Sinn kommen, schauen Sie sie ruhig an und lassen Sie sie – wie Wolken am Himmel – vorüberziehen und langsam entschwinden.

Wenden Sie sich dann einfach wieder Ihrem Atem zu, Ihrem Rhythmus des Herein- und Herausströmens.

Lenken Sie Ihre Aufmerksamkeit jetzt auf Ihren rechten Arm.
Machen Sie die Hand zur Faust, winkeln Sie den Unterarm etwas an und spannen Sie gleichzeitig Hand – Unterarm – und Oberarm – an.
Anspannen
Spannung halten … weiteratmen dabei und … *Loslassen* (5–7 sec.)

Beobachten Sie, wie sich der Arm jetzt anfühlt.
Konzentrieren Sie sich auf die Gefühle, die mit dem Loslassen verbunden sind.
Fühlen Sie, wie es ist, wenn die Muskeln mehr und mehr entspannen.
Nehmen Sie die Empfindungen der Entspannung in Ihrem rechten Oberarm, dem Unterarm und in der Hand wahr.

Lenken Sie Ihre Aufmerksamkeit jetzt noch einmal auf Ihren rechten/dominanten Arm.
Machen Sie die rechte Hand zur Faust, winkeln Sie den rechten Unterarm etwas an und spannen Sie gleichzeitig Hand – Unterarm – und Oberarm – an.
Anspannen
Spannung halten … weiteratmen dabei und … *Loslassen*.

Beobachten Sie, wie sich der rechte Arm jetzt im Vergleich zum linken Arm anfühlt.
Konzentrieren Sie sich auf die Gefühle der Entspannung.
Fühlen Sie, wie es ist, wenn die Muskeln sich mehr und mehr lösen.

Schweigen ca. 10 sec.

Konzentrieren Sie sich jetzt auf Ihren linken Arm, machen Sie die Hand zur Faust.
Winkeln Sie den Unterarm an und spannen Sie gleichzeitig Hand – Unterarm – und Oberarm – an.
Anspannen
Spannung halten … ruhig weiteratmen und … *Loslassen*.
Locker lassen und nachspüren, nehmen Sie die Gefühle der Entspannung wahr – im Oberarm, dem Unterarm und in der Hand.

Spannen Sie jetzt noch einmal Ihren linken Arm an, machen Sie die Hand zur Faust.
Winkeln Sie den Unterarm an und spannen Sie gleichzeitig Hand – Unterarm – und Oberarm – an.
Anspannen
Spannung halten, halten und … *Loslassen*.

Spüren Sie, wie es ist, wenn die Spannung nachlässt, wie die Empfindungen der Entspannung sich in Ihrem linken Arm anfühlen.
Wie fühlt sich der Arm im Vergleich zu vorher an?
Welche Unterschiede nehmen Sie wahr?

Schweigen ca. 10 sec.

Gehen Sie mit Ihrer Aufmerksamkeit in Ihr Gesicht.
Runzeln Sie die Stirn.
Kneifen Sie die Augen zu.
Rümpfen Sie die Nase.
Beißen Sie die Backenzähne aufeinander und ziehen Sie die Mundwinkel auseinander.
Anspannen ... nehmen Sie die Spannung wahr ... bis zu den Haarspitzen.
Atmen Sie ruhig weiter.
... und *Loslassen*

Das Gesicht ist wieder ganz glatt und gelöst.
Wie fühlt es sich jetzt an?
Wie fühlt es sich im Vergleich zu vorher an?
Nehmen Sie den Übergang von der Anspannung zur Entspannung in Ihrem Gesicht wahr.

Gehen Sie mit Ihrer Aufmerksamkeit noch einmal in Ihr Gesicht.
Runzeln Sie die Stirn.
Kneifen Sie die Augen zu.
Rümpfen Sie die Nase.
Beißen Sie die Backenzähne aufeinander und ziehen Sie die Mundwinkel auseinander.
Anspannen ... nehmen Sie die Spannung wahr ... bis zu den Haarspitzen.
Atmen Sie ruhig weiter.
Loslassen.

Locker lassen.
Die Stirn wird wieder glatt.
Das Gesicht ist locker und gelöst.
Fühlen Sie, wie es immer entspannter wird ... sich immer mehr die Spannung löst und sich als Ganzes anfühlt.

Schweigen ca. 10 sec.

Lenken Sie Ihre Aufmerksamkeit jetzt auf Ihre Schultern – nach dem Signalwort ziehen Sie beide Schultern hoch Richtung Ohren.
Anspannen ... Halten Sie die Spannung, weiteratmen in Ihrem Rhythmus und ...
... *Loslassen.*

Ganz lockern, lösen, nachlassen.

Nehmen Sie das Gefühl wahr, wie es ist, wenn die Muskeln sich lösen, wie sich die Schulter und der Nacken in der Entspannung anfühlen.

Und noch einmal, bitte beide Schultern hoch bis zu den Ohren ziehen.
Anspannen
Spannung halten, halten und ... *Loslassen.*

Wieder ganz lösen und nachspüren.
Wie fühlt sich Entspannung an? Mit jedem Ausatmen lassen Sie noch mehr los.

Lassen Sie sich Zeit, die Entspannung zu spüren:
im Nacken,
im Gesicht,
in den Armen,
den Händen, den Fingern.

Schweigen ca. 10 sec.

Konzentrieren Sie sich jetzt auf Ihre Schulterblätter und auf Ihren Bauch.
Nach dem Signalwort ziehen Sie beide Schulterblätter nach hinten, atmen Sie tief ein, halten Sie die Luft an und machen Sie gleichzeitig den Bauch hart.
Anspannen ... Luft anhalten ... Spüren Sie die Spannung und ... *Loslassen.*

Ganz loslassen, atmen Sie in Ihrem Rhythmus und mit jedem Ausatmen lassen Sie noch ein bisschen mehr los, können Sie noch mehr entspannen.
Fühlen Sie, wie es ist, wenn die Muskeln ganz entspannt sind.

Bitte noch einmal die Schulterblätter nach hinten in der Mitte zusammenziehen, die Luft anhalten und den Bauch hart machen.
Anspannen ... Luft anhalten ...
Loslassen.
Und ganz lösen, nachspüren ...
Wie fühlt sich der Schulterbereich und der Bauch jetzt an?
Wie fühlt sich Entspannung an?

Atmen Sie in Ihrem Rhythmus und mit jedem Ausatmen können Sie noch mehr loslassen, noch mehr entspannen.

Schweigen ca. 10 sec.

Wir kommen jetzt zu den Beinen.
Strecken Sie beide Beine aus, die Fersen zeigen Richtung Boden, die Zehen ziehen Sie zum Gesicht hin.
Nach dem Signalwort spannen Sie beide Füße, Beine und das Gesäß gleichzeitig an.
Anspannen ... Spüren Sie die angespannten Muskeln, weiteratmen dabei und ... *Loslassen*.

Und wieder ganz lockerlassen.
Nehmen Sie wahr, welche Empfindungen jetzt in Ihren Beinen sind, wie sich Entspannung anfühlt.

Strecken Sie noch einmal beide Beine aus, die Fersen zeigen Richtung Boden, die Zehen ziehen Sie zum Gesicht hin.
Nach dem Signalwort spannen Sie beide Füße, Beine und das Gesäß gleichzeitig an.
Anspannen ... Spüren Sie die angespannten Muskeln und ... *Loslassen*.

Ganz loslassen, nehmen Sie wahr, wie sich die Entspannung in den Beinen anfühlt, in den Oberschenkeln, den Unterschenkeln bis zu den Zehenspitzen.
Lassen Sie ganz locker.
Nehmen Sie nur das angenehme Gefühl der Entspannung wahr.

Schweigen ca. 10 sec.

Strecken Sie jetzt die Beine noch einmal aus, die Zehen nach vorne gestreckt, und spannen Sie gleichzeitig Füße, Unterschenkel, Oberschenkel und Gesäß an.
Anspannen – Spüren Sie die Spannung, atmen Sie weiter ... – und *Loslassen*.

Ganz loslassen, locker lassen, stellen Sie fest, wie es sich jetzt anfühlt, wie die Muskeln der Beine ganz gelöst sind, wie sich die Muskeln der Beine mehr und mehr entspannen.

Strecken Sie jetzt die Beine noch einmal aus, die Zehen nach vorne gestreckt, und spannen Sie gleichzeitig Füße, Unterschenkel, Oberschenkel und Gesäß an.
Anspannen ... Spüren Sie, wie die Muskeln angespannt sind ... – und *Loslassen*.

Nehmen Sie wahr, wie sich die Beine in der Entspannung anfühlen, wie sich das Gefühl der Entspannung in Ihren Beinen ausbreitet.

Schweigen ca. 10 sec.

Fühlen Sie,
wie sich die Beine,
das Gesäß,
der Bauch,
der Rücken,
der Nacken,
das Gesicht,
die Arme,
die Hände ganz gelöst anfühlen, ganz entspannt.

Lassen Sie sich Zeit, diesen Zustand zu genießen.
Fühlen Sie, wie sich Ihr Körper auf der Unterlage anfühlt.
Beobachten Sie Ihren Atem,
seinen Rhythmus des Herein- und Herausströmens.

(Evtl. Entspannungsmusik)
Gehen Sie jetzt in Ihren Gedanken an einen schönen Ort, einen Ort an dem Sie sich sehr wohlfühlen.

Wie sieht dieser Ort aus?

Welche Farben hat dieser Ort?

Welche Geräusche?

Sie fühlen sich angenehm entspannt und genießen die Ruhe und den Frieden dieses Ortes.

Schweigen ca. 30–60 sec.

Verabschieden Sie sich jetzt von diesem Ort mit dem Bewusstsein, dass Sie jederzeit wieder dahin zurückkehren können und nehmen Sie die angenehmen Gefühle der Ruhe und der Entspannung mit.

Wenn Sie bereit sind, in den Raum zurückzukommen, schließen Sie die Übung innerlich ab.

Bewegen Sie die Arme.
Recken Sie sich.
Strecken Sie sich.
Atmen sie tief ein und
öffnen Sie die Augen.

- Abschlussrunde:
  »Wie geht es Ihnen?«
  »Was haben Sie gefühlt?«
  »Gab es Schwierigkeiten bei einzelnen Übungen?«
- Entspannungsgrad bestimmen

Nachbereitung

- Raum lüften, aufräumen

Dokumentation

- Rückmeldungen von Patienten über Entspannungs-/Anspannungsfähigkeit
- Zwischenfälle (Weinen, Krämpfe, Kreislaufkomplikationen)

Milieutherapeutische Wirkfaktoren

- Aktivierung
- Autonomie
- Individueller Ausdruck
- Leben in der Gemeinschaft: Patientenzentrierte therapeutische Kleingruppe

Geeignete Patienten

- Alle Patienten, die sich 30 Minuten auf sich konzentrieren können
- Besonders geeignet für depressive Patienten, Patienten mit Abhängigkeitserkrankungen, Patienten mit psychosomatischen Erkrankungen
- Patienten mit organischen Erkrankungen sollten das Einverständnis des behandelnden Arztes einholen.

Varianten

- Offene Gruppe mit immer der gleichen Version (ca. 20 Minuten)
- Feste Gruppe, die ca. 10 Sitzungen gemeinsam durchläuft, mit der Version für 16 Muskelgruppen beginnt und mit der Version für 4 Muskelgruppen endet.

Tipp

- Wichtig sind eine schöne, entspannungsfördernde Atmosphäre, ein etwas verdunkelter ungestörter Raum, eine kleine Lichtquelle, vertrauensvolle Gruppenleitung.
- Genügend Zeit einräumen im Anschluss, da häufig nach der Entspannung noch vertraute Gespräche entstehen.

6.2.2 Spezifische psychoedukative Gruppen

6.2.2.1 Informationsgruppe

Psychoedukation wird auch bei Abhängigkeitserkrankten mit großem Erfolg durchgeführt. Rückfälle können reduziert, die Lebensqualität verbessert werden.

Ziele

- Information über Erkrankungen, Therapie
- Informationen über Präventivmaßnahmen

- Übernahme der Verantwortung für das Gesundungs-/Krankheitsgeschehen
- Austausch von persönlichen Erfahrungen über die Erkrankung mit anderen Betroffenen
- Veränderter Umgang mit der Erkrankung

Rahmenbedingungen
- Der Gruppengröße angemessener Raum mit Stühlen; hell und gut gelüftet
- 2–3 Sitzungen wöchentlich
- Dauer: je nach Konzept 30–90 Minuten
- Anzahl der Sitzungen: je nach Konzept unterschiedlich

Gruppengröße
- Variabel, je nach Konzept: Thema kann sowohl in einer Groß- als auch in einer Kleingruppe bearbeitet werden

Sitzordnung
- Sitzkreis

Vorbereitung/Material
- Medien:
  - Overhead-Projektor
  - Flipchart
  - White Board
  - Dias
  - Moderationskarten
  - Skripte/Arbeitsblätter/Bücher
- Methoden:
  - Vortrag
  - Kleingruppenarbeit
  - Rollenspiele
  - Diskussionen
  - Hausaufgaben

Informationsgruppe zum Thema: Was ist Abhängigkeit?

Als Beispiel wird die Informationsgruppe der Station C4 (Station für Abhängigkeitserkrankungen bei Alkohol und Tabletten) der Psychiatrischen Klinik des Klinikums der Universität München (LMU) vorgestellt. Die Gruppen finden dreimal wöchentlich statt und werden von Pflegekräften geleitet. Die Struktur der Inhalte wurde in Zusammenarbeit mit einer psychologischen Mitarbeiterin erstellt. Die Informationsgruppe umfasst sieben Themenschwerpunkte, auf denen sich die Gruppen aufbauen. Alle dreieinhalb Wochen wiederholt sich der Informationszyklus. Die Teilnahme an diesen Gruppen ist für die Patienten verbindlich.

Die Themen sind:
1. Abhängigkeit
2. Rückfall

3. Co-Abhängigkeit
4. Psychosoziale Folgen der Abhängigkeit
5. Abstinenz
6. Behandlungsmöglichkeiten
7. Abwehrverhalten.

Ziele

- Gezielte Information zum Thema Sucht
- Auseinandersetzung mit persönlichen Problemen der Patienten, die mit Ihrer Erkrankung im Zusammenhang stehen
- Kennen von Ursachen und Folgen des eigenen Verhaltens
- Angemessener Umgang mit anderen Menschen ohne Einfluss von Alkohol oder Tabletten

Rahmenbedingungen (Zeit, Gruppengröße)

- Genügend großer Raum, störungsfrei
- 60 Minuten
- Zwischen 20 und 24 Patienten

Sitzordnung

- Sitzkreis
- Vorbereitung/Material
- Flipchart
- 6–8 dicke Filzschreiber für die Plakate
- Klebeband

Gruppenleitung

- Eine Gruppenleitung und eine Hilfsperson.
- Voraussetzung: Langjährige Erfahrung im Umgang mit Suchtpatienten und Wissen über die Erkrankung. Kenntnis über Gruppenleitung, über Gruppendynamik und deren Wirkung auf die Patienten.
- Die Gruppenleitung kommentiert und ergänzt die Beiträge und regt zur Diskussion an.

Durchführung

Die Durchführung ist wie folgt standardisiert:
- Die Gruppenleitung gibt einen Überblick über das Thema und den Ablauf.
- Das Thema wird durch das Sammeln persönlicher Erfahrungen eingeleitet.
- In 3–4 Kleingruppen (je nach Zahl der anwesenden Patienten) wird eine vorgegebene Problemstellung bearbeitet und von gewählten Vertretern dieser Kleingruppe im Plenum präsentiert.

1. *Einführung durch die Gruppenleitung mit der Frage: »Welche Süchte sind Ihnen persönlich bekannt?«*
Die Hilfsperson schreibt die Beiträge am Flipchart mit (o **Abb. 6.12**).
a) **Stofflich gebundene Süchte:**
   – Alkoholsucht
   – Tablettensucht
   – Drogensucht
   – Esssucht
   – Nikotinsucht
b) **Nicht stofflich gebundene Süchte:**
   – Spielsucht
   – Geltungssucht
   – Eifersucht
   – Sehnsucht
   – Sexsucht
   – Arbeitssucht
   – Tobsucht

2. *Was ist Abhängigkeit? Was ist den oben gesammelten Süchten gemeinsam?*
   – Verhalten, das vom Normalen ins Störende kippen kann
   – Überhandnehmen einer Verhaltensweise
   – Verlust der persönlichen Freiheit (seelisch, geistig)
   – Beim Absetzen des Suchtmittels treten unangenehme Zustände physischer und psychischer Art auf
   – Schädigung durch Suchtmittel

Es folgt eine Aufteilung in Kleingruppen zu vier verschiedenen Themen:

Gruppe 1
Welche Wirkung erreichen Sie durch ein Suchtmittel?
   – Seelisch:
     Ängste verdrängen, Wohlbefinden, innere Wärme, Lockerheit, Depression verdrängen, Glücksgefühl, Trauer verarbeiten
   – Geistig:
     Steigerung der Ausdauer und Konzentration, Ablenkung von der Realität, Stress abbauen, Akzeptanz im Freundeskreis, Nervosität abbauen
   – Körperlich:
     Schmerzen lindern, Vermeiden von Entzugserscheinungen, »Kater« beschwichtigen, Völlegefühl mindern, Appetit anregen
   – Im Verhalten:
     Abbau von Hemmungen, Lockerheit, Zugehörigkeitsgefühl, Belohnung, Angabe, Neugier, Kontakt herstellen, Kick erleben, lustig sein können

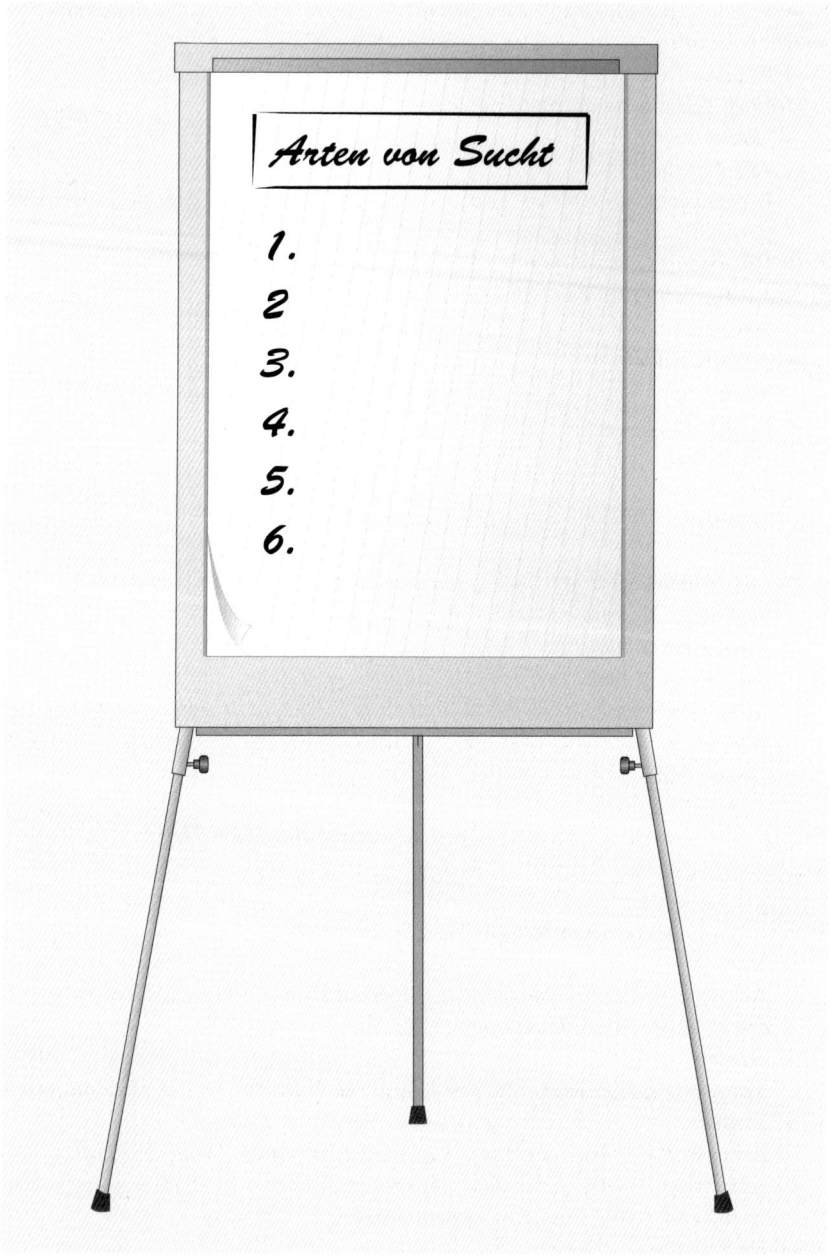

Abb. 6.12: Psychoedukation Sucht

Gruppe 2
Welche negativen Auswirkungen hat das Suchtmittel bewirkt?
- Familie:
  Co-Abhängigkeit, Vertrauensverlust, Vernachlässigung der Erziehungsaufgaben, finanzielle Probleme, Trennung, Scheidung, Entzug des Sorgerechtes
- Arbeit:
  Leistungsabfall, Konzentrationsmangel, zunehmende Krankheitsausfälle, steigendes Risiko für Arbeitsunfall, Arbeitsplatzverlust
- Ich-Veränderung:
  Vernachlässigung der eigenen Bedürfnisse, Gesundheitsverlust, Isolation, Realitätsverlust, Depression, Verlust des Selbstbewusstseins
- Soziales Umfeld:
  Verlust von Freunden, Verarmung/Verschuldung, Führerscheinverlust, Wohnungslosigkeit

Gruppe 3
Wie haben Sie und Ihre Umwelt gemerkt, dass Sie abhängig sind?
- Ich:
  Körperliche Entzugssymptome, Kontrollverlust, heimliches Trinken, Alkoholvorräte verstecken, Dosiserhöhung, Konzentrationsverlust, Interesselosigkeit, misslungene Abstinenzversuche
- Umwelt:
  Unzuverlässigkeit, nachlassende Leistung, Entzugserscheinungen, gesteigertes Aggressionsverhalten, ungepflegte äußere Erscheinung, Unausgeglichenheit, Lügen

Gruppe 4
Welche chronischen Folgen der Abhängigkeit kennen Sie?
- Körperlich:
  Tremor, Schweißausbrüche, Fettleber, Krampfanfälle, Delir, Demenz
- Seelisch:
  Ängste, Depression, Unruhe, Zwangsgedanken, Stimmungslabilität, Schuldgefühle, Minderwertigkeitsgefühle
- Geistig:
  Konzentrationsschwäche, Vergesslichkeit, Halluzinationen, Kontrollverlust
- Sozial:
  Arbeitsplatzverlust, Scheidung, Isolation, Resignation, Wohnungsverlust, Verschuldung

Weiteres Vorgehen:
▶ Vorstellung im Plenum
▶ Zusammenfassung der Gruppenleitung
▶ Brainstorming der Teilnehmer
▶ Verabschiedung, Hinweis auf das nächste Thema

6 Gruppenlandschaft in der psychiatrischen Pflege

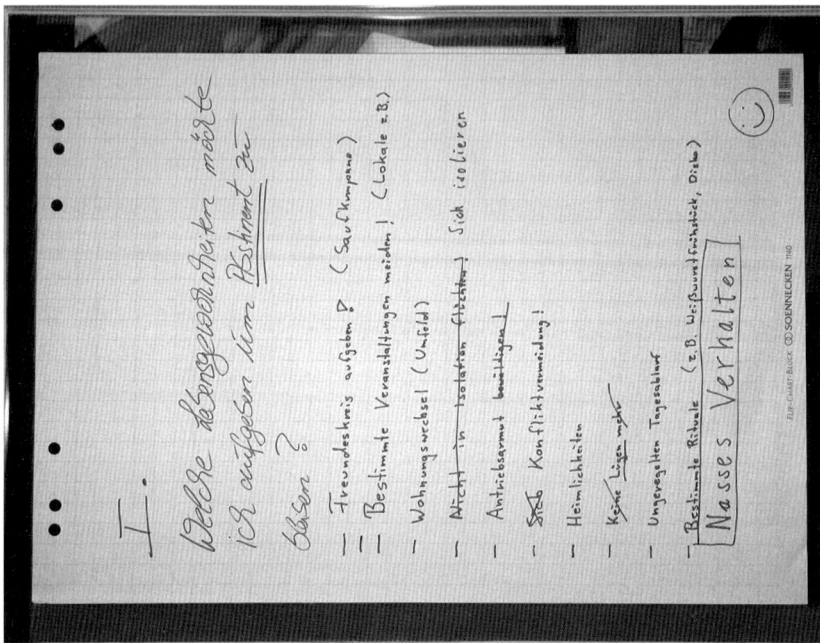

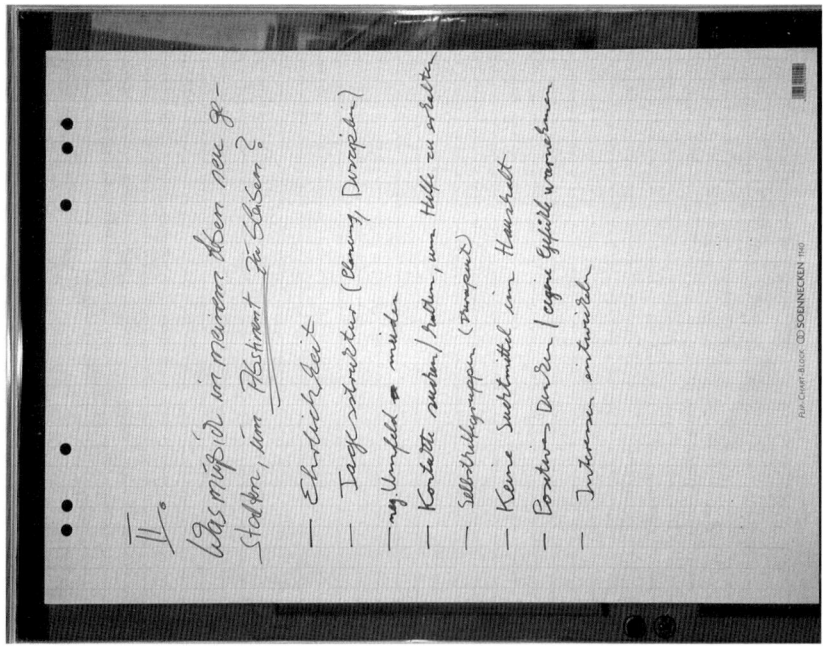

○ **Abb. 6.13:** Infogruppe Sucht am Beispiel der Alkoholabhängigkeit

Nachbereitung
- Gemeinsames Aufräumen
- Aufhängen der Plakate mit den Gruppenergebnissen (o Abb. 6.13)
- Dokumentation
- Beobachtbare Veränderungen im Verhalten
- Interaktionsgeschehen in den Kleingruppen
- Beteiligung an der Diskussion
- Inhalt der Beiträge
- Individuelle Dokumentation in der Patientenkurve

Milieutherapeutische Wirkfaktoren
- Autonomie
- Informationsaustausch
- Informationsklarheit
- Individueller Ausdruck
- Reflexion
- Lernen am Modell
- Aktivierung
- Leben in der Gemeinschaft: Patientenzentrierte therapeutische Gruppe

Geeignete Patienten
- Alle auf der Station befindlichen Patienten.
- Ebenso werden von anderen Stationen Patienten mit Suchtproblemen von Ihrem behandelnden Arzt zur Teilnahme an den Informationsgruppen aufgefordert.

Variationsmöglichkeiten/Varianten
- Die einzelnen Themen und Problemstellungen können auch im Plenum bearbeitet werden.

Tipp
- Ein häufiger Wechsel der Moderationstechniken empfiehlt sich, damit keine Gewöhnung eintritt und das Interesse am Gruppengeschehen nicht nachlässt.

6.2.2.2 Aktivitätsaufbau bei depressiven Patienten

Diese Gruppe eignet sich für Patienten mit Antriebsstörung und mit Problemen bei der Tagesstrukturierung. Sinnvoll ist sie auch für Patienten, die bereits eine psychoedukative Gruppe abgeschlossen haben, um bestehende Antriebsstörungen weiterhin anzugehen.

Ziele
- »Erkennen der Zusammenhänge zwischen Aktivität und Stimmung
- Aufbau von positiven Aktivitäten
- Struktur und Ausgewogenheit in der Tages- und Wochenplanung
- Reduktion von depressionsfördernden Aktivitäten« (Ehrig 2000)
- Reflexion der eigenen Befindlichkeit

Rahmenbedingungen

- Ruhiger, abgeschlossener Raum mit ausreichend Stühlen und einem großen Tisch
- Flipchart mit Stiften
- Die Gruppe findet 2-mal wöchentlich statt, sinnvollerweise zu Beginn der Woche (für die Wochenplanung) und an derem Ende (zur Wochenendplanung).
- Dauer: 60 Minuten

Material

- Arbeitsmaterial wie Selbstbeobachtungsbögen zur Stimmungseinschätzung
- Listen mit angenehmen Aktivitäten
- Wochenpläne (□ Tab. 6.1)
- Planung von Vergnügen (V), Leistungen (L), Aktivitäten (A) (□ Tab. 6.2)

Gruppenleitung

- 1 Krankenschwester/Krankenpfleger für Psychiatrie

Vorbereitung

- Raum vorbereiten
- Arbeitsblätter kopieren

Durchführung

- Begrüßung und Vorstellen von neuen Patienten
- Fragen und Rückmeldungen zur letzten Stunde besprechen
- Besprechung der Hausaufgaben (aus der letzten Stunde):
  - Jedes Gruppenmitglied stellt der Reihe nach seine Hausaufgaben vor (bestenfalls fängt ein Patient freiwillig an und gibt an den nächsten weiter)
  - Die Gruppenleitung geht individuell auf die einzelnen Beiträge ein
- Raum geben für Erfolge, Probleme, Erfahrungen
- Darstellung des Erklärungsmodells nach Hautzinger (○ Abb. 6.14), den Zusammenhang zwischen Stimmung und Aktivität herstellen.

  »Der erste Schritt zur Erhöhung positiver Aktivitäten ist die systematische und kontrollierte Beobachtung der alltäglichen Aktivitäten des Patienten und der damit einhergehenden unterschiedlichen Stimmungen.« (Hautzinger in Ehrig 2000)
- Herausfinden positiver Aktivitäten anhand einer Liste angenehmer Aktivitäten
- Verstärker besprechen:

  »1. Es muss sich um etwas handeln, das dem Patienten ein positives Gefühl vermittelt.
  2. Der Patient muss Zugang zu seinem Verstärker haben, d. h. die Aktivität muss zum jetzigen Zeitpunkt für ihn erreichbar sein.
  3. Der Belohnungswert des Verstärkers ist zu beachten. Ist die Belohnung eine hinreichende Entschädigung für Zeit und Mühe, die der Patient zur Erreichung des Zieles aufbringen muss.« (Hautzinger in Ehrig 2000)
  4. »Der Verstärker muss etwas sein, über das der Patient verfügen kann, d. h. er muss aktiv planen. Passives Verhalten ›Ich könnte zum Essen eingeladen werden‹ ist nicht steuerbar und stellt somit keinen zuverlässigen Verstärker dar.« (Ehrig 2000)

☐ **Tab. 6.1:** Wochenplan

Name:

Zeit	Montag	Zeit	Dienstag	Zeit	Mittwoch	Zeit	Donnerstag	Zeit	Freitag	Zeit	Samstag	Zeit	Sonntag
										9³⁰	nach Hause fahren	8¹⁵	aufstehen
										11⁴	einkaufen L	9⁴	Frühstück
										12⁴	Mittagessen kochen L	10⁴	Messe V
										12³⁰	Mittagessen kochen L	12⁴	Mittagessen
										13⁴	Freundin anrufen	12³⁰	abspülen L
										14⁴	Besuch von Freundin V	13⁴	Bad putzen L
											Kaffee trinken Spaziergang V		Küche wischen L
										15⁴	3. Weihnachtsmarkt V	13⁴	Besuch von Nichte V
										18⁴	Abendbrot		Kaffee trinken
										18³⁰	baden V	19⁴	Rückfahrt zur Klinik
										19⁴	Telefonieren mit Nichte		
										20⁴	evtl. fernsehen V lesen		

L = Leistung   V = Vergnügen   – = nicht ausgeführt

☐ **Tab. 6.2:** Planung von Vergnügen, Leistungen, Aktivitäten. Pro Tag zwei Aktivitäten vorausplanen, die ein Vergnügen (V) bedeutet, sowie eine Aktivität vorausplanen, die einer Leistung (L) entspricht. Wichtig dabei ist, die Zeit einzuhalten.

Tag	Zeit	geplante Aktivität	tatsächliche Aktivität	Stimmung
10.3. Sa	11h	Lebensmittel einkaufen (L)	=	gut (E)
	15h	Schwimmen gehen (V)	=	mittelmäßig: zu viele Leute im Schwimmbad
	19h	Film im Fernsehen anschauen (V)	=	gut
Tag	Zeit	geplante Aktivität		
11.3. Sa	11h	Bad putzen (L)	nicht rechtzeitig aufgestanden, nicht geschafft	schlecht
	12h	Mittagessen kochen (L)	=	mittelmäßig (E)
	13h	Spaziergang mit Familie (V)	=	gut
	19h	Musik hören (V)	=	sehr gut

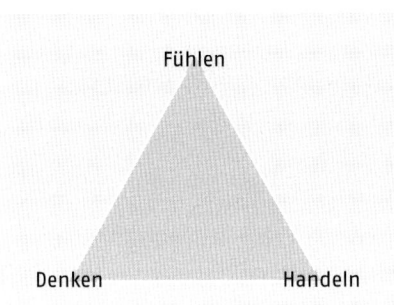

○ **Abb. 6.14:** Verhaltenstherapeutisches Dreieck nach Hautzinger

- Planung von positiven Aktivitäten (zu Beginn 2–3 positive Aktivitäten pro Tag): Die Aktivitäten sollten erreichbar und kontrollierbar sein und nicht von anderen Personen abhängen. Aktivitäten planen, die als unangenehm oder neutral gelten, z. B. Behördengänge, Hausarbeiten. Es sollte eine ausgewogene Mischung zwischen angenehmen und unangenehmen Aktivitäten für den Patienten in der schriftlichen Planung enthalten sein. Diese sollten mit V (Vergnügen) oder L (Leistung) im Plan gekennzeichnet werden. Positive Aktivitäten sollen gezielt eingesetzt werden, um erreichte Leistungen zu belohnen.
- Abschlussrunde mit Blitzlicht
- Hausaufgabe, entweder aus der Thematik der Gruppenstunde oder bezogen auf individuelle Schwerpunkte. Sie umfasst die Selbstbeobachtung (Verhalten, Aktivitäten, Gefühle) und die Planung von Tages- und Wochenplänen. Kann ein Patient seine Hausaufgabe nicht oder nur teilweise erledigen, so soll die Gruppenleitung ihn auf empathische Weise unterstützen und mit ihm gemeinsam Wege suchen. Evtl. liegt es auch an einer unklaren Aufgabenstellung.
- Verabschiedung

Nachbereitung

- Raum aufräumen
- Patienten in Ihrer Einzelarbeit unterstützen und Ansprechpartner sein
- Auftretende Probleme mit dem behandelnden Arzt klären

Dokumentation

- Verhalten der Patienten in der Gruppe
- Veränderungen im Krankheitsverlauf
- Bewältigungsstrategien der einzelnen Patienten

Milieutherapeutische Wirkfaktoren

- Autonomie
- Informationsaustausch
- Informationsklarheit
- Individueller Ausdruck
- Reflexion

- Lernen am Modell
- Aktivierung
- Leben in der Gemeinschaft: Patientenzentrierte therapeutische Kleingruppe

Geeignete Patienten
- Depressive Patienten mit Antriebsstörungen und Problemen bei der Tagesstrukturierung

6.2.2.3 Psychoedukation für Menschen mit Schizophrenie und deren Angehörige nach dem Alliance-Programm

Ziele
- Information für Patienten und Angehörige über die Erkrankung, Ihre Ursachen und Ihre Behandlung
- Reduzierung der Rückfallhäufigkeit
- Besseres Verstehen und besserer Umgang mit der Erkrankung durch Patienten und Angehörige
- Förderung der Zusammenarbeit zwischen Patienten, Angehörigen und Behandlungsteam
- Entwicklung gemeinsamer Begrifflichkeit und Sprache zum Thema Schizophrenie zwischen Patienten/Angehörigen und Behandlungsteam
- Stärkung des Selbstwertgefühls der Patienten/Angehörigen durch Einbeziehung in die Behandlung und Stärkung der krankheitsbezogenen Kompetenz

Rahmenbedingungen
- Die Psychoedukation findet als geschlossener wöchentlicher Kurs zu jeweils acht Treffen statt.
- Die Teilnehmer werden zwei Wochen vor dem Termin unter Angabe von Ort und Zeit schriftlich eingeladen.
- Die Gruppe für Patienten dauert 60 Min., für Angehörige 90 Min.
- Die Gruppengröße sollte zwischen mindestens 6 und höchstens 12 Teilnehmern liegen.
- Die Teilnehmer und Gruppenleitungen sitzen im Kreis, damit Blickkontakt zwischen allen möglich ist.

Vorbereitung
- Raum lüften
- Stuhlkreis stellen
- Flipchartständer und Block vorbereiten
- Bereitlegen:
  - Boardmarker
  - Arbeitshefte für Patienten/Angehörige aus dem Alliance-Programm
  - Anwesenheitsliste
  - Getränke und Gläser
- Schild »Bitte nicht Stören« für die Tür

Gruppenleitung

- 2 Mitglieder des Behandlungsteams (z. B. Arzt und Pflegekraft oder zwei Mitarbeiter der Pflege)

Inhalte des Kurses

1. Stunde: **Thema »Einführung«**
- Ausführliche Vorstellungsrunde
- Vorstellung des Programms
- Gruppenregeln:
  - Schweigen über persönliche Mittelungen
  - Störungen haben Vorrang
  - Bei großer emotionaler Belastung kann der Raum vorübergehend verlassen und ein Gespräch mit einem Mitglied des Teams geführt werden.

Im Folgenden sollen Ablauf und Durchführung am Beispiel der 2. Stunde vorgestellt werden.

2. Stunde: **Thema »Symptome und Diagnose«**
- Die Struktur der Stunde ist grundsätzlich interaktiv.
- Die geplanten Inhalte sollen gemeinsam erarbeitet werden.
- Es wird pünktlich begonnen.
- Begrüßung der Gruppe durch die Leitung
- Blitzlicht reihum mit folgenden Inhalten:
  - Wie geht es dem Teilnehmer?
  - Erlebte er in der vergangenen Woche etwas Besonderes?
  - Gibt es noch Fragen zur letzten Stunde?
  - Welche Erwartungen bestehen für die heutige Stunde?
- Die Leitung stellt das Thema der Stunde vor:
  »Welche Symptome können im Verlauf einer schizophrenen Episode auftauchen?«
- Die Teilnehmer werden aufgefordert Symptome zu berichten, die sie bei sich oder anderen erlebt haben.
- Die Beschreibung der Teilnehmer wird wörtlich am Flipchart notiert, damit sich die Patienten an der Tafel wiederfinden können.
- Beim Aufschreiben sortiert die Leitung die Begriffe so, dass die Positivsymptome in der oberen Hälfte des Blattes gesammelt werden, die Negativsymptome in der unteren.
- Gleichzeitig werden die Symptome auch in einer Weise geordnet, dass Gruppen erkennbar werden, wie z. B. Wahrnehmungsstörungen, Wahnvorstellungen, Denkstörungen oder Ich-Störungen.
- Anschließend werden diese Begriffe erklärt und die Bezeichnungen Positivsymptome und Negativsymptome eingeführt.
- Abschließend wird über das ganze Blatt in einer anderen Farbe die Kurve einer typischen schizophrenen Episode gezeichnet.
- Anhand dieser Graphik wird besprochen, an welchen Stellen des Krankheitsprozesses die Teilnehmer bestimmte Symptome erlebt haben.

- Schon hier wird besonders auf den Bereich vor der vollen Ausprägung der Positivsymptome hingewiesen, in dem so genannte Frühwarnzeichen auftreten können.
- Anschließend wird erklärt, wie die Diagnose nach den Kriterien der WHO gestellt wird und worin der Unterschied zwischen einer paranoid-halluzinatorischen Psychose und einer schizo-affektiven Erkrankung besteht.
- Sehr wichtig ist die Erklärung, dass die Diagnosenstellung der leichteren und schnelleren Kommunikation aller Beteiligten über Symptome und Behandlung dient und auf keinen Fall eine Bewertung der Persönlichkeit des Erkrankten darstellt.
- Die Stunde endet mit einem Blitzlicht, in dem jeder Teilnehmer kurz zu folgenden Fragen Stellung nimmt:
  - Wie geht es mir jetzt?
  - Was war mir heute wichtig?
  - Belastet mich ein Thema aus der Stunde?
  - Brauche ich evtl. ein kurzes Nachgespräch?
- Die Teilnehmer bekommen die Arbeitshefte zur heutigen Stunde und das Thema der nächsten Stunde wird angekündigt.

3. Stunde: Thema »Ursachen der Erkrankung«
- Multifaktorielles Ursachenverständnis
- Vulnerabilitäts-Stress-Modell
- Synapsen-Dopamin-Überschuss-Modell
- Körperliche Erkrankungen und Drogenkonsum als Ursachen

4. Stunde: Thema »Medikamente«
- Typische und atypische Neuroleptika
- Phasenprophylaktika
- Akineton® – Benzodiazepine – Antidepressiva – Sedativa
- Wirkung (gegen welche Beschwerden) und Nebenwirkungen
- Maßnahmen gegen Nebenwirkungen

5. Stunde: Thema »Frühwarnzeichen und Krisenplan«
- Unterschied zwischen Restsymptomen und Frühwarnzeichen
- Welche Frühwarnzeichen hat jeder Teilnehmer bei sich (!) erlebt?
- Vorstellung und gemeinsames Ausfüllen des Krisenplans
- Bei Bedarf rechtliche Fragen zu Unterbringung und Betreuung
- Eine aktuelle Liste mit einschlägigen Telefonnummern für den psychiatrischen Notfall wird ausgeteilt.

6. Stunde: Thema »Psychosoziale Behandlungsmöglichkeiten«
- Verschiedenen Arten von Psychotherapie und Ihre Eignung im Rahmen der Erkrankung
- Pflegeangebote (Milieutherapie, Bezugspflege, Alltagstraining, Medikamententraining, Tages-/Wochenplan)
- Angebote der Sozialpädagogen (Arbeit, Wohnen, Finanzen, Freizeit)

- Kunsttherapie, Musiktherapie, Arbeitstherapie
- Abgrenzung gegen esoterische oder ungeprüfte Behandlungsangebote

7. Stunde: **Thema »Drogen, Alkohol und Genussmittel«**
- Wirkungsweise und Schädlichkeit der Stoffe unter Berücksichtigung der Erkrankung und der Medikamenteneinnahme
- Sammeln von Gründen für schädlichen Konsum
- Ausführliches Sammeln von alternativen Aktivitäten, um das erwünschte Wohlbefinden ohne Konsum zu erreichen

8. Stunde: **Thema »Die Rolle der Angehörigen, Beziehung, Sexualität«**
- Stressvermeidung in der Beziehung mit Angehörigen und Freunden (zeitlicher Rahmen, klare Kommunikation, rechtzeitig abgrenzen etc.)
- Konzept der High Expressed Emotion (HEE), wird vor allem in Angehörigengruppen besprochen
- Was ist bei Kinderwunsch und Schwangerschaft zu beachten?
- Rückblick auf den Kurs, Klärung noch offener Fragen

Nachbereitung
- Jede Stunde wird von den Leitungen kurz nachbesprochen.
- Vor allem wird beachtet, ob sich aus den Beiträgen der Teilnehmer ein weitergehender Handlungsbedarf ergibt und etwa der Besuch beim Arzt oder eine andere Unterstützung empfohlen wird.

Dokumentation
- Es wird eine Anwesenheitsliste geführt. Wenn ein Teilnehmer mehr als zwei Stunden versäumt hat, sollte er den Kurs noch einmal besuchen.
- Der Inhalt einer Stunde kann einzeln mit einer der Leitungen nachgeholt werden.
- Besondere Vorfälle werden in der persönlichen Krankenakte vermerkt.
- Um den Zuwachs an Wissen über die Erkrankung zu überprüfen, kann vorher und nachher ein Wissensfragebogen zum Ausfüllen ausgeteilt werden.

Geeignete Patienten
- Die akute Phase der Erkrankung sollte abgeklungen sein.
- Der Patient sollte seine Diagnose kennen.
- Es sollte ihm möglich sein, eine Stunde in einer Gruppe zu verbringen.
- Er sollte die deutsche Sprache ausreichend verstehen.

Variationsmöglichkeiten
- Das Psychoedukationsprogramm ist ebenso gut für Angehörige geeignet. Hier müssen 90 Minuten pro Sitzung gerechnet werden. Viele Angehörige stehen unter einem sehr hohen Leidensdruck und brauchen Begleitung und Ermutigung.
- Wenn es aus zeitlichen oder anderen Gründen sinnvoll ist, können auch Einzelsitzungen mit Patienten oder Angehörigen abgehalten werden. Hier kann besonders auf persönliche Fragen und Probleme eingegangen werden.

- Bei Patienten mit Sprachschwierigkeiten hat es sich bewährt, die Einzelpsychoedukation gemeinsam mit einem Angehörigen zu halten, der übersetzen kann.

Tipps
- Wichtig ist die aktive Teilnahme, deshalb wird jeder Beitrag positiv verstärkt, auch wenn er noch ergänzt oder richtiggestellt werden muss.
- Man sollte möglichst verhindern, dass Patienten und Angehörige, die auf einen sehr langen Krankheitsprozess zurückblicken, entmutigend auf Teilnehmer mit einer Ersterkrankung einwirken. Dieser Punkt kann auch bei der Zusammenstellung der Gruppe beachtet werden.
- Falls Teilnehmer Ansichten vertreten, die den Inhalten des Programms widersprechen, soll auf alle Fälle die Erfahrungskompetenz der Teilnehmer respektvoll gewürdigt werden.
- In der Gruppenstunde werden keine Streitgespräche geführt. Für Konflikte werden Einzelgespräche angeboten.
- Zur Wiederholung kann zu Beginn der Stunde ein Video des Programms zum Thema der letzten Stunde gezeigt werden.

(Erarbeitet von R. Henkel, Klinikum Rechts der Isar, München)

> In großen Studien wurde nachgewiesen, dass durch Psychoedukation die Rückfallrate bei Schizophrenie deutlich gesenkt wird.

Das Arbeitsmaterial des Alliance-Programms
- 12 Hefte: Manuale für das Behandlungsteam (didaktische Aufbereitung der Themen)
- 12 Hefte: Arbeitsbücher für Patienten und Angehörige (strukturierte Zusammenfassungen der Themen)
- 6 Videos auf DVD (6 Themen je 20 Minuten)
- 1 vorgefertigtes Flipchart für die Einzelpsychoedukation
- 1 Buch »Mit Schizophrenie leben« (Kissling u. Pitschel-Walz 2003)

6.2.2.4 Psychoedukation für Menschen mit einer Borderline-Persönlichkeitsstörung

Grundlage für Inhalt und Ablauf der vorgestellten Gruppe bildet das Manual »Psychoedukation Borderline-Störung«, welches unter Mitwirkung der Pflege entwickelt wurde.

Bislang fehlten evaluierte Informationsprogramme für Borderline-Persönlichkeitsstörungen, obwohl ca. 20 % der Patienten im stationär-psychiatrischen Bereich die entsprechenden Diagnosekriterien erfüllen. Dies liegt nicht zuletzt daran, dass es immer noch starke Vorbehalte gegenüber der gruppentherapeutischen Arbeit mit dieser Klientel gibt, die sich allerdings entkräften lassen, wenn einige einfache Regeln beachtet werden.

Ganz besonders wichtig ist es, sich darüber im Klaren zu sein, dass es sich um eine reine Informationsgruppe handelt, auf gruppendynamische Prozesse wird nicht eingegangen. Dies muss am Anfang auch allen Gruppenmitgliedern explizit vermittelt werden.

Neben den klassischen Kommunikationsregeln werden zusätzlich die »Bezugsgruppenregeln« aus der Dialektisch Behavioralen Therapie (DBT) eingeführt. Hierbei geht es im Wesentlichen darum, sich und andere nicht zu bewerten und die persönlichen Grenzen des jeweils anderen zu respektieren. Klar muss auch sein, dass in diesem Rahmen Themen wie Traumatisierung dem Gruppenleiter vorbehalten sind und dass nicht über Selbstverletzungen und Flashbacks gesprochen wird.

Im Manual wird der Umgang mit schwierigen Situationen ausführlich erläutert; dies hier darzustellen, würde den Rahmen sprengen.

Inhaltlich besteht die Gruppe aus zehn in sich abgeschlossenen Modulen, so dass im Prinzip jederzeit ein Einstieg für neue Patienten möglich ist.

Für die Informationsvermittlung wird auf vorbereitete Folien verzichtet, die Inhalte werden gemeinsam erarbeitet, wodurch besser auf Erfahrungen und Kenntnisse der Gruppenmitglieder eingegangen werden kann.

Themenübersicht:
- Organisatorisches
- Krankheitsbegriff und Symptome
- Ursachenmodell
- Komorbidität
- Psychopharmakotherapie
- Notfall- und Krisenplan
- Psychotherapie
- Abschluss

Die Gruppe wurde in dieser Form in der Klinik für Psychiatrie und Psychotherapie des Klinikums Rechts der Isar, München, sowohl im stationären als auch im ambulanten Setting erfolgreich erprobt und umgesetzt. Selbstverständlich können die Informationen auch einzeln vermittelt werden, falls sich nicht genügend Patienten für eine Gruppe finden.

Ziele
- Vermittlung von Grundwissen über die Erkrankung
- Erarbeitung eines realistischen Krankheitskonzepts
- Motivation zu langfristiger störungsspezifischer Psychotherapie
- Überblick über Möglichkeiten und Grenzen unterschiedlicher Therapieformen
- Herstellen einer Balance aus Eigenverantwortung und Selbstständigkeit einerseits sowie Nutzung von Unterstützungs- und Hilfsmöglichkeiten andererseits

Rahmenbedingungen
- Freundlich gestalteter Raum
- Feste Termine (60 Min. pro Modul)

- Ambulant: 1 × pro Woche, geschlossene Gruppe
- Stationär: 2 × Woche, offene Gruppe

Sitzordnung
- Offener Kreis
- Gruppenleiter und Cotherapeut sitzen sich gegenüber.

Material
- Flipchart
- Boardmarker in verschieden Farben
- Ggf. Handouts

Gruppenleitung
- 1 Gruppenleiter und 1 Cotherapeut (am besten Arzt und Pflege)
- Beide bilden ein Team und können sich je nach Thema der Stunde in der Leitung abwechseln. Wichtig ist jedoch die personelle Konstanz während eines Gruppenprogramms, ein Wechsel der therapeutischen Leitung, z. B. durch Einsatz themenbezogener Spezialisten, ist ungünstig.
- Der Leiter ist für den Informationsteil verantwortlich, während der Cotherapeut das Geschehen in der Gruppe beobachtet und, falls es nötig sein sollte, einzelne Mitglieder nach draußen begleitet.
- Fachliche Voraussetzungen:
  - Fundiertes Wissen über die Erkrankung
  - Erfahrung im Leiten von Gruppen
  - Kenntnisse im Umgang mit Borderline-Patienten
  - Wertschätzende Grundhaltung
- Persönliche Voraussetzungen:
  - Humor und Flexibilität, gepaart mit einer festen Verwurzelung in der Struktur

Durchführung

Formaler Ablauf:
- Eingangsrunde
- Kurze Wiederholung der letzten Stunde
- Vorstellung und Bearbeitung des neuen Themas (Sammlung der Beiträge aus der Patientenrunde, die vom Leiter am Flipchart in eine sinnvolle Ordnung gebracht und ggf. um relevante Informationen ergänzt werden)
- Achtsamkeitsübung oder Abschlussrunde

Inhalte:
- Organisatorisches:
  - Vorstellungsrunde
  - Regeln
- Krankheitsbegriff und Symptome:
  - Sammlung der bisherigen Diagnosen
  - Erläuterung des Begriffs der Persönlichkeitsstörung
  - Zuordnung der Symptome

- Ursachenmodell:
  - Biosoziales Modell nach Marsha Linehan
- Komorbidität:
  - Sammlung aller komorbid auftretenden Erkrankungen und deren Erläuterung
- Psychopharmaka I + II:
  - Antidepressiva
  - Moodstabilizer
  - Antipsychotika
  - Tranquilizer
- Krisen- und Notfallplan:
  - Einführung der Spannungskurve der DBT
  - Stresstoleranzskills und Notfallkoffer (DBT)
  - Telefonnummern für den Notfall
- Psychotherapie I + II:
  - Dialektisch Behaviorale Therapie (DBT) nach Linehan
  - Übertragungsfokussierte Psychotherapie (TFP) nach Kernberg
- Abschluss:
  - Offene Fragen
  - Gesunde Lebensführung

Beispiel: Informationsteil der 7. Stunde: **Krisen- und Notfallplan**
- Einführung zum Thema: »*Was verstehen Sie unter einer Krise?*«
  Häufige Antworten: »*Die Situation scheint ausweglos, nicht zu bewältigen*«, »*unermessliche Anspannung*«, »*an Schneiden denken*«.
- Einführung der Spannungskurve aus der DBT:
  Menschen mit einer Borderline-Persönlichkeitsstörung erleben durchschnittlich eine 9-mal höhere Anspannung als Gesunde; die Spannung ist höher als bei allen anderen psychiatrischen Krankheitsbildern und unterscheidet sich auch qualitativ von derjenigen anderer Menschen.
- Für jeden Spannungsbereich gibt es unterschiedliche Skillsmodule, die wirksam sind; für den Hochspannungsbereich (= Krise) sind das die so genannten Stresstoleranzskills.
  Falls ein Patient die Spannungskurve schon aus dem Skillstraining kennt, wird er gebeten, die Kurve mit Unterstützung des Leiters vorzustellen.
  - »*Was hilft Ihnen bei hoher Spannung?*«
  - »*Welche Fertigkeiten kennen Sie schon?*«
- Der Gruppenleiter sammelt die genannten Strategien und ordnet sie.
  Die meisten Patienten kennen bereits Skills, die über die Körperempfindungen wirken, und einen ungefährlichen Schmerzreiz darstellen, wie z. B. Chili, Ammoniak, Eis.
- Beispielhaft wird der Notfallkoffer der Station vorgestellt, wobei die Patienten gebeten werden, einzelne Skills auszuprobieren (○ Abb. 6.15).
- Anschließend werden die Notfallstrategien ergänzt:
  »*Was können Sie in einer Krise sonst noch tun?*«

6 Gruppenlandschaft in der psychiatrischen Pflege

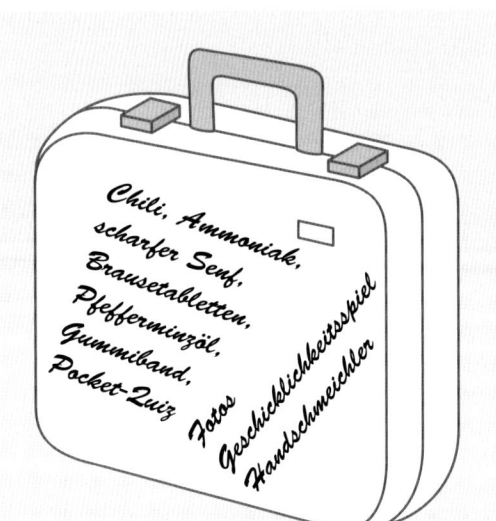

o **Abb. 6.15:** Der Notfallkoffer

- ▶ Je nachdem, welche Erfahrungen die Patienten haben, kann hier das Thema Bedarfsmedikation aufgegriffen und erläutert werden:
  - Wann ist Bedarf sinnvoll?
  - Welche Medikamente sind geeignet?
  - Welche sollte man meiden?
- ▶ Der Vorschlag »Freunde/Angehörige anrufen« wird ergänzt mit dem Hinweis, dass vorher verschiedene Punkte geklärt werden müssen:
  - Bereitschaft der Freunde, in der Krise zur Verfügung zu stehen
  - Erreichbarkeit
  - Erwartungen an das Gespräch müssen vorab geklärt werden
- ▶ Vorstellung einer Liste mit Notrufnummern (Klinikambulanzen, Krisendienst, Suchtnotruf, Seelsorge) und Austeilen einer entsprechenden Liste (genau wie bei allen anderen psychiatrischen Erkrankungen).
- ▶ Nach dieser Stunde ist ausnahmsweise eine Hausaufgabe möglich:
  Die Patienten sollen bis zur nächsten Stunde Skills ausprobieren und die besten im Sinne eines provisorischen ersten Notfallkoffers mitbringen. Außerdem sollen sie einen individuellen Notfallplan erstellen und aufschreiben, welche Skills sie einsetzen wollen und wen sie in welcher Reihenfolge anrufen können.

Nachbereitung

- ▶ Jeweils ein Patient kann gebeten werden (freiwillig!), die Informationen auf dem Flipchart abzuschreiben und bis zum nächsten Mal der Gruppe zur Verfügung zu stellen (ggf. Korrektur durch die Gruppenleiter)
- ▶ Dokumentation der Teilnahme und etwaiger Besonderheiten bei stationären Patienten

- Keine standardisierte inhaltliche Dokumentation aller Einzelheiten; für die Gruppe herrscht Schweigepflicht

Gruppentherapeutische Wirkung
- Sicherheit und Stabilität für die Mitglieder durch Einhaltung der dialektischen Regeln
- Gemeinsamkeit: Die Klienten sehen, dass sie nicht völlig anders sind als alle anderen.
- Entlastung: Persönliche Schwierigkeiten bekommen einen Namen und haben eine Ursache.
- Atmosphäre, die geprägt ist durch Respekt und Akzeptanz
- Erleben eines wertschätzenden Miteinanders in der Gruppe
- Formales Konzept ermöglicht das Eingehen auf das spezifische Niveau und die individuellen Erfahrungen in der jeweiligen Gruppe (Schutz vor Über- oder Unterforderung)

Patienten
- Alle Patienten mit der Diagnose einer Borderline-Störung
- Stationsübergreifend
- Voraussetzungen:
  - Aufklärung über die Diagnose
  - Freiwillige Teilnahme
  - Bündnisfähigkeit bzgl. Suizidalität und Einhaltung von Gruppenregeln

Variationsmöglichkeiten
- Im Sinne der Stabilität bietet es sich an, den formalen Ablauf in den einzelnen Stunden beizubehalten, da durch die Informationssammlung ausreichend Bewegung entsteht und viele Themen ohnehin belastend genug sind.

Tipp
- Pro Stunde kann jeweils ein anderer Patient als »Hüter der Dialektik« bestimmt werden.
- Seine Aufgabe ist es, auf bewertende Äußerungen in der Gruppe zu achten und diese zu benennen (ohne sie zu bewerten).

(Erarbeitet von D. Fuchs, Klinikum Rechts der Isar, München)

Zusammenfassung

Die oben beschriebenen Gruppen wurden von engagierten Pflegepersonen ausgearbeitet. Ziel ist immer: Den Patienten in einer psychiatrischen Einrichtung Unterstützung, Austausch, Lernfeld, Erwerb von Fähigkeiten und Fertigkeiten zu ermöglichen und nicht zuletzt Spiegel seines Selbst zu sein. Alle aufgeführten Gruppen zeigen die Vielfalt pflegetherapeutischer Gruppenarbeit auf und begründen die Bedeutung und Wirkung auf den psychisch kranken Menschen.

7 Interaktion und Beziehung

Für seine Entwicklung im zwischenmenschlichen Bereich und in Bezug auf seine sozialen Kompetenzen ist der Mensch auf die Gruppe angewiesen. Gruppen prägen unsere Gesellschaft: Sie sind ein wichtiger Motor in der Persönlichkeitsentwicklung; sie beinhalten zwischenmenschliche Prozesse von sozialenergetischer Beschaffenheit – es ist nicht unwichtig, welche Bedeutung der Einzelne innerhalb seiner Gruppe hat.

In der Patientengruppe befindet sich der Kranke in einem Netzwerk unterschiedlicher Beziehungen, unterschiedlichen Denkens, vielgestaltiger Kreativitätsformen und verschiedenartiger Phantasien.

Jede Begegnung mit Menschen birgt auch das Risiko eines Konfliktes, dies ist sozusagen ein Nebeneffekt im Interaktionsspiel. Der Umgang miteinander ist in gewisser Weise wie ein Spiel, dessen Spielregeln eingehalten werden müssen, um das Risiko zu verlieren zu mindern.

Die Menschen haben eine Vielzahl von Strategien, Techniken und Ritualen im Umgang miteinander entwickelt: Es gibt unzählige Muster verbaler und nonverbaler Handlungen, mit denen sie ihre Persönlichkeit ausdrücken. Dadurch entsteht ein Bild, das andere von ihm haben. Menschen wollen mit ihrem Verhalten ihren positiven sozialen Wert, ihr Image, ausdrücken. (Goffman 1986)

»Image ist das, was man bräuchte,
wenn man möchte, dass die anderen denken,
man wär' so, wie man möchte.«
(Kabarettist Frank-Markus Barwasser als Erwin Pelzig)

Das bewusste und unbewusste Verhalten der Menschen wird durch die Beziehung zu seinem sozialen Umfeld bestimmt. Diese durch Kurt Lewin (1953) wissenschaftlich belegte Tatsache gilt in besonderem Maße für die Situation auf einer psychiatrischen Station: Das Leben mit noch unbekannten Menschen ist für die Patienten in der Regel ungewöhnlich und bedeutet für ihr Leben eine Ausnahmesituation.

»Wird aufgrund einer Erkrankung die Aufnahme in ein Krankenhaus erforderlich, bedeutet das für den Patienten eine stark einschneidende Veränderung seiner gesamten Lebenssituation. Der Patient tritt in eine Institution ein, in der die Trennung verschiedener Lebensbereiche wie Arbeiten, Wohnen und Schlafen aufgehoben ist. Wohnen, Essen, Schlafen, soziale Beziehungen finden jetzt an ein und derselben Stelle statt.« (Hornung 1986)

Die Station wird hier zum **sozialen Übungsfeld** für die Patienten (○ Abb. 7.1). Für das eigene Leben bisher unbedeutende Mitpatienten werden in der Stationsgemeinschaft auf einmal zu wichtigen Lernpartnern. Die Beziehung der Patienten untereinander und gegenüber dem Pflegeteam (therapeutisches Team insgesamt) sind ebenfalls geprägt durch ihre individuelle Sozialisation und laufen innerhalb eines Prozesses dynamisch ab. In der Soziologie spricht man daher vom **gruppendynamischen Prozess** oder von **Gruppendynamik**. Im Stationsalltag laufen dynamische Prozesse meist automatisch, oft in erzwungener Harmonie ab.

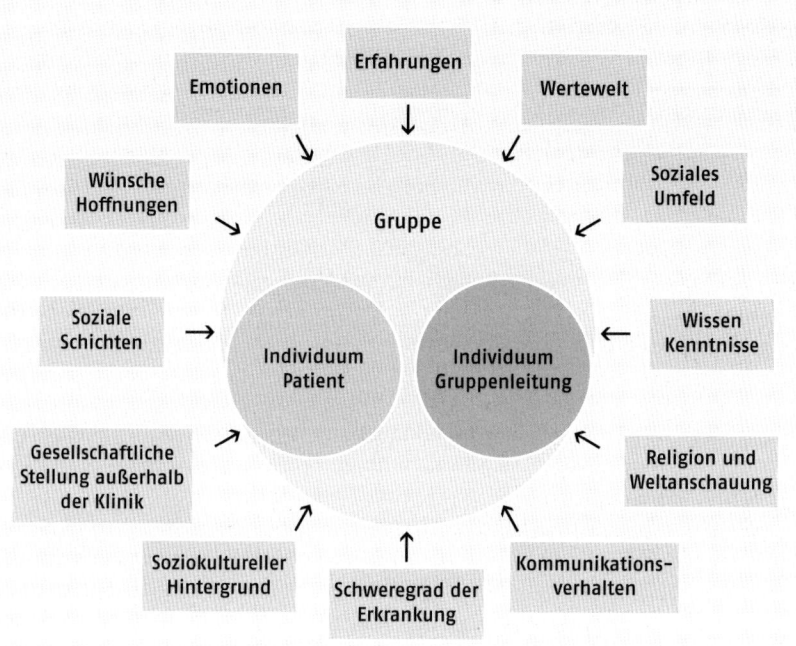

○ Abb. 7.1: Einflussfaktoren während des Gruppengeschehens

7.1 Verhalten in Gruppen

7.1.1 Die Phasen der Entwicklung von Gruppen

Jede Gruppe durchläuft in ihrer Entwicklung verschiedene Phasen.

Auch die pflegerischen und therapeutischen Angebote in der Psychiatrie finden oft in Gruppen statt. Die Fähigkeit zur sozialen Integration gilt dabei als Gradmesser für die Genesung der Patienten. Angefangen beim gemeinsamen Essen im Speisesaal, über die gemeinsame Freizeit in den Gemeinschaftsräumen bis hin zu den gemeinsamen Außenaktivitäten, fast alles findet in pflegegeleiteten Gruppen statt.

Aber eine Gruppe ist nicht gleich eine Gruppe, nur weil sich mehr oder weniger zufällig, freiwillig oder auch verordnet Menschen zusammenfinden.

Ganz speziell in der Psychiatrie ist auf die Entwicklung des Gruppenprozesses und des Gruppengefühls unter den Patienten zu achten. Die pflegetherapeutische Arbeit in Patientengruppen setzt aber die Auseinandersetzung mit dem Gruppenprozess voraus. Die Anfangs- und die Beendigungssituation einer Gruppe stellen die Eckpfeiler des Gruppenprozesses dar und können positiv gestaltet werden.

Wenn eine Gruppe entsteht, vollzieht sich ein Prozess, der die gesamte Entwicklung der Gruppe umfasst. Dieser Prozess verläuft in den klassischen Phasen wie Rollenver-

7 Interaktion und Beziehung

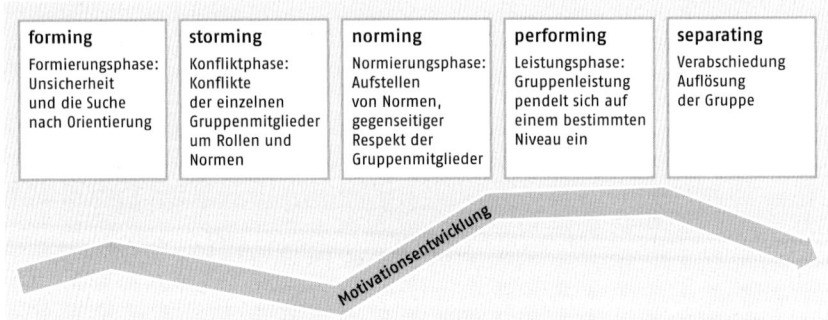

Abb. 7.2: Phasen der Entwicklung von Gruppen

teilung, Zielsetzung und Aufgaben, der Bildung von Regeln und Normen sowie der Gestaltung der Gruppenkultur. Es geht auch um die Verteilung von Macht und die Art und Weise, wie neue Mitglieder aufgenommen werden.

Für eine Gruppenleitung kann es sehr hilfreich sein, die verschiedenen Phasen des Entwicklungsprozesses von Gruppen zu kennen. Wenn die Leitung weiß, dass beispielsweise »Machtkämpfe« oder »Motivationsprobleme« in einer Patientengruppe einfach normal sind und dass gewisse Phänomene in verschiedenen Phasen der Gruppenentwicklung immer wieder auftreten, hilft ihr das, darauf in angemessener Weise zu reagieren und ihre Handlungen dementsprechend auf das Individuum auszurichten.

Doch was müssen Pflegende über Gruppenprozesse und Entwicklungsphasen einer Gruppe wissen? Einige Überlegungen zur Entwicklung der verschiedenen Phasen in Gruppen sollen im Folgenden aufgeführt werden.

Es werden fünf verschiedene Stadien der Gruppenentwicklung unterschieden (Abb. 7.2):
1. »forming« (Orientierungs- und Kennenlernphase)
2. »storming« (Konflikt- oder auch Machtkampfphase)
3. »norming« (Vertrautheitsphase)
4. »performing« (Differenzierungs- und Leistungsphase)
5. »seperating« (Auflösungsphase, Abschluss und Abschied).

7.1.1.1 »forming« (Orientierungs- und Kennenlernphase)

Charakteristika: Fremdheitsphase, Orientierungsphase, ankommen, auftauen, sich orientieren, sich formieren, sich beschnuppern.

Was wir gerne als »harmonische« und »arbeitsfähige« Gruppe bezeichnen, entsteht nicht einfach von alleine. Die Menschen in einer Gruppe – in unserem speziellen Fall die Patienten – durchlaufen dabei einen wichtigen Prozess.

Anfangs ist es »bloß« eine Gruppe von Individuen. In dieser Phase verhalten sich die Patienten eher abwartend. Ihr Verhalten wird durch ein Bedürfnis nach Orientierung und Sicherheit bestimmt. Sie versuchen, die Situation für sich einfach zu gestalten, indem sie erst einmal im Geiste die anderen »etikettieren« oder mit einem »Gütezeichen«

versehen. Diese innere Kategorisierung vollzieht sich nach individuellen Mustern und kann z. B. heißen: Kumpel, Chef, nett, unsympathisch, Feind usw.

Es ist nicht immer gleich zu erkennen, in welchem Gemütszustand sich ein Patient befindet, wie seine Befindlichkeit einzustufen ist. Allen Patienten gemeinsam ist zunächst der Wunsch nach Akzeptanz und Wertschätzung ihrer Person. Die Unsicherheit oder auch Angst, die jeder am Anfang empfindet, wird im weiteren Verlauf des Gruppenprozesses gemindert, indem sich die einzelnen Persönlichkeiten herausbilden. Die Patienten lernen sich gegenseitig kennen und können sich mehr und mehr ein Bild vom Einzelnen machen. Sie entdecken gemeinsame Interessen oder empfinden einfach Sympathie (oder auch Antipathie) füreinander.

Unbewusst stellen sich die Patienten folgende Fragen:
- Wie sind die anderen?
- Was ist hier erwünscht, was wird geächtet? (Regeln oder Normen)
- Was wird von mir erwartet?
- Wer ist mir wohl gesonnen?
- Wer hilft mir?
- Wer ist mir am sympathischsten?
- Wer ist hier der Anführer?

Um ein gutes Gruppenklima zu schaffen, müssen die Patienten die Möglichkeit haben, sich durch gegenseitige Abgrenzungen hervorzuheben, z. B. ihre Besonderheiten zu zeigen, und den persönlichen Kontakt zu den Mitpatienten zu beleben.

Welche Hilfestellung kann eine Gruppenleitung hier den Patienten geben?
- Vermitteln Sie das Gefühl von Sicherheit und Vertrauen.
- Schaffen Sie einen Rahmen, der den Patienten erlaubt, sich zu öffnen.
- Geben Sie den Patienten genügend Freiraum für eigene Wünsche.
- Vermeiden Sie unnötigen Druck und programmierte Erwartungen.
- Gewähren Sie ausreichend Autonomie.
- Ermöglichen Sie ein interaktives Miteinander.

7.1.1.2 »storming« (Konflikt- oder auch Machtkampfphase)

Charakteristika: Machtkampfphase, Konfrontationsphase, kämpfen, Gärung und Klärung.

Die Patienten sind nun mit der Gruppe vertrauter und können etwas mehr aus sich herausgehen. Das Vertrauen und die zunehmende Sicherheit lässt sie mutiger werden, ihr Ich zu zeigen und ihre Bedürfnisse anzumelden.

In dieser Phase geht es um Macht. Es geht um Behauptung der Stellung in der Gruppe, um Status und Ansehen, um Führungsansprüche und Rivalitäten (s. auch Kap. 7.2). Die Patienten ringen darum, dazuzugehören, Einfluss zu bekommen und wollen die Regeln mitbestimmen. Die Macht der Gruppenleitung kann von einzelnen Patienten in Frage gestellt werden. Es kann durchaus hilfreich sein, wenn die Gruppenleitung die informelle Führungsperson identifiziert und zu ihr eine gute Beziehung gestaltet.

Weil jeder seine Interessen auf unterschiedliche Art und Weise ausdrücken möchte und sich dadurch aus der Masse hervorheben will (Selbstdarstellung der Neuen), kann es zu offenen Konfrontationen kommen, die die Entwicklung eines positiven Gruppenklimas ungünstig beeinträchtigen könnten. Es entstehen Konflikte zwischen persönlichen Wünschen zum einen und dem Gruppendruck zum anderen.

Bereits existierende Regeln und Ziele werden in Frage gestellt, und es entsteht ein unterschwelliges Misstrauen untereinander. Das kann zu einer ernsthaften Krise führen. Dies ist ein wichtiger Punkt in der Gruppenentwicklung. Die Leitung muss die Entwicklung bewusst wahrnehmen und steuern, um eine Bereitschaft zur gemeinsamen Arbeit zu finden. Sie muss klare Ziele vorgeben und persönliche Stärke signalisieren.

Gruppenregeln und Normen für den Umgang miteinander entstehen meist auf der Basis einer solchen Krise. Den Teilnehmern wird klar, wofür sie in Bezug auf ihre Lernen und den Fortschritt in der Gruppe Verantwortung übernehmen müssen. Sie beginnen sich zu organisieren und als Gruppe zu verstehen.

Welche Hilfestellung kann eine Gruppenleitung hier den Patienten geben?
- Geben Sie Störungen den Vorrang.
- Ermöglichen Sie Gespräche und Diskussionen.
- Unterstützen Sie konstruktiv das Austragen von Konflikten.
- Helfen Sie, sachliche Lösungen zu finden und zu realistischen Vereinbarungen zu kommen.
- Fördern Sie den Prozess des Sozialen Lernens und die Akzeptanz unterschiedlicher Ansichten.

7.1.1.3 »norming« (Vertrautheitsphase)

Charakteristika: Strukturierungsphase, Vertrautheitsphase, Arbeitslust.

In dieser Phase werden gruppenspezifisch Rollen verteilt und es kommen die Gegensätzlichkeiten zu Tragen. Jeder Patient wird auf seine Weise als nützlich für die Gruppe erkannt und Beziehungen werden geklärt.

Gestellte Aufgaben können nun konstruktiv angegangen werden und neue Erkenntnisse werden gewonnen. Es herrscht eine positive Gruppenatmosphäre, die von gegenseitigem Geben und Nehmen gekennzeichnet ist. Es bilden sich Kooperationen, Seilschaften.

Den Patienten wird klar, dass sie Verantwortung für das Gruppenleben übernehmen müssen, und sie beginnen, sich einzugliedern. Regeln werden aufgestellt und Gruppenstandards entwickelt zu Umgangsformen, Feedback und Austausch untereinander, Entscheidungen werden gemeinsam getroffen und umgesetzt, der Umgang mit der Gruppenleitung wird geklärt, gemeinsame Ziele sowie Regeln zu Nähe bzw. Distanz werden eindeutig. So kann ein »Wir-Gefühl« in der Gruppengemeinschaft entstehen, es wird eine Gruppenkultur erkennbar.

Welche Hilfestellung kann eine Gruppenleitung hier den Patienten geben?
- Machen Sie die Rahmenbedingungen deutlich: Zeitumfang, Materialbeschaffung u. a.

- Klären Sie gemeinsam die Arbeitsgrundlage.
- Steuern Sie das Bedürfnis nach individuellem Ausdruck.
- Helfen Sie bei der Formulierung von Gruppenstandards.
- Beteiligen Sie die Patienten an Entscheidungsprozessen zum Gemeinschaftsleben.
- Fördern Sie die individuelle Begeisterungsfähigkeit.

7.1.1.4 »performing« (Differenzierungs- und Leistungsphase)

Charakteristika: Produktivitätsphase, Zusammenarbeit.

Jetzt ist die Gruppe arbeitsfähig und ist nicht mehr so anfällig für Stimmungsschwankungen und Frustrationen einzelner Teilnehmer oder schutzlos gegenüber auftauchenden Konflikten. Nicht jede kleine Schwierigkeit stellt die Arbeitsfähigkeit der Gruppe in Frage. Es herrscht ein Gefühl der Vertrautheit, der Sicherheit und des Dazugehörens. Die Gruppe ist geprägt durch Solidarität, Flexibilität und zielgerichtetes Handeln, die Patienten arbeiten an der gemeinsamen Aufgabe.

Welche Hilfestellung kann eine Gruppenleitung hier den Patienten geben?
- Gestalten Sie eine freundliche Arbeitsatmosphäre.
- Stellen Sie die nötigen Arbeitshilfen zur Verfügung.
- Verdeutlichen Sie die Mitverantwortung und verteilen Sie Aufgaben und Verantwortungsbereiche.
- Machen Sie die Erlebnisse für alle transparent.
- Evaluieren Sie gemeinsam den Gruppenprozess.

7.1.1.5 »seperating« (Auflösungsphase, Abschluss und Abschied)

In der Regel endet die Patientengruppe nach Ablauf des vorgegebenen Zeitrahmens. Der Abschluss bedeutet für die Patienten, jetzt wieder den Transfer zurück in den gewohnten Stationsalltag zu schaffen. Entsprechend der individuellen Möglichkeiten und dem jeweiligen Thema der Gruppe sollen die Patienten jetzt umsetzen, was sie gelernt haben.

Abschluss und Abschied heißt, den inhaltlichen Prozess zu einem sinnvollen Ende zu bringen, auf der Sachebene ebenso wie auf der Beziehungsebene.

Die Gestaltung der Abschlussphase richtet sich nach der Dauer und Intensität der Gruppe. Je persönlicher die Themen und Beziehungen im Verlauf des Gruppenprozesses wurden, umso intensiver könnte eine emotionale Verbundenheit einzelner Patienten entstanden sein. Dies muss bei der Gestaltung der Abschlussphase Berücksichtigung finden.

Der Abschied ist eine Phase der Rückschau, des Feedbacks und der Vorausschau. Die Patienten sollen Ermutigung und handlungsgeleitete Anweisungen für den Alltag und im Umgang mit der Krankheit erhalten.

Welche Hilfestellung kann eine Gruppenleitung hier den Patienten geben?
- Gestalten Sie den Abschluss zielgerecht und wegweisend.
- Geben Sie Anreize, um den gruppendynamischen Prozess zu unterstützen.
- Stellen Sie sicher, dass alle offenen Fragen beantwortet wurden.

- Stellen Sie sicher, dass alle individuellen Anliegen Berücksichtung gefunden haben.
- Formulieren Sie eine Zusammenfassung der Inhalte.
- Ermutigen Sie zu offener Abschlusskritik.
- Formulieren Sie ein motivierendes Resümee.

Fazit

Die beschriebenen Phasen sind nicht als starre Reihenfolge zu verstehen. Es handelt sich um Entwicklungsphasen, die Gruppen für gewöhnlich durchlaufen. Patientengruppen in der Psychiatrie bestehen in der Regel bereits, wenn Patienten neu hinzukommen. Auch werden fortlaufend gesunde Patienten entlassen, diese verlassen somit auch die Gruppe. Es ist ein ständiges Kommen und Gehen, wobei ein Zurückfallen in bestimmte Phasen unvermeidlich ist. So kann es sein, dass immer wieder neue Gruppenstandards formuliert bzw. angepasst und vielleicht andere Regeln ausgehandelt werden müssen. Es gibt auch Gruppen, die nicht zwingend das Stadium der Arbeitsphase erreichen, oder aber es kommt vor, dass es eine Konfliktphase nicht zu geben scheint.

Diese Dynamik wird in Gruppen deutlich sichtbar, die über einen längeren Zeitraum zusammen sind, z. B. die Patientengemeinschaft der Station. Die Stationsversammlung ist hierfür ein gutes Beispiel und Beobachtungsobjekt.

Auch die gemeinsamen Gruppensitzungen auf Suchtstationen oder in Gruppen der Psychoedukation (GSK = Gruppentraining sozialer Kompetenzen, o. Ä.) zeigen eine spezifische Dynamik. Die Phasenentwicklung verläuft in kurzeitigen Gruppen (Kochgruppe, Freizeit u. a.) weniger ausgeprägt und ist nicht so deutlich zu identifizieren. Entscheidend ist, dass die Dauer einer einzelnen Phase verschieden sein kann.

Jede Gruppe benötigt eine bestimmt Zeit, um sich entwickeln zu können. Auch die einzelnen Phasen können individuell in ihrer Länge stark variieren. Es ist zu bedenken, dass der Gruppenprozess grundsätzlich steuerbar ist, er sollte aber seinen natürlichen Verlauf bewahren können.

7.2 Gruppenkultur und dynamische Prozesse

Nach Raoul Schindler (Heim 1985, S. 59) gehört eine Rangordnung zu den Grundstrukturen der »Organismus«-Gruppe. Sein Modell der Rangdynamik beschreibt Gruppensituationen (o Abb. 7.3).

Schindlers sozio-dynamische Grundformel besagt, dass jede Gruppe eine bestimmte Dynamik aufweist. Eine Gruppenkultur entwickelt sich durch die Mischung der vielen sozialen Rollen, die die Patienten innerhalb der Gruppe einnehmen. Es bilden sich Rangpositionen, die einem dynamischen Wechsel zwischen den Gruppenmitgliedern unterliegen. In allen Patientengruppen gibt es dominante und weniger dominante Teilnehmer und solche, die sich vollkommen zurückgezogen, unauffällig oder ängstlich verhalten.

Es lässt sich beobachten, welcher Patient die meisten »Anhänger« hat, welcher der »Beliebteste« ist, in wessen Nähe sich die anderen Patienten vorzugsweise aufhalten, an wen sie sich wenden und an wem sie sich orientieren. Diese Patienten nehmen nach

7.2 Gruppenkultur und dynamische Prozesse

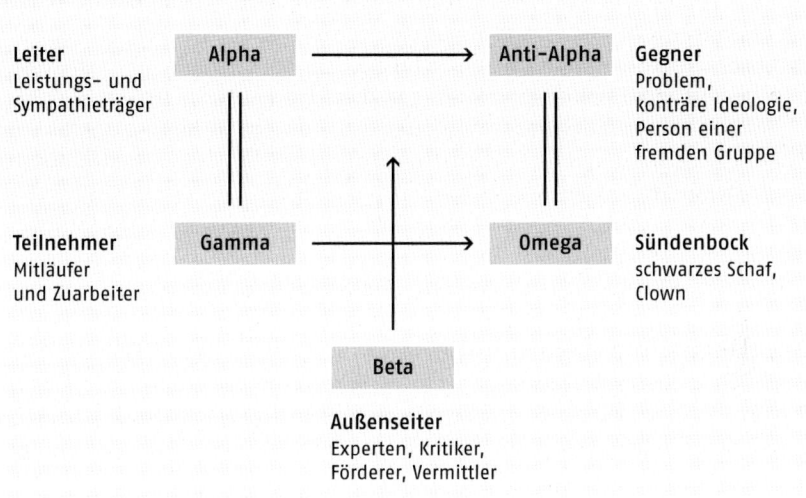

○ Abb. 7.3: Gruppendynamik nach Raoul Schindler

dem Modell der Rangdynamik die so genannte »**Alpha-Position**« ein. Diese Position bedeutet sehr viel »Macht« und ist daher in der Regel für die anderen Gruppenmitglieder auch sehr begehrenswert.

Das Handeln eines Menschen innerhalb einer Gruppe läuft zwischen bestimmten »Positionen« in einer Rangfolge ab. Für die Entwicklung einer Gruppenstruktur und deren Dynamik sind grundsätzlich folgende Positionen von Bedeutung:
- Alpha-Position
- Beta-Position
- Gamma-Position
- Omega-Position.

Diese vier Positionen stellen abstrakte, hierarchische Rollenfunktionen dar, die im Verlauf des Gruppengeschehens immer wieder neu von anderen Personen besetzt werden können.

Betrachten wir als Beispiel die Großgruppe einer psychiatrischen Station. Den älteren oder »erfahreneren« und evtl. schon gesünderen Patienten kommt oft die oben erwähnte Alpha-Position zu. Die Mehrheit der Gruppe bildet Gamma-Positionen. Diese Gamma-Positionen scharen sich um die Beta-Position und werden in gewisser Weise als deren »Anhängerschaft« angesehen.

7.2.1 Alpha-Position

Die **Alpha-Position** wird von jenem Mitglied eingenommen, das die Gruppe nach außen repräsentiert und daher als deren »Führer« angesehen wird. Dieser hat sich v. a. nach außen zu bewähren, z. B. in einer Auseinandersetzung mit dem »Führer« einer anderen Gruppe. Ist er erfolgreich, hat die Gruppe als Ganzes gesehen daran ihren Anteil, scheitert er, erlebt die Gruppe dies als ihr eigenes Scheitern. Da er der unbestrittene »Anführer« ist, wirkt er auch nach innen für die Gruppenwerte und -normen wegweisend. Dies kann sich eine Gruppenleitung zu Nutze machen, wenn sie Veränderungen einführen möchte, oder wenn die Motivation in der Gruppe nachlässt. Der Alpha-Typ richtet seine gruppeninternen Aktivitäten vor allem auf die Gamma-Individuen und nimmt so Einfluss auf deren Verhalten.

Zusammenfassung Alpha
- Repräsentiert die Gruppe nach außen, wird als »Führer« angesehen.
  Solche Patienten werden oft als Sprecher gewählt.
- Hat sich v. a. nach außen zu bewähren, z. B. in einer Auseinandersetzung.
  Das kann z. B. die Gruppenleitung oder die Stationsleitung sein.
- Ist er erfolgreich, hat die Gruppe als Ganzes gesehen daran ihren Anteil; scheitert er, erlebt die Gruppe dies als ihr eigenes Scheitern.
  Wenn Patienten z. B. eine Veränderung durchsetzen wollen.
- Er ist der unbestrittene »Anführer«, wirkt nach innen für die Gruppenwerte und -normen wegweisend.
  An ihm orientieren sich die Gruppenmitglieder, er hat Einfluss auf das Verhalten Einzelner.
- Er richtet seine gruppeninternen Aktivitäten vor allem auf die Gamma-Individuen.
  Patienten können um die Gunst des Alpha-Patienten werben, sie erheben selbst keinen Führungsanspruch.

7.2.2 Beta-Position

Die **Beta-Position** steht nahe bei Alpha, ist jedoch immer auch ein Konkurrent für Alpha. So erklärt sich möglicherweise auch die Bildung von Subgruppen innerhalb einer Stationsgruppe (Grüppchenbildung). Alphas sind geneigt, Eindruck auf andere zu machen und so die Betas auszustechen. Das kann mitunter zu aggressivem Verhalten in der Auseinandersetzung zwischen den Patienten führen.

In der Beta-Position sind jene wenigen Gruppenmitglieder zu finden, die über besondere, dem Gruppenwohl zugute kommende Sachkenntnisse verfügen. Ein Gruppenmitglied in der Beta-Position hat die Stellung eines Spezialisten und übt, solange seine Kompetenz unbestritten ist, eine besondere Autorität aus. Dadurch ist er prädestiniert, den Gruppenführer in der Alpha-Position herauszufordern und selbst die Position des Alpha-Typs zu übernehmen.

Zusammenfassung Beta
- Verfügen über besondere Sachkenntnisse, die dem Gruppenwohl zugute kommen.
  Beispiel: Patienten, die bereits lange in der Klinik sind oder schon mehrmals da waren, präsentieren gerne ihr »Expertenwissen«.
- Hat die Stellung eines Spezialisten und übt, solange seine Kompetenz unbestritten ist, eine besondere Autorität aus.
  Beispielsweise besonders therapieerfahrene Patienten.

- Ist prädestiniert, den Gruppenführer in der Alpha-Position herauszufordern und selbst die Position des Alpha-Typs zu übernehmen.
  Versucht z. B. dem Ansehen des Gruppenführers zu schaden, indem er schlecht über ihn redet. So erklärt sich möglicherweise auch die Bildung von Subgruppen (Grüppchenbildung) innerhalb einer Stationsgruppe.

7.2.3 Gamma-Position

Die **Gamma-Position** (Mehrheit/Mitläufer) ermöglicht die anonyme Mitgliedschaft, gewissermaßen das Untertauchen im schützenden Kollektiv. So ist Gamma der Verantwortung enthoben und lebt von und durch die Alpha-Position. Durch die Identifikation mit Alpha tragen die Gammas wesentlich und spürbar zur Leistung der Gesamtgruppe bei, ohne aber mit Meinungs- und Willensbildung wesentlich Einfluss zu nehmen. Seine negativen Impulse und Aktivitäten richtet Gamma primär gegen Omega.

Zusammenfassung Gamma

- Ermöglicht die anonyme Mitgliedschaft in der Gruppe, gewissermaßen das Untertauchen im schützenden Kollektiv.
  Diese Patienten sind z. B. aus sich heraus wenig aktiv, ergreifen keine Initiative. Sie gelten als Mitläufer und Zuarbeiter.
- Ist der Verantwortung enthoben und lebt von und durch Alpha.
  Patienten erwarten z. B. Vorschläge und Handlungsanweisungen vom Führer.
- Er richtet seine negativen Affekte primär gegen Omega.
  Kann z. B. schwächere Patienten angreifen oder ihnen die Integration in die Gruppe verweigern.

7.2.4 Omega-Position

Die **Omega-Position** ist vergleichbar mit den zuletzt in die Gruppe kommenden oder hilfloseren, da kränkeren Patienten. Sie haben vorerst als »Neue« eine scheinbar schwächere Position, der gegenüber sich die Gruppe in unterschiedlicher Weise verhalten kann: Einmal könnte Omega als Eindringling oder konkurrierendes Element gesehen werden, das zunächst auf Desinteresse oder gar Ablehnung stößt. Vielleicht entspricht Omega aber auch dem »Clown«, der durch Herabsetzung oder »Lächerlich-Machen« der eigenen Person die Zuwendung der Gruppe erhält und vorerst keine Bedrohung für die anderen Positionen darstellt.

Der Omega-Position kommt somit in der Gruppendynamik eine wichtige Aufgabe zu, indem sie gewissermaßen den Feind der Gruppe repräsentiert. Von Omega geht in der Regel keine lebhafte Aktivität aus. Die Omega-Position ist gleichbedeutend mit dem »Sündenbock« und steht für dasjenige gerade, was in der Gruppe nicht stimmt.

Zusammenfassung Omega

- Repräsentiert den Feind der Gruppe und dient als Blitzableiter.
  Vergleichbar z. B. mit zuletzt in die Gruppe kommendem Patienten, der als Eindringling oder konkurrierendes Element gesehen werden kann.

- ▶ Wurde wegen seiner Schwäche und Ängstlichkeit in diese Position bestimmt, kann diese aus eigener Kraft nicht verlassen.
  Beispiel: Ein Patient entspricht dem »Clown«, der durch Herabsetzung oder »Lächerlich-Machen« der eigenen Person die Zuwendung der Gruppe erhält und vorerst keine Bedrohung für die anderen Positionen darstellt.
- ▶ Hat durch seine »Sündenbockfunktion« eine sehr wichtige Position im Gruppengefüge inne.
  Ein Patient bekommt z. B. die Aggressivität und die Ablehnung der Gruppe zu spüren, weil er für das gerade steht, was in der Gruppe nicht stimmt.

Fazit

Die oben beschriebenen vier Rangpositionen werden durch die Rollen ausgefüllt, die der Person von der Gruppe gegeben werden und die der Position ihren individuellen Ausdruck verleihen. Dieses Modell hat Raoul Schindler 1957 erstmals der Fachöffentlichkeit dargelegt. Es zeigt, wie die kreisförmige Dynamik der Affekte und Impulse in der Gruppe verläuft.

»Diese Darstellung lässt die Unterscheidung von 4 Elementen in der Gruppe zu: Einem positiven und einem negativen Schwerpunkt (Alpha und Omega), einer Reihe von einfachen Mitgliedern (Gamma) und einem oder mehreren Unabhängigen (Beta); letztere können allerdings bisweilen auch fehlen.« (Schindler 1957)

> **Anmerkung der Autorinnen:** Auf dem 3. Weltkongress für Dynamische Psychiatrie in München hatten wir überraschend Gelegenheit, Prof. R. Schindler und Prof. R. Battegay persönlich kennenzulernen. Diese außergewöhnliche Begegnung hinterließ bei uns eine tiefe Faszination und Achtung vor den Verdiensten dieser berühmten Vertreter der Dynamischen Psychiatrie. Wir bedanken uns für diese inspirierende Erfahrung.

7.3 Themenzentrierte Interaktion (TZI)

7.3.1 Grundlagen der TZI

»Als geschlossene Gemeinschaft im Kleinen bildet die psychiatrische Klinik einen geradezu idealen Rahmen für das Studium sozialer Verhaltensweisen und Interaktionen zwischen psychisch Kranken.« (Battegay 1969)

Warum verhalten sich Menschen so, wie sie sich verhalten? Um das besser zu verstehen, sollten zunächst die allgemeinen Grundstrukturen menschlichen Verhaltens betrachtet werden. Jeder Mensch entwickelt sich von Kindheit an innerhalb seiner sozialen Beziehungen und ist deren Einflüssen ausgesetzt. Er identifiziert sich mit seiner Umgebung und drückt dies durch seine Haltung und sein Verhalten aus. Die Art und Weise wie sich der Mensch mit seiner Umgebung und innerhalb seiner Sozialbeziehungen auseinandersetzt, ist ebenfalls das Ergebnis seiner frühen Prägung. Die Reaktion seiner Umgebung auf sein Verhalten entspricht ebenso den Entwicklungsstufen und Einflüssen, welche das andere Individuum durchlebt hat (vgl. o Abb. 7.1, S. 145).

Patientengruppen sind immer interaktionelle Gruppen. Um die Gruppeninteraktion positiv zu beeinflussen, ist eine prinzipiell akzeptierende Haltung der Gruppenleitung, das Respektieren krankheitsbedingter Einschränkungen (beispielsweise bei depressiven, angstvollen oder aggressiven Patienten) unbedingt Voraussetzung. Eine positive Grundeinstellung der Pflegeperson beinhaltet ebenfalls einfühlendes Verstehen und Authentizität (Echtheit).

Gelingt es ihr, eine lebendige Diskussion zu entwickeln und die Patienten zu aktiver Mitarbeit am Thema zu motivieren, kann sie davon ausgehen, dass sich die Gruppe mit dem Thema auseinandersetzt und mit Interesse dabei ist. Es finden Begegnungen statt, die Patienten kommen einander näher, Distanzen werden abgebaut oder teilweise auch aufgebaut.

Die oben beschriebene Haltung der Gruppenleitung entspricht dem Rollenverständnis von Ruth C. Cohn (Psychoanalytikerin und Psychologin). Ruth Cohn gilt als Begründerin der **Themenzentrierten Interaktion (TZI)**, deren Konzept von ihr und weiteren Vertreterinnen der Humanistischen Psychologie entwickelt wurde.

Die TZI entstand Mitte der 50er Jahre. Das ursprüngliche Anliegen Ruth Cohns war es, ein Konzept zum lebendigen Lernen zu entwickeln, das »*dem ursprünglich gesunden Menschen ein Leben ermöglicht, in dem er gesund bleiben kann*«.

Eine Gruppe zu leiten, heißt nach den Regeln des TZI: Patienten können aus der Begegnung mit ihren Mitpatienten in der Gruppe lernen. Ruth Cohn beschreibt eine TZI-Gruppe als eine Zusammenkunft einzelner Menschen (**ICH**), die eine Gesamtheit und damit das **WIR** bilden. Die Gruppe verfolgt ein gemeinsames Ziel, das **ES**, und arbeitet dabei unter Einfluss der Umgebung und der Umwelt, im **GLOBE**. Die o Abbildung 7.4 beschreibt die drei Achsenendpunkte dieses Modells, die im Idealfall in einem völligen Gleichgewicht zueinander stehen sollten.

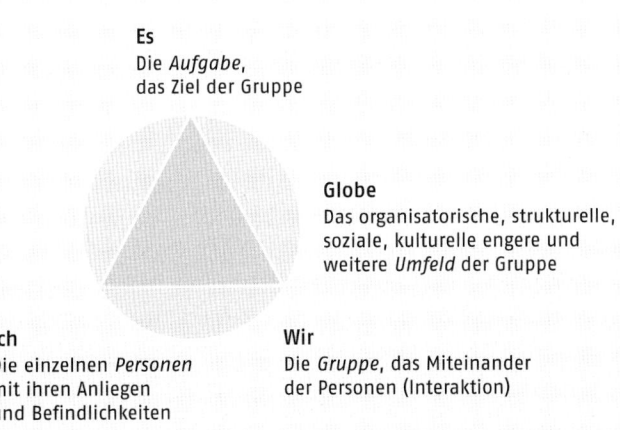

o Abb. 7.4: Die Eckpunkte der TZI nach Ruth Cohn

Für die Gruppenleitung bedeutet dies, dass immer eine Balance zwischen den genannten Achsenendpunkten angestrebt wird. Aufgabe der Gruppenleitung ist es, zu erspüren, was in der Gruppe gerade lebt, und den Gruppenprozess entsprechend zu steuern.

Gruppenprozesse unterliegen einer wechselnden Dynamik, die eine hohe Flexibilität der Leitung in Bezug auf Planung und Durchführung erfordert, um die Balance der Achsenendpunkte zu erreichen oder zu erhalten. Die Gruppenleitung hat hier mit ihrem Verhalten Modellfunktion für die Patienten. Sie muss authentisch und ehrlich auftreten. TZI ist ein ganzheitliches Modell, das Körper, Geist und Seele anspricht. Daraus lässt sich ein klares Leitungsverständnis formulieren.

Gruppenleitungen sind demnach in erster Linie auch teilnehmende Mitglieder. Sie bringen sich vollständig als Person mit ihren Gedanken und Gefühlen in den Gruppenprozess ein und bereichern diesen mit ihren Ideen und Interessen.

7.3.2 Postulate der TZI

(Quelle: Löhmer C., Standhardt R. TZI. Die Kunst, sich selbst und eine Gruppe zu leiten, PAL, 1994, S. 28–31)

> **Sei deine eigene Chairperson, die Chairperson deiner selbst!**
> Mache dir deine innere und äußere Wirklichkeit bewusst. Benütze deine Sinne, Gefühle, gedanklichen Fähigkeiten und entscheide dich verantwortlich aus deiner eigenen Perspektive her.

Jeder Patient soll »für sich sorgen«, seine Gefühle, Bedürfnisse und Interessen verantwortlich wahrnehmen und seine Person mit Gedanken und Interpretationen aktiv in die Gruppe einbringen.

> **Störungen haben Vorrang!** (Im Sinne von: »... nehmen sich Vorrang«)
> Störungen und Betroffenheiten haben Vorrang. Beachte Hindernisse auf deinem Weg, deine eigenen und die von anderen; ohne ihre Lösung wird Wachstum verhindert oder erschwert.

Störungen im Gruppenprozess können sein, wenn beispielsweise ein Patient mit einer schlechten Nachricht aus seiner Familie belastet ist, wenn krankheitsbedingte Unruhe einen Patienten daran hindert, konzentriert an der Gruppe teilzunehmen, oder wenn allgemein gedrückte Stimmung auf der Station herrscht, weil sich z. B. ein Mitpatient suizidiert hat. Cohn vergleicht den Gruppenprozess mit einem Gemälde, das von verschiedenen Personen betrachtet wird. Diese Personen haben unterschiedliche Vorstellungen von dem Bild, der Maler selbst wiederum andere als die Betrachter. Das Schildern ihrer Eindrücke sagt viel über die Personen und das Bild aus.

»Ich kann nie in mir erleben, was in Dir ist, denn Deine Wahrnehmungen, Deine Gedanken und Gefühle sind immer nur Deine eigenen. Jede Botschaft von Dir zu mir verändert sich auf dem Weg von Dir, dem ›Sender‹, zu mir, dem ›Empfänger‹«. (Cohn 1989)

7.4 Zwischenmenschliche Kommunikation

Das bisher Dargelegte kann nach einem einfachen Erklärungsmuster analysiert werden, um zu verstehen, wie Interaktion in Gruppen zustande kommt.

Wenn man Watzlawicks berühmte Aussage ernst nimmt, »Man kann nicht nicht kommunizieren«, dann wird Folgendes erkennbar: Mit allem, was gesagt und auch nicht gesagt wird, sowie mit allem, was getan und auch nicht getan wird, werden bei dem Gegenüber zahlreiche Reaktionen in Wort und/oder Verhalten ausgelöst.

Jede gesendete **Nachricht** beinhaltet eine Sache bzw. eine Mitteilung, die zunächst wertfrei und vollkommen neutral zu sein scheint. In jeder Mitteilung ist allerdings auch eine **Absicht** verborgen. Die Aussage des »**Senders**« wird automatisch Einfluss auf das Verhalten, das Gefühl und das Denken (Meinungsbildung) des »**Empfängers**« nehmen (o **Abb. 7.5**).

Hier setzt die Wirkung von Gruppen auf das Individuum an. Viele Patienten erleben die Gruppe als wichtigste Lernerfahrung in ihrem Leben. Dies bestätigt, dass die Gruppe eine lebendige Erfahrung ist und durch gegenseitige Beeinflussung (**Lernen**) eine **Verhaltensänderung** ermöglicht.

Schildert ein Patient seine Probleme, Bedrängnisse und Emotionen, bewirkt das bei den anderen Patienten Hilfsbereitschaft, Bewunderung oder Mitleid. Somit hat eine Nachricht immer einen manipulierenden Charakter und versucht grundsätzlich, Einfluss auf etwas zu nehmen. Der »Empfänger« versteht allerdings nicht alles so, wie es der »Sender« gemeint hat – das muss eine Gruppenleitung in besonderem Maße berücksichtigen. Sie muss sich darüber im Klaren sein, was ihre Worte und Botschaften, ihre Körpersprache und ihr Verhalten bei den Patienten möglicherweise auslösen können, und dass dies nicht unbedingt das beabsichtigte Verhalten nach sich zieht.

Die **Selbstoffenbarung** ist das, was der »Sender« über sich preisgibt, wenn er eine Information mitteilt. Das ist der dritte Aspekt, der das Verhalten des »Empfängers« beeinflusst. Jeder Mensch stellt sich in irgendeiner Weise mit dem, was er sagt oder tut, dem anderen dar. Daraus ist zu erkennen, welchen Selbstwert der »Sender« hat, welche Gedanken und Werte für ihn eine Rolle spielen. So wird verständlich, weshalb manche Patienten Scheu davor haben, sich vor der Gruppe zu »offenbaren«. Sie würden vielleicht gerne etwas sagen, sind jedoch evtl. unsicher, wie sie bei den anderen ankommen. Schließlich möchten sie bei den Mitpatienten einen guten Eindruck machen. Da Selbstoffenbarung in der Regel unfreiwillig geschieht, ist diese häufig Anlass für Missverständnisse und Spannungen in der Gruppe. Bei der Arbeit mit Gruppen spielen die zwischenmenschlichen Beziehungen eine wichtige Rolle.

»*Will man es üben, eigene Wertungen nicht an die Wertschätzung der Person des anderen zu binden, muss man auch eine ganze Reihe von (automatisierten) Gewohnheiten des eigenen Kommunikationsstils genau unter die Lupe nehmen.*« (Günther u. Sperber 1995)

Mögliche Kommunikationsschwierigkeiten und deren Vermeidung sind in der □ **Tabelle 7.1** aufgelistet.

7 Interaktion und Beziehung

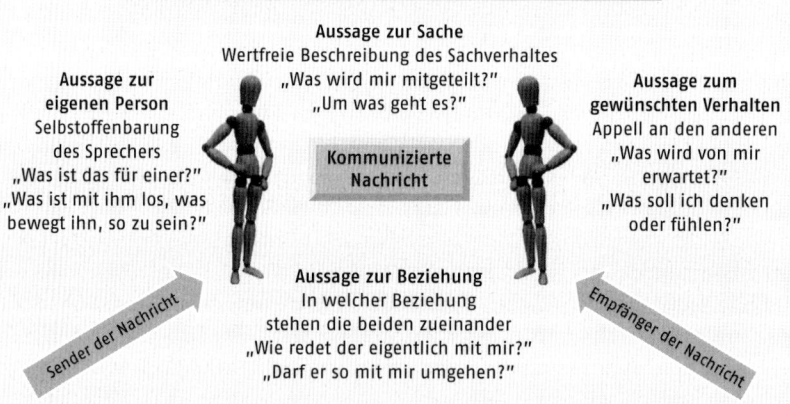

o **Abb. 7.5:** Die vier Seiten einer Nachricht aus der Sicht des Senders (oben) und des Empfängers (unten) – Erklärungsmodell nach Friedemann Schulz von Thun

☐ **Tab. 7.1:** Schwierigkeiten in der Kommunikation und wie man sie vermeidet

Probleme	Probleme vermeiden durch
▸ Rechthaberei	▸ Akzeptanz gegenüber dem, was ist
▸ Dominanz	▸ Ansprechen von Unklarheiten
▸ Mangelnde emphatische Fähigkeiten	▸ Vermeiden von Anschuldigungen
▸ Sympathie/Antipathie	▸ Authentizität der eigenen Person
▸ Labilität und Launenhaftigkeit	
▸ Distanzlosigkeit	
▸ Gestörte Befindlichkeit	

7.5 Beziehungen gestalten

▸ Was ist eine gute Pflege-Patient- und Patient-Patient-Beziehung?
▸ Wie gestalte ich eine gute Beziehung unter den Patienten?

Eine gute Beziehung zwischen Menschen allgemein ist gekennzeichnet durch die Echtheit der Personen und der gegenseitigen positiven Wertschätzung sowie Empathie und Verständnis.

Innerhalb der pflegetherapeutischen Gruppe lebt die Gruppenleitung beispielhaft vor, wie der andere behandelt werden soll, wie Vertrauen entsteht und wie verstehende Offenheit gelebt wird. Die Beziehungen im Gruppenverband könnten auch als »Arbeitsbündnis« gesehen werden, weil gemeinsam Vereinbarungen getroffen werden, Ziele formuliert und das Vorgehen festgelegt wird. Gegenseitiger Respekt und das Fördern von Autonomie und Mitbestimmung bieten die Grundlage für eine wertschätzende Kommunikation und positive Beziehungsgestaltung.

7.5.1 Die 12 Schritte zum Anderen

Ausschlaggebend für eine konstruktive und kongruente Beziehung zu einem psychisch kranken Menschen ist das Bewusstsein der Gruppenleitung, Vorbild und Modell zu sein, und ihre positiv-wertschätzende Grundhaltung. Sie muss die Beziehung wollen, das ist das erste Postulat von Klaus Dörner, wenn er die 12 Schritte zum Anderen beschreibt. (K. Dörner in Schröck 1991, S. 699)

1. Ich muss die Begegnung wollen.
   Es muss die innere Bereitschaft gegeben sein, jeden Patienten empathisch in die Gruppe aufzunehmen und ihm die gesamte Aufmerksamkeit zu geben.
2. Ich muss auf die Einzigartigkeit dieses Menschen neugierig sein.
   Dörner verlangt in der Beziehungsgestaltung eine »fanatische Neugier«, eine Art Begeisterung für das individuell Besondere eines Menschen. Er sieht das als eine wesentliche Voraussetzung für einen entwicklungsfähigen Kontakt. Die Gruppenmitglieder sind meist ebenso neugierig auf »Den Neuen«, nur aus einem ganz anderen Blickwinkel heraus.
3. Ich muss in dem allerelendsten, verzweifelsten, kränksten, behindertsten oder bösesten Menschen den Menschen schlechthin sehen.
   Patienten dürfen aufgrund ihrer Störung nicht aus der Gruppe ausgegrenzt werden. Wer bestimmt, was normal oder nicht normal ist? Nicht selten werden Patienten mit starken Störungen von der Gruppe selbst stigmatisiert und abgelehnt. Die Gruppenleitung kann durch ihre akzeptierende Grundhaltung bei der (Re-)Integration des gestörten Patienten hilfreich sein.
4. Ich muss das von dir Gesagte respektieren.
   Es gibt viele Wirklichkeiten und niemand hat das Recht, die Wahrheit des anderen in Frage zu stellen. Der Patient spricht aus seiner Erlebniswelt, aus seiner Realität heraus. Als Regel in Gruppen bedeutet dies, dass niemand für seine Ansichten verhöhnt oder missachtet werden darf. Das muss die Gruppenleitung vorleben, indem sie jeden Patienten in seinen Äußerungen ernst nimmt.

5. **Ich muss die Wahrnehmung anderer über dich und mich respektieren.**
   Es existieren unterschiedliche Sichtweisen und Interpretationen des Verhaltens eines Patienten; dies kann in sehr verschiedenen Varianten innerhalb der Gruppe und des therapeutischen Teams wahrgenommen und beschrieben werden.
6. **Ich muss dich als Teil deiner materiellen und sozialen Welt sehen.**
   Patienten kommen aus ihrem individuellen sozialen Umfeld. Sie haben Freunde Familie und Nachbarn. Die Gruppe verkörpert in besonderem Maße ein Lernfeld, stellvertretend für seine soziale Welt. Auch in der Gruppe will ein Patient als Individuum wahrgenommen werden.
7. **Ich muss meine Ersatzfunktion erkennen und akzeptieren.**
   Eine psychiatrische Klinik und insbesondere die Patientengemeinschaft und das Pflegeteam sind wie ein Mikrokosmos des sozialen Umfeldes des Patienten. Die Gruppenleitung ersetzt vielleicht Menschen, die zuvor mit dem Patienten Freuden geteilt und Probleme gemeinsam bewältigt haben. Sie agiert sozusagen als »Ersatzspieler« solange, bis der Patient wieder sein normales aktives Leben in seinem persönlichen Umfeld aufnehmen kann.
8. **Ich muss akzeptieren, dass du etwas anderes willst als ich, und darf nicht der Faszination der Symptome erliegen.**
   Die Gruppenleitung unterscheidet sich vom Patienten dadurch, dass sie keine psychiatrischen Symptome aufweist und den Symptomen der Patienten keine besondere Aufmerksamkeit schenkt. In der Gruppe ist der Patient ein Mensch mit Wünschen und Bedürfnissen.
9. **Ich sage nicht: »Ich verstehe Dich«.**
   Indem wir uns bemühen, uns selber zu verstehen, uns zu reflektieren, sind wir als Gruppenleitung Modell für den Patienten und helfen ihm, sich selbst zu verstehen und zu sich selbst zu finden und sich angemessen zu verhalten.
10. **Ich will dich nicht ändern.**
    Patienten werden vor ihrem Klinikaufenthalt meist dann auffällig, wenn sie gesellschaftliche Normen brechen oder sich dissozial verhalten. Auch in der Gruppe zeigen die Patienten bisweilen normverletzendes Verhalten und ziehen so den Unmut der anderen auf sich. Eine professionelle Haltung der Gruppenleitung kann dem Patienten helfen, sich gruppenkonform zu verhalten.
11. **Ich will nicht über deine Krankheit, sondern mit dir sprechen.**
    In der Gruppe soll sich jeder Patient als Person, als Partner erleben und nicht mit seiner Störung im Vordergrund stehen. Im Zentrum des Interesses der Gruppenleitung steht der Mensch, der genau wie andere persönliche Erfahrungen, Interessen und Vorlieben hat.
12. **Ich will (darf) dich nicht nackt ausfragen.**
    Das Miteinander in der Gruppe soll verbinden, nicht trennen. Menschen brauchen Geheimnisse, Dinge, die sie nicht preisgeben wollen. Der Patient darf nicht der Neugierde der Gruppe ausgeliefert werden. Jeder bestimmt selbst, mit welchen Mitteilungen über sich selbst er die Gruppe bereichern möchte.

»Wenn Menschen akzeptiert und geschätzt werden, tendieren sie dazu, eine fürsorglichere Einstellung zu sich selbst zu entwickeln.« (J. Wieninger in Bauer u. Jehl 2000, S. 49)

7.5.2 Auswirkung von Beziehungsstörungen auf das Gruppengeschehen

Die soziale Beziehungsfähigkeit eines psychisch kranken Menschen kann eingeschränkt sein. Beziehungen zu anderen aufzunehmen und zu halten, muss also häufig neu erlernt werden. Die Patienten haben oft sehr problematische Beziehungen in ihrem persönlichen Umfeld, es fehlt häufig die Fähigkeit zur gegenseitigen Abgrenzung im zwischenmenschlichen Bereich. Aus diesen Erfahrungen heraus verhalten sie sich in der Gruppe erst einmal zurückhaltend. Bei krankheitsbedingten Problemen in der Beziehungsgestaltung sind innerhalb der Gruppe nicht nur die Mitpatienten die Übungspartner, sondern vor allem auch die Gruppenleitung. Ihr kommt damit die wichtige Funktion des »Beziehungscoachs« zu.

In Patientengruppen haben wir es fast immer mit Beziehungsstörungen zu tun:
- Abhängiges Verhalten *(Symbiose, Ich-Störungen)*
- Soziale Angst, Misstrauen *(negative Erfahrungen, Verfolgungswahn)*
- Bedürfnisstörungen *(Abhängigkeitsverhalten, Sucht)*
- Gestörte Einsichtsfähigkeit *(intellektuelle Defizite, Denkstörungen, Wahn)*
- Sexuell abweichendes Verhalten *(Zügellosigkeit, überdurchschnittliches sexuelles Verlangen)*
- Gestörte Kommunikationsfähigkeit *(Wahrnehmungsstörungen, Ausdrucksmöglichkeit)*.

»*Die Beziehungsgestaltung in der Psychiatrie ist aber auch von Seiten der Pflegepersonen nicht ›normal‹: Gegenüber dem beträchtlichen Teil der psychiatrischen Patienten spielen Beaufsichtigungs- und Schutzfunktionen, bis hin zur Anwendung von unmittelbarem Zwang, in der Behandlung eine große Rolle. Umstände also, die eine ›partnerschaftliche‹ Beziehung in der Art, wie dies in der allgemeinen Krankenpflege üblich ist (oder sein sollte), erst einmal ausschließen.*« (Kistner 1997)

Weil die Beziehungsfähigkeit in der Gruppe von den Patienten ganz andere Kompetenzen erfordert als sonst im stationären Zusammenleben, müssen die persönlichen Unterschiede der Patienten Berücksichtigung finden, wie beispielsweise:
- Werte, Normen
- Rollenverhalten
- Geschlechterstereotype
- Traumatische Erfahrungen.

Psychisch kranke Menschen können in ihrer Wahrnehmung sehr sensibel oder aufgrund ihrer Symptomatik erheblich eingeschränkt sein, so dass eine sinnvolle Interaktion in der Gruppe nicht mehr möglich ist.

Ein wohlwollendes Interaktionsverhalten der Patienten in der Gruppe lebt im Wesentlichen durch die gegenseitige Akzeptanz untereinander. Es braucht eine gewisse Zeit, bis der Patient in der Lage ist, Vertrauen zu gewinnen. Seine persönliche Erlebniswelt, seine (oft traumatischen) Erfahrungen sind dabei seine ständigen Begleiter. Es bedarf viel Sensibilität seitens der Gruppenleitung, die Vertrauensentwicklung zu unterstützen und voranzutreiben.

Vertrauen fördern, im Sinne einer »partnerschaftlichen« Beziehung mit dem Patienten, scheint mit den sonstigen Pflegeaufgaben auf einer psychiatrischen Abteilung im Widerspruch zu stehen. Die Strukturen in vielen Kliniken erschweren das Entstehen einer »partnerschaftlichen« Beziehung. Hier hängt es dann von der Krankenschwester ab, von ihrer persönlichen Grundhaltung und Empathie, von ihrem pädagogischen Können und ihrer Erfahrung, wie der Patient in die Gemeinschaft eingebunden und wie die Gestaltung von Beziehungen vermittelt wird.

- Wie wird ein neuer Patient vorgestellt (oder er stellt sich selbst vor)?
- Wie wird er von der Gruppe angenommen und bekommt er (s)einen Platz?
- Wird die kranke Seite seiner Persönlichkeit beachtet oder wohlwollend ignoriert?

Wie auch gesunde Menschen stufen Patienten andere Gruppenmitglieder unbewusst in bestimmte Kategorien ein und sortieren damit zunächst einmal ihre Beziehungsfelder. Die Kontaktbereitschaft hängt mit den früheren Erfahrungen zusammen, die die Patienten in ihrer sozialen Welt gemacht haben. Ob es innerhalb der Patientengruppe Übereinstimmungen oder Widerstände gibt, ist also abhängig von den Erfahrungen mit positiven und negativen »Vorbildern« bzw. Bezugspersonen, die im Verlauf des Lebens eine Rolle gespielt haben.

7.5.3 Die Pflegerische Grundhaltung – die reflektiert-akzeptierende Grundhaltung

Die Beziehungsarbeit innerhalb der Gruppe erfordert eine andere Herangehensweise als in privaten Beziehungen. Von pflegetherapeutischen Mitarbeitern ist zu erwarten, dass sie nicht einfach »irgendwie Beziehungen« zu Patienten eingehen, sondern dass sie dabei über ihr eigenes Handeln und die Reaktionen des Patienten nachdenken, ihr Handeln bewusst gestalten und weitmöglichst am therapeutischen Ziel ausrichten.

Die »reflektiert-akzeptierende« Grundhaltung (Kistner 1997) ist durch ein Bündel von persönlichen Fähigkeiten und Einstellungen gekennzeichnet, die im Folgenden aufgeführt werden:

- **Grundlegende Wertschätzung** jedes Patienten als **Mensch,** unabhängig vom Krankheitsbild und vom jeweiligen aktuellen Verhalten.
- **Selbstreflexion,** d. h. die Fähigkeit, sich selbst zu beobachten, die eigenen Normen und Wertvorstellungen in Frage zu stellen und das eigene Handeln nach den jeweiligen pflegerisch-therapeutischen Erfordernissen zu richten.
- **Empathie,** d. h. die Fähigkeit, sich in andere Menschen einfühlen zu können, und dies dann auch wieder zurückzumelden. Dazu gehört auch die Fähigkeit, in der Beziehung zum Patienten das jeweils richtige Verhältnis von Nähe und Distanz zu erkennen und zu wahren.
- **Konfliktfähigkeit,** d. h. bei Bedarf auch Härte in der Beziehung zeigen und negative Rückmeldung seitens der Patienten ertragen können.
- **Kontaktbereitschaft und Verantwortlichkeit,** d. h. die Bereitschaft, zum Patienten aktiv Kontakt aufzunehmen, und die Fähigkeit, die Beziehung mit dem Patienten verantwortlich zu steuern, ohne diesen selbst aus der Verantwortung zu entlassen.

Eine solche persönliche Grundhaltung, entstanden durch die Gesamtheit der eigenen positiven wie auch problematischen Lebenserfahrungen, kann eine Pflegeperson entweder als in ihrer Persönlichkeit angelegtes Bündel von Eigenschaften von vorneherein in den Beruf mitbringen, oder sie kann sie durch die berufliche Praxis erwerben.

7.5.4 Voraussetzungen zur Vertrauensbildung

Menschliches Zusammenleben ist geprägt von gegenseitigem Vertrauen und Misstrauen. Dieses Wechselspiel steht unter dem Einfluss der Beziehung Einzelner zu einem Anderen, wie er sich wahrnimmt und welche Fähigkeiten er in den Beziehungsprozess hineinbringt.

In einer Patientengruppe ist die Qualität und Intensität der Beziehungen davon abhängig, wie groß die individuellen Krisen der einzelnen Patienten ausgeprägt sind. Durch die Gruppenaktivitäten werden die Bedingungen geschaffen, durch die gegenseitiges Vertrauen entstehen kann. Dies ist für das Soziale Lernen notwendig. Verbindliche Regeln geben den Patienten die nötige Sicherheit, sich »gefahrlos« neuen Begegnungen auszusetzen. Der wesentliche Aspekt dabei sind die jeweils eigenen Wertvorstellungen, Vorlieben und Enttäuschungen. Bindungen und persönliche Beziehungen sind die Grundlage für den sozialen Austausch in Gruppen, denn über persönliche Kontakte entsteht Vertrauen.

Einschränkungen durch krankheitsbedingte Defizite müssen hingenommen werden. Es liegt in der Verantwortung der Gruppenleitung, mit welcher Intensität sie sich emotionalen Problemen Einzelner in der Gruppe widmen kann.

7.6 Einfluss von Werten, Normen und Einstellungen

7.6.1 Kultur bestimmt das Zusammenleben

Das Zusammenleben der Patienten in den psychiatrischen Abteilungen ist geprägt von einer Vielzahl an Symbolen und symbolischen Handlungen. Gemeint sind hier Rituale und Zeremonien, Gebräuche und Gewohnheiten, Sprache und Wortspiele sowie die Art der Kommunikation. Diese kulturellen Artefakte werden sowohl von den professionellen Mitarbeiterinnen des Teams als auch von den Patienten und deren Besuchern übernommen. Sie bezeichnet im weitesten Sinne alle menschlichen Handlungen und deren Ergebnisse in Form von Geschichten, Mythen, Riten und Ritualen, die erfasst werden, insbesondere die Kommunikation.

Symbole und Rituale sind beispielsweise das morgendliche Blutdruckmessen, die Einnahme von Medikamenten, die wöchentlichen Meetings zur Stationsorganisation, die Visiten und Therapien sowie unzählige weitere gewohnte Handlungen, die meist, ohne sie kritisch zu hinterfragen, in die Alltagsroutine übernommen und weitergeführt werden.

Ein so eingespieltes Gruppenleben beeinflusst den einzelnen Patienten, was sich auf sein Verhalten und seine Einstellung gegenüber der Institution und den Heilungserfolg auswirkt. Das zeigt sich deutlich in der Begegnung mit seinen Mitpatienten und gegen-

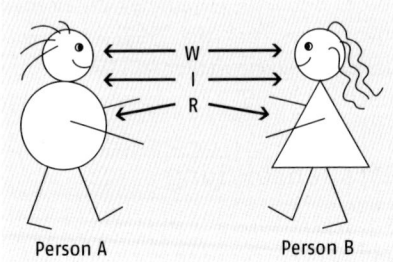

Abb. 7.6: Interaktion. Wahrnehmen – Interpretieren – Reagieren

über dem therapeutischen Personal. Die Begegnung und das Miteinander sind durch eine Vielzahl von Faktoren gekennzeichnet, deren Dominanz über folgende Fragen festgestellt werden kann:
- Welche Prägung hat der Patient innerhalb seines sozialen Umfeldes erfahren, woher kommt er?
- An welchen Wertvorstellungen orientiert er sich, was ist ihm wichtig und welche Werte leiten ihn in seinen Entscheidungen und in seinem Verhalten anderen gegenüber?
- Welche Erfahrungen hat er bereits mit seiner Krankheit und einer psychiatrischen Einrichtung gemacht? Welche Erlebnisse stehen damit im Zusammenhang?
- Was für Wünsche, Hoffnungen, Emotionen begleiten ihn zurzeit und wie drückt er sie aus?

Die Wirkungsweise von Begegnungen ist in der Abbildung 7.6 vereinfacht dargestellt. Die Person A trifft auf Person B: Die **Person B** lächelt. **Person A** nimmt das Lächeln von Person B wahr und kategorisiert sie als sympathisch. Daraufhin lächelt sie **Person B** an. **Person B** stuft **Person A** ebenfalls als sympathisch ein – sie hält das Lächeln. Aus der Sicht von Person A läuft folgendes Muster ab:
- Wahrnehmung = Person B lächelt
- Interpretation = Sympathisch (Einstufung in eine Kategorie)
- Reaktion = Lächeln, aufeinander zugehen.

Bei diesem einfachen Beispiel werden die Personen A und B zunächst eine positiv geprägte und von gegenseitiger Sympathie begleitete Beziehung aufnehmen. Im Verlauf dieser Beziehung werden weitere Einflüsse hinzukommen, die das Kennenlernen der »Welt des Anderen« mit sich bringen.

7.6.2 Die Welt des Anderen

Die Welt des Anderen bekommt eine zentrale Bedeutung bei der Begegnung und Interaktion innerhalb der Patientengruppe. Jede Begegnung ist geprägt von Erfahrungen, Erlebnissen, Prägungen im sozialen Umfeld, Wünschen, Hoffnungen, Emotionen und Wertvorstellungen. Unabhängig von der Situation reagiert ein Mensch, je nachdem, in welchem Teil seiner Gefühlswelt er sich befindet, entsprechend diesem Gefühl und

7.6 Einfluss von Werten, Normen und Einstellungen

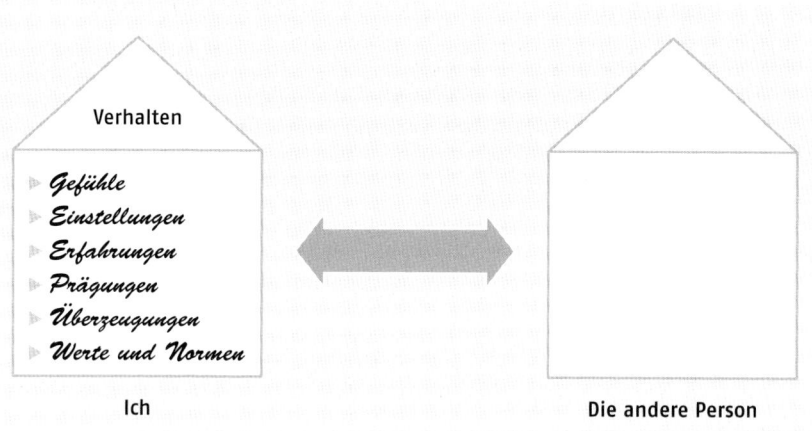

Abb. 7.7: Haus der Persönlichkeit

nicht auf einer sachlich neutralen Ebene. Besonderes Augenmerk gilt der **Wertewelt** in der Begegnung: Die Werte eines Menschen gelten als zentraler Bestandteil für das Leben in der Gemeinschaft und für das Arbeiten in Gruppen.

Die ○ Abbildung 7.7 zeigt schematisch das so genannte »Haus der Persönlichkeit«. Dabei werden die einzelnen Begriffe wie folgt näher beschrieben:

- **Verhalten:** Reaktionen, die der Mensch nach außen zeigt und die ihn für andere sichtbar machen.
- **Gefühle:** Multivalenz von Gefühlen wie Rache, Angst, Freude, Abneigung, Zuneigung, Sympathie und Antipathie.
- **Einstellungen:** Sie beruhen auf allen Einflussfaktoren, die einen Menschen geprägt haben, z. B. Sozialisation, Religion, Schule, Eltern, Lebenssituation.
- **Erfahrungen: Prägende Erfahrungen,** die im Laufe des Lebens gemacht worden sind, z. B.: Wie unangenehm wurde Kritik verarbeitet? Wurde ein schlechtes Zeugnis/Beurteilung sanktioniert? Wurde Offenheit als ein Zeichen von Schwäche empfunden?
- **Überzeugungen:** Sie sind entstanden aus allen Erfahrungen und Einstellungen, die ein Mensch im Verlauf seines Lebens mitgenommen hat; beispielsweise sein Rollenverständnis und sein Rechtsbewusstsein.
- **Werte und Normen:** Sie prägen das Pflichtbewusstsein des Menschen und sind aus seinen Überzeugungen gewachsen. Werte und Normen verändern sich im Lauf eines Lebens immer wieder.

Stellt man die Werte des Anderen in Frage, so ist dies gleichbedeutend mit einem Angriff auf sein Selbstwertgefühl. Wird sein »Haus« angegriffen, ist der natürliche Impuls, es zu schützen, sich zu verbarrikadieren und hinter einer Mauer zu verschanzen.

7.6.3 Verstehen ist die Basis des Zusammenlebens

Einen anderen Menschen verstehen heißt, Einblick in seine Welt bzw. in sein »Haus« nehmen zu können. Beim Zusammenleben mit anderen Menschen bleibt immer eine Unwissenheit darüber, was das eigene Tun beim Anderen bewirkt: Was geschieht im anderen »Haus« hinter verschlossenen Türen? Wie kommt das, was man gesagt hat, beim Anderen an? Um das zu verstehen, muss der Andere Einblick in sein »Haus« gewähren und seinem Gegenüber einen Teil seiner Wünsche, Erwartungen und Bedürfnisse, aber auch seiner Schwächen, offenbaren. Wichtig ist ebenfalls zu erfahren, welche Äußerungen im »Haus« des Anderen nicht willkommen sind, z. B. Ratschläge, Bevormundung oder Besserwisserei. Für den Umgang miteinander bedeutet das:

- **Du-Botschaften** sind grundsätzlich Übergriffe ins andere Haus.
  - Sie werden als Attacke auf das Selbstwertgefühl erlebt und lösen Verteidigungsimpulse aus.
  - In aller Regel sind sie unsachlich, pauschalierend und verursachen Schuldgefühle beim Gegenüber.
  - Sie verletzen die Selbstachtung des Anderen und können Groll hervorrufen.
  - Meistens führen sie jedoch zu Widerstand statt zu einer Lösungsbereitschaft.
- **Ich-Botschaften** hingegen gewähren einen Einblick in die Welt des Anderen, da sie keinen Angriff darstellen und daher auch keine Verteidigungshaltung auslösen.
  - Sie unterstützen den Selbstwert des Anderen und stellen seine Persönlichkeit nicht in Frage.
  - Sie gelten als lösungs- und zukunftsorientiert, weil sie die Wertewelt anderer Menschen achten.

7.6.4 Werte und Normen bestimmen Handlungen

Werte und Normen sind ein wichtiger Orientierungsmaßstab für das individuelle Verhalten in der Öffentlichkeit. Eine solche »Öffentlichkeit« ist die Patientengruppe. – Dazu ein alltägliches Beispiel:

Für Frau Paul (Krankenschwester) ist Pünktlichkeit bei Gruppenaktivitäten auf der Station das Mindeste, was sie den Patienten abverlangen kann. Sie steht auf dem Standpunkt, dass Unpünktlichkeit eine Missachtung von Regeln und Personen ausdrückt. Frau Paul ist daher beleidigt, wenn Herr Maier, wie des Öfteren, zu spät in der Presseschau erscheint. Sie nimmt das persönlich und vermutet, dass Herrn Maier ihre Art, die Gruppe zu leiten, nicht behagt. Entsprechend dieser Annahme spricht sie in vorwurfsvollem Ton: »*Immer wenn ich die Presseschau mache, kommen Sie zu spät, Herr Maier.*« (Pauschalierung: Immer, wenn ich die … = Hören auf dem Beziehungsohr)

Frau Pauls Absicht ist vielleicht, ein negatives Verhalten (die Verspätung) zu korrigieren. Herr Maier könnte jedoch einen **Vorwurf** verstehen, der in dem Gesagten mitschwingt, und als Reaktion **Schuldgefühle** bekommen. Vielleicht wird diese Aussage auch als **Drohung** erkannt und löst **Angst** vor Sanktionen aus. Wird sie als **Tadel** verstanden, könnte sie das **Selbstwertgefühl** verletzen. Herr Maier reagiert empört und setzt sich zur Wehr: »*Das hat doch nichts mit Ihnen zu tun, was wollen Sie eigentlich! Immerhin ist die Teilnahme freiwillig und Sie sollten froh sein, dass ich überhaupt komme.*«

Was ist hier passiert?
1. Frau Paul fühlt sich gekränkt, weil Herr Maier zu spät kommt.
2. Herr Maier empfindet ihren Tadel als Angriff auf seine Autonomie.

Wenn für Frau Paul die Autonomie des Patienten den Vorrang gehabt hätte, hätte die Situation wie folgt aussehen können:
  Herr Maier kommt wieder zu spät zur Zeitungsschau. Frau Paul sagt zu ihm: »*Schön, dass Sie sich noch zur Teilnahme entschlossen haben. Wir haben zwar bereits begonnen, doch es ist für Sie sicher noch ein Zeitungsabschnitt vorhanden.*«
  Oder:
»*Ich freue mich, dass Sie es doch noch geschafft haben, zur Zeitungsgruppe zu kommen.*«
  Kommt Herr Maier tatsächlich regelmäßig zu spät, sollte Frau Paul ihn nach der Gruppe zu einem klärenden Gespräch bitten: »*Mir ist aufgefallen, dass Sie die letzen Male ca. 10 Minuten später in die Gruppe gekommen sind. Welche Umstände sind denn dafür verantwortlich? Was könnten Sie tun, um das zu ändern?*«
  Oder:
»*Es ist schön, dass Sie regelmäßig an unserer Zeitungsschau teilnehmen. Vielleicht schaffen Sie es, die nächsten Male pünktlich zu kommen, damit wir gemeinsam beginnen können.*«
  Oder:
»*Was können wir/Sie tun, damit Sie es schaffen, pünktlich in die Gruppe zu kommen?*«
  Hier wird dem Patienten gegenüber zunächst Wertschätzung ausgedrückt. Weiterhin wird er sachlich auf sein Verhalten hingewiesen, erhält jedoch die Möglichkeit, sein Gesicht zu wahren und selbst eine Entscheidung zu treffen.
  Werden die allgemeinen Normen der Interaktion und die Strukturen der Stationsabläufe eingehalten, so geht es dabei auch um ethische Prinzipien (»... das tut man nicht«). Der Verstoß wird in der Regel sanktioniert anstatt durch die Eröffnung mehrerer Möglichkeiten für den Patienten korrigiert.

7.6.5 Wertschätzung vermittelt Sicherheit

Die Gruppenleitung hat zwar eine **erzieherische Aufgabe** (Edukation), indem sie darauf achtet, dass die Patienten die Verantwortung der Gruppe gegenüber bewusst wahrnehmen. Andererseits muss sie darauf achten, der Entscheidung des Patienten immer den Vorrang einzuräumen. Krankheitsbedingtes Verhalten respektieren und angemessen korrigieren bedeutet, den Patienten wertzuschätzen, ihn zu begleiten und zu unterstützen. Einen Patienten für ein »Fehlverhalten« zurechtzuweisen, sollte »helfend« und »fürsorglich« geschehen. Ein Beispiel:

Ungünstige Variante:
Eine Patientin verweigert eine Maßnahme und sagt: »*... das hat ja sowieso keinen Sinn, ich bin schon zu alt dazu, das lerne ich nicht mehr ...*«
Pflegeperson: »*... doch, das können Sie.*«
Patientin: »*... nein, das kann ich nicht und ich will es auch nicht!*«
Pflegeperson: »*... das schaffen Sie schon, jetzt fangen Sie mal an ...*«

Zu empfehlende Variante:
Eine Patientin verweigert eine Maßnahme und sagt: »... *das hat ja sowieso keinen Sinn, ich bin schon zu alt dazu, das lerne ich nicht mehr ...*«
Pflegeperson: »... *Sie glauben, dass Sie zu alt sind, um zu lernen?*«
Patientin: »... *nicht zu alt zum Lernen, aber ich will es nicht.*«
Pflegeperson: »... *wenn Sie das nicht wollen, welche Alternative gibt es im Augenblick?*
In diesem Beispiel muss die Patientin nicht befürchten, dass sie zu etwas genötigt wird, das sie nicht tun möchte. Ein Patient darf auch nicht befürchten müssen, für sein Verhalten **öffentlich** getadelt zu werden. Die Gruppenleiterin vermittelt ihm die Sicherheit, respektiert und anerkannt zu werden. Anders können vertrauensbildende Maßnahmen nicht greifen.

8 Problematische Gruppensituationen

8.1 Die Gemeinschaft im kollektiven Miteinander

Das Zusammenleben im Stationsalltag sowie die Arbeit in Gruppen beeinträchtigt viele psychisch Kranke in ihrer Individualität. Die Bereitschaft, zu kooperieren und Mitverantwortung für das Gemeinwohl der Station zu übernehmen, kann nicht immer als selbstverständlich vorausgesetzt werden.

Die Beziehungsqualität in einer Gruppe ist auch davon abhängig, in welcher Weise die Patienten aufeinander reagieren: Jeder kann mit seiner Persönlichkeit, seiner Haltung und seinen Emotionen von der Gruppe angenommen oder abgelehnt werden. Je nachdem wie sein Verhalten von den anderen bewertet wird, entsteht in der Gruppe Harmonie oder Unbehagen.

Beziehungen sind von **Gruppenwerten** und **-normen** abhängig und davon, ob diese vom Einzelnen akzeptiert werden oder nicht. Dies bildet den Zusammenhalt von Gruppen. Das bedeutet: Die Intensität, mit der sich die Patienten in der Gruppe miteinander verbunden fühlen bzw. miteinander in Beziehung stehen, bestimmt das Maß, sich gegenseitig zu akzeptieren. Das Gefühl, sowohl von der Gruppenleiterin als auch von den Mitpatienten anerkannt zu sein, ist die Grundvoraussetzung für ein kooperatives, lebendiges und dadurch effizientes Gruppengeschehen.

8.2 Konflikte in der Gruppe

Konflikte sind Kollisionen unterschiedlicher Wertewelten und erzeugen in aller Regel Widerstandsverhalten in der Kommunikation. Die Arbeit an Widerständen muss der Arbeit am Inhalt vorausgehen (Störungen haben Vorrang). Daher ist es wichtig, dass die Gruppenleitung sich mit ihren eigenen Wertvorstellungen und mit denen der Patienten in ihrer Gruppe auseinandersetzt. Sie muss von Folgendem ausgehen: Psychisch kranke Menschen können auf ihre verbalen und nonverbalen Signale nicht so reagieren, wie sie es als Gesunde tun würden. Dieser Aspekt scheint für die Gruppenleiterin wichtig zu sein, in Bezug auf ihre eigene Reaktion und Gefühlswelt sowie auf das »Fehlverhalten« von Patienten. Es geschieht immer wieder, dass eine Pflegeperson sich persönlich angegriffen und verletzt fühlt, wenn Patienten nicht so reagieren, wie sie es erwartet oder wünscht. Die Beziehungen der Gruppenleitung zu den einzelnen Patienten und die der Gruppenmitglieder untereinander sind daher von unterschiedlicher Qualität und u. U. von Meinungsverschiedenheiten begleitet. Kennt die Gruppenleitung die Gefahr der **Übertragung**, so zeigt sich hier ihre Professionalität.

*»[…] Mit der Hospitalisierung gibt der Patient einen Großteil der Funktionen auf, die er als Erwachsener innehatte, beispielsweise für sich selbstverantwortlich Entscheidungen zu treffen. Diese Funktion wird jetzt und muss auch häufig zwangsweise vom Arzt und den Pflegepersonen übernommen werden, da sich der Patient in einem hilfsbedürftigen, handlungsunfähigen Zustand befindet. Die oft hilflose, kindähnliche Situation des Patienten kann dazu führen, dass er kindähnliche Verhaltensweisen zeigt und damit auf eine kindliche Entwicklungsstufe regrediert. In dieser Phase misst der Patient der Krankenschwester eine bedeutende Rolle zu. Es kann zu einer **Übertragung** kommen: Die Schwester wird für ihn zur Ersatzmutter, die auf seine kindlichen Bedürfnisse, etwa nach emotionaler Zuwendung und Umsorgung eingehen soll.*

8.2 Konflikte in der Gruppe

Übertragung ist ein Begriff aus der Psychoanalyse und bedeutet: Frühkindliche Beziehungsmuster, z. B. wie ein Kind seine Mutter wahrnimmt, werden von einem Menschen später auf seine Beziehung zu Erwachsenen übertragen.« (Hornung 1986)

Patienten orientieren sich an Vorbildern (s. Kap. 3.2.3. Das Konfliktverhalten der Patienten spiegelt der Gruppenleitung ihre eigene Art und Weise der Konfliktbearbeitung wider. Hinter allem, was sie sagt oder nicht sagt, was sie macht oder nicht macht, steckt nicht nur Absicht, sondern auch Wirkung.

Konflikte sind eine gesellschaftliche Notwendigkeit, denn sie beleben unsere Beziehungen.

8.2.1 Der »schwierige Patient«

Der Begriff »schwierig« soll in diesem Zusammenhang eher provokativ verstanden werden. Wenn Menschen als schwierig gesehen werden, handelt es sich immer um eine individuell-subjektive Sicht über den anderen. Sichtweisen und Einstellungen über das Verhalten des anderen prägen das Verhalten in der Interaktion. Es kann davon ausgegangen werden, dass es nicht möglich ist, sich vorurteilsfrei auf eine Begegnung einzulassen.

Nehmen Sie sich ein paar Augenblicke Zeit, um über folgende Fragen nachzudenken:
- Wie definieren Sie den Begriff »schwierig«?
- Was macht eine Gruppe »schwierig«?
- Wie verhalten sich Patienten, die »schwierig« sind?
- Wie beurteilt das Personal den »schwierigen« Patienten?

Es gibt eine Menge Gründe, weshalb es manchmal zum Problem werden kann, mit gewissen Menschen klar zu kommen. Gerade in der Arbeit mit Patienten wird das deutlich. »Schwierige Patienten« verhalten und reagieren einfach nicht so, wie es normalerweise erwartet werden könnte. Sie verhalten sich mürrisch, widersetzen sich, zeigen kein Interesse, verweigern eine Zusammenarbeit, sind aggressiv, jammern ununterbrochen usw. Patienten, die von Pflegenden allgemein als »schwierig« erlebt werden, sind solche Menschen, die vielleicht eher als »anspruchsvoll« bezeichnet werden müssten. Sie brauchen eine ganze Menge Aufmerksamkeit und Konzentration von den Pflegenden. Sie nehmen viel Raum ein, sind sehr präsent und beeinflussen den Pflegealltag ganz entscheidend.

Die unprofessionellen, aber leider häufig zu beobachtenden üblichen Strategien im Umgang mit »schwierigen Patienten« sind demzufolge: genervte Zurückweisung, Flucht in eine Scheintätigkeit, Gegenangriff, unangemessene Zurechtweisung oder diverse Sanktionsmaßnahmen.

Um mit psychisch kranken Menschen erfolgreich zu kommunizieren, muss das eigene (Selbstoffenbahrungs-)Ohr zum Anderen geöffnet werden. Die Pflegeperson muss sich fragen: Was ist mit ihm los, was quält ihn, was lebt gerade in ihm, was sagt das

Verhalten über ihn aus, was will er mir demonstrieren, was sagt der Patient über sich selbst, was erfahre ich über seine Person, seine Stimmung, sein Anliegen, seine innere Not?

Wie Henry Ford bereits sagte: »Das Geheimnis des Erfolges ist, den Standpunkt des anderen zu verstehen.«

8.2.1.1 Der »schwierige Patient« in der Gruppe

Gruppenleitung und teilnehmende Patienten stehen in einer Beziehung zueinander. Jedes Mitglied nimmt in dieser Gemeinschaft eine bestimmte Position ein, die sich nach der jeweiligen dynamischen Gruppenkonstellation richtet. Kommt es innerhalb des Gruppengeschehens vereinzelt zu unangemessenem Verhalten von Patienten, kann es durchaus passieren, dass die Betreffenden vor der Gruppe eine Zurechtweisung durch die Gruppenleitung erfahren müssen. Geht man aber davon aus, dass das Verhalten eines »anspruchsvollen Patienten« immer ein Signal dafür ist, dass etwas nicht stimmt, dass unerfüllte Bedürfnisse oder Interessen die Ursache für dieses Verhalten sein können, dann erklärt es sich von selbst, wie lohnend es ist, sich mit den innerseelischen Prozessen dieses Patienten zu beschäftigen.

Gruppenleitungen erleben diese »anspruchsvollen Patienten« in der Regel als unlenkbar und wenig kooperativ. Sie stören den Gruppenprozess und stellen damit den positiven Erfolg der Gruppe in Frage. Das störende Verhalten wirkt sich auch auf die anderen Gruppenteilnehmer aus. Die »Störer« werden entweder als problematisch empfunden und bekämpft oder man solidarisiert sich mit ihnen. Die Gruppenleitung benötigt viele Optionen, Strategien und auch Flexibilität, um das Gruppengeschehen dennoch erfolgreich sein zu lassen.

8.2.2 Ursachen störenden Verhaltens in Gruppen

Von einem psychisch kranken Menschen sind in der Regel Kommunikationsprobleme zu erwarten. Viele Patienten tragen zum Teil schwere innerseelische Konflikte mit sich herum, die vor dem Klinikaufenthalt nicht mehr gelöst werden konnten oder durch die Erkrankung vielleicht noch verstärkt wurden. Die Angst, nicht mehr gesund zu werden, Frustration, Hilflosigkeit und Selbstwertverlust führen dann häufig dazu, dass sich Patienten in der Gruppe überfordert fühlen und durch störendes oder provozierendes Verhalten auf sich aufmerksam machen. Sie haben keine andere Möglichkeit, kein Verhaltensrepertoire, sich auf angemessene Weise Zuwendung und Beachtung zu verschaffen. Meist können die Patienten ihr Verhalten nicht begründen oder erklären und suchen nach Schuldigen für ihre Situation.

Die Gruppenleitung muss sehr genau hinhören, wenn sie den Gefühlszustand des Patienten erkennen will. Sinnvoll ist es, dem Patienten sein Verhalten zu spiegeln und ihn so dabei zu unterstützen, die Auswirkungen seines Verhaltens zu erkennen. Wichtig ist die Umformulierung seiner Negativ-Sprache in positive Aussagen. Konkretisierungsfragen helfen ebenfalls dem Patienten, seinen Zustand zu beschreiben. Fragen nach dem WARUM führen nicht weiter, weil sie als Verhör erlebt werden und damit Widerstand hervorrufen.

8.2 Konflikte in der Gruppe

Ausschlaggebend für eine erfolgreiche Kommunikation in problematischen Situationen ist die innere Haltung der Gruppenleitung. Unterstützende Gedanken, um diese Haltung einnehmen zu können, sind möglicherweise:
- Ich selbst bestimme, welche Patienten »schwierig« sind.
- Ich muss das Verhalten nicht billigen.
- Jeder Patient ist einzigartig und hat ein Recht darauf, so zu sein.
- Ich habe keinen Einfluss auf den Willen des Patienten.
- Ich habe prinzipiell die Wahl zwischen unterschiedlichen Strategien im Umgang mit »schwierigen« Patienten und Situationen.
- Ich sehe in seinem Verhalten den Wunsch nach Beachtung und Zuwendung.
- Ich widme mich ihm mit meiner ganzen Aufmerksamkeit und versuche zu ergründen, was gerade in ihm vorgeht.

8.2.2.1 Krankheitsbedingte Störungen beim Patienten
Als krankheitsbestimmte Störungen beim Patienten können vorkommen:
- Wahrnehmungsstörungen
- Wahninhalte
- Denk- und Gefühlsstörung
- Verzerrte Wahrnehmung
- Urteilsverzerrung
- Dissozialer Hintergrund
- Ungewöhnliche Ausdrucksform
- Kognitive Defizite
- Fehlende Partizipation
- Feindseligkeiten zwischen den Patienten (konfliktgeladene Stimmung kann die ganze Gruppe lähmen).

8.2.2.2 Mangelhafte institutionelle Bedingungen
Auch unzureichende äußere Bedingungen, die durch die Institution selbst vorgegeben sind, können zu Störungen im Gruppenverhalten beitragen:
- Fehlen geeigneter Räumlichkeiten
- Rigide Ausgangsregelung
- Mangelnde Möglichkeiten der Freizeitgestaltung
- Anstaltsmilieu
- Zeitdruck
- Überbelegung
- Kostendruck
- Knappe Personalressourcen.

8.2.2.3 Unzureichende persönliche Bedingungen
Die persönlichen Voraussetzungen, welche die Gruppenleitung mitbringt, tragen entscheidend zum Gelingen einer konstruktiven Arbeit innerhalb der Gruppe bei. Negativ können sich hier folgende Faktoren auswirken:

8 Problematische Gruppensituationen

- Rigider Führungsstil, autoritär, einseitig, unkommunikativ
- Fehlender »Roter Faden«, kein Konzept
- Unklare »Spielregeln«/Gruppenregeln
- Mangelnder Informationsaustausch, Quantität statt Qualität
- Abstruse, nicht nachvollziehbare Entscheidungen
- Kein Freiraum für Selbstbestimmung und Mitverantwortung
- Unsensibilität gegenüber krankheitsbedingten Einschränkungen
- Über- bzw. Unterforderung
- Fehlende Transparenz, Sachinformationen mit kompliziertem Inhalt werden nicht erklärt
- Mangelhafte Personalqualifikation
- Fehlende Reflexion früherer störender Vorfälle
- Ungerechtfertigte disziplinarische Maßnahmen/Sanktionen
- Schwach ausgeprägte empathische Fähigkeiten (aktives Zuhören, Wertschätzung)

8.3 Anforderungen an die Gruppenleitung in schwierigen Gruppensituationen

Die Gruppenleitung ist dafür verantwortlich, eine positive Gruppenkultur zu schaffen und aufrecht zu erhalten. Sie ist Vorbild im interpersonalen Umgang mit den Patienten. Ihre Art und Weise des Umgangs, der Wertschätzung und der Formulierungen in ihrer Sprache prägt den gesamten Gruppenprozess. Sie setzt damit Maßstäbe für den Gruppenprozess und für das Konfliktverhalten der Patienten.

8.3.1 Was die Gruppenleitung können muss

Sich auf die Patienten einlassen können

Soziales Lernen gelingt immer dann am besten, wenn eine persönliche Beziehung zwischen den Patienten und der Gruppenleitung aufgebaut werden kann. Gute Kenntnisse über die Patienten erleichtern hier nicht nur die Vorbereitung, sondern ermöglichen auch ein gezieltes Anknüpfen an die jeweilige (auch »schwierige«) Situation.

Während des Gruppenprozesses muss die Leitung neben dem Thema nicht nur die gesamte Patientengruppe, sondern auch die einzelnen Patienten im Auge haben. Sie muss dabei Angegriffenen und Minderheiten dort, wo es notwendig ist, Unterstützung und Schutz gewähren können. Sie muss die »Vielredner« eingrenzen und die Schweiger einbeziehen. Sie muss Einzelnen zuhören und anderen etwas erklären können. Nur Patienten, die sich akzeptiert und ernst genommen fühlen, werden sich öffnen können und seltener problematisches Verhalten zeigen.

Interaktion und Kommunikation fördern

In den pflegegeleiteten Gruppen steht die intensive Kommunikation unter- und miteinander im Mittelpunkt. Hier muss die Gruppenleitung das Verständnisvermögen und die Transparenz der Kommunikationsabläufe sicherstellen. Das Anbieten von Erklärungen und das gemeinsame Lösen von Problemen und die Suche nach Antworten sind gefragt.

Eine wichtige Größe im Lernprozess ist es, die kommunikative Kompetenz der Patienten zu unterstützen und gezielt zu fördern.

Flexibilität in der Steuerung der Gruppe

Handlungsorientierte Methoden finden ihre Anwendung vielfach in (klein-)gruppenorientierter Arbeitsweise. Sie müssen sich an der Dynamik der Gruppe orientieren. Über Methodenkompetenz zu verfügen, heißt nichts anderes, als die Fähigkeit zu besitzen, abwechslungsreiche Methoden differenziert und gezielt zur Unterstützung und Abwechslung einzusetzen. Das Wissen um geeignete Methoden gilt für eine Gruppenleitung als Kernkompetenz zur Steuerung eines handlungsorientierten Gruppenprozesses. Ein handlungsorientiertes Vorgehen, setzt bei allen Beteiligten in der Gruppe Offenheit und Experimentierfreudigkeit voraus.

Den »Roten Faden« behalten

Manchmal entwickelt sich das ursprüngliche Thema in eine komplett andere Richtung und bekommt eine Eigendynamik. Dann kann es mitunter passieren, dass man den ursprünglichen Zweck der Gruppe oder der Diskussion aus den Augen verliert. Aber Methoden haben ja eine »Assistenzfunktion«. Mit ihrer Hilfe wird dem Patienten der Erwerb von (sozialen) Kompetenzen erleichtert und diese für ihn erfahrbar gemacht. Das Erfassen der Gruppenstruktur und die Dynamik der Gruppe sind daher wichtig, um diese bewusst für den Arbeitsprozess zu nutzen.

Stress und Ärger nicht ausschalten

Die Gruppenleitung muss sensibel sein für Konflikte in der Gruppe und deren mögliche Lösungen. Die Patienten sind in der Regel fähig zu Toleranz und Empathie gegenüber anderen und können diese Kompetenzen innerhalb des Gruppengeschehens weiter erproben und festigen. Dazu ist es manchmal wichtig, ihnen dabei zu helfen, wie Gefühle erkannt und angemessen ausgedrückt werden können. Die Gruppe ist ein wichtiges Lernfeld für den Umgang mit Stress und Ärger, weil die Patienten hier zur Selbstkontrolle angehalten werden und für normkonformes Verhalten positive Rückmeldung und Ermutigung erfahren.

Zu lernen, sich akzeptabel mitzuteilen, ist ein Ziel, das jede Gruppenleitung verfolgen sollte. Dazu gehört es auch, die Patienten zum Zuhören anzuhalten und ihnen Gelegenheit zu geben, sich in Konzentration zu üben. Damit schafft die Gruppenleitung eine wichtige Voraussetzung dafür, Konfliktlösungen zu finden, die für alle in der Gruppe gewinnbringend sind.

Gefühle und Emotionen wahrnehmen

Es gibt eine Reihe von Methoden, die das Lernen des Einzelnen unterstützen, indem kognitive Prozesse angestoßen sowie auch die gefühlsmäßigen, emotionalen Anteile angesprochen werden. Von den Gruppenleitern wird erwartet, dass sie sowohl mit ihren eigenen emotionalen Anteilen als auch mit denen der Patienten sorgfältig umgehen können. Es geht also auf der emotionalen Ebene um die gefühlsmäßige Bejahung der Situation.

8.3.2 Hilfen für den Umgang mit Störungen

Kognitive Anregungen

Kognitive Anregungen helfen dem Patienten nachzudenken, wie und weshalb er auf diese bestimmte Art reagiert:
- Zeigen Sie dem Patienten eine bestimmte Richtung, indem Sie ihm einen sachlichen Vorschlag machen.
- Geben Sie ihm umfassende und klare Informationen.
- Zeigen Sie ihm Ihr Mitgefühl und bieten Sie ihm Fürsorge an, das gibt ihm das Gefühl, dass er geschätzt wird.
- Lassen Sie ihn an Ihren Gedanken zu seiner Situation/Schwierigkeiten teilhaben.
- Ermutigen Sie ihn zu selbstständigen Entscheidungen und vermitteln Sie ihm ein starkes Selbstwertgefühl.

Affektive Anstöße

Affektive Anstöße vermitteln dem Patienten das positive Gefühl, verstanden zu werden, in einer offenen Kommunikation:
- Zeigen Sie dem Patienten Ihre Empathie und hören Sie ihm aufmerksam zu. Signalisieren Sie ihm, dass er für Sie wichtig ist.
- Mildern Sie seine Unsicherheiten und Ängste, indem Sie seine falschen Überzeugungen ansprechen, ihn spiegeln.
- Bekräftigen Sie seinen Wert (Wertschätzung), indem Sie ihm immer mit »professioneller Warmherzigkeit« begegnen und angemessen Nähe/Distanz halten.
- Geben Sie ihm Rückmeldung auf behutsame und taktvolle Weise.

Physische Aktivität

Physische Aktivität hilft dem Patienten bei der konkreten Tätigkeit, die er zu verrichten hat, oder bei der Veränderung, die er vornehmen soll:
- Sorgen Sie dafür, dass der Patient im Bedarfsfall eine Bezugsperson hat (»präsent sein«, nicht allein lassen, verlässlich sein, Orientierung geben)
- Leisten Sie ihm gegenüber Dienste und geben Sie nach Möglichkeit seinen Bedürfnissen nach (Speisen, Getränke, Rauchen, Lektüre u. a. m.)

8.3.3 Verhalten in schwierigen Gruppensituationen

Wie verhalte ich mich als Gruppenleitung?

Patienten ernst nehmen

Beispiel: *»Was Sie da gerade bemerkt haben, könnte für die anderen vielleicht ganz interessant sein, bitte wiederholen Sie das noch einmal.«*

Oder:

»Dass Sie Ihrem Unmut Luft machen ist okey, doch lassen Sie uns überlegen, was wir hier verändern können, damit Sie wieder mitarbeiten können.«

Im Voraus evtl. Situationen durchgehen (mentale Vorbereitung). – Was könnte schlimmstenfalls passieren?
Beispiel: Welcher Teilnehmer könnte Probleme machen? Welcher Art sind die Probleme möglicherweise? (Passivität, Wutausbrüche, Selbstdarstellung u. a.)
Und:
Welche Strategien stehen mir zur Verfügung? – Wie verhalte ich mich? – Was kann ich tun? – Wen kann ich einbeziehen? (Helfer)

Wahrgenommene Störungen klären (Störungen haben Vorrang)
Beispiel: »*Ich spüre, dass hier viel Unruhe in der Gruppe ist, wollen wir kurz klären, was Sie augenblicklich bewegt?*«
Oder:
»*Kann es sein, dass hier im Moment etwas wichtiger ist als unser Thema?*«

Wünsche (Bedürfnisse) klären
Beispiel: »*Was möchten Sie heute als Erstes besprechen? Gibt es aktuelle Ereignisse, die Sie ansprechen möchten? Was soll hier heute (nicht) passieren?*«

Angriffen und Provokationen sachlich begegnen, den »Roten Faden« nicht verlieren
Beispiel: »*Das ist ein wichtiger Hinweis...*« – »*Lassen Sie uns das genauer anschauen...*« – »*Bitte kommen wir noch einmal auf den Punkt von vorhin zurück...*« – »*Ich sehe, Sie sind mit meinem Vorgehen nicht einverstanden, machen Sie einen Vorschlag...*«

Positionen klar darlegen lassen, dem Patienten die Möglichkeit geben, sein Anliegen ausführlich (nicht weitschweifig) darzulegen, warten, schweigen, zuhören, ausreden lassen
Beispiel: »*Bitte versuchen Sie, in ca. 3 Minuten Ihr Anliegen darzulegen.*« – »*Sie haben 3 Minuten Zeit, uns den Kern Ihres Anliegens zu schildern, ohne dass Sie unterbrochen werden.*« – »*Bitte versuchen Sie, sich kurz zu fassen, damit wir nachvollziehen können, um was es Ihnen geht.*«

Sich in fremde Argumente/Situationen hineindenken
Beispiel: »*Bitte helfen Sie mir zu verstehen und erklären Sie mir...*« – »*Sie meinen also, dass...*« (paraphrasieren).

Gemeinsamkeiten herausfiltern
Beispiel: Gesagtes von Patienten aufgreifen: »*Ach ja, Herr M. hatte ein ähnliches Thema gewählt.*« – »*Wer von Ihnen ist denn noch Fan von...?*« – Auch eigene Erlebnisse und Geschichten einbringen, die eine Verbindung zum Inhalt bringen könnten.

Gefühle nicht ausklammern
Beispiel: »*Ich sehe, dass Sie das Thema sehr bewegt...*« – »*Das scheint Sie immer noch sehr zu beschäftigen...!*« – »*Möchten Sie kurz den Raum verlassen, um sich wieder zu sammeln?*« (Betreuung durch Helfer/Kollegen der Station sicherstellen.)

In der Sache konsequent bleiben, freundlich, taktvoll, ehrlich
Beispiel: »*Ich denke nicht, dass das der richtige Ort ist, Ihrem Ärger Luft zu machen. Vielleicht können wir das im Anschluss klären.*« – »*Sie sind sehr aufgebracht, das kann ich nachvollziehen. Kann Ihnen die Gruppe bei einer Klärung helfen oder wollen wir das im Anschluss unter vier Augen besprechen?*«

Sich nicht hinter Regeln verstecken
Beispiel: Bleiben Sie in Kommunikation. Wenn Regeln missachtet werden ist das ein wichtiges Signal, dass etwas nicht stimmt.
»*Wir hatten vereinbart, dass…, Ihrer Reaktion entnehme ich, dass wir eine andere Regelung finden müssen.*« – »*Es gibt Einzelne, die sich nicht an die Vorgaben gehalten haben. Was müssen wir verändern, dass alle damit leben können?*«

Was Sie tun sollten:
- Bleiben Sie ruhig und entspannt!
- Strahlen Sie Ruhe und Sicherheit aus!
- Sprechen Sie in angemessener Lautstärke!
- Sprechen Sie in ruhigem Ton mit dem betreffenden Patienten!
- Registrieren Sie die Reaktionen der anderen Patienten in der Gruppe!
- Bleiben Sie sachlich, auch wenn der Patient unsachlich oder persönlich wird!
- Beobachten Sie Brust und Augen! (Heftige Bewegungen der Brust künden aggressive Reaktionen an!)
- Schenken Sie dem Patienten Ihre Aufmerksamkeit!
- Lassen Sie die Gruppe nicht aus den Augen!
- Bleiben Sie geduldig und geben Sie nicht auf!

Was Sie vermeiden sollten:
- Machen Sie keinen ängstlichen oder unsicheren Eindruck!
- Vermeiden Sie eine herablassende, arrogante Haltung!
- Erheben Sie nicht Ihre Stimme!
- Sprechen Sie beruhigend auf die anderen Patienten ein und zeigen Sie, dass Sie die Situation im Griff haben!
- Drohen Sie nicht! (Insbesondere keine Konsequenzen, die Sie nicht wirklich durchsetzen können!)
- Streiten Sie nicht! – Provozieren Sie keine Meinungsverschiedenheiten!
- Bleiben Sie beharrlich.

Wenn sich die Aufregung des Patienten an die Grenze zum Angriff steigert:
- Akzeptieren Sie Ihren eigenen Gefühlszustand!
- Lernen Sie, Ihre Muskeln zu entspannen und unter Kontrolle zu halten!
- Bleiben Sie sitzen, wenn die Person sitzt!
- Bleiben Sie bei Ihrer sachlichen Haltung!
- Bleiben Sie höflich!
- Erlauben Sie der Person zu gehen, wenn sie es möchte, und behalten Sie sie im Auge! (Immer einen Fluchtweg offen lassen.)
- Stellen Sie sich in die Nähe der Person – seitlich und auf Armlänge entfernt!

Wenn die Gruppe die Eskalation aufnimmt:
- Bleiben Sie entspannt!
- Unterbrechen Sie die Gruppe und versuchen Sie, Ruhe hineinzubringen!
- Wenden Sie geeignete Moderationstechniken an, die zur Problemklärung beitragen können.
- Produzieren Sie keine »Schuldigen«!
- Notfalls brechen Sie die Gruppe ab!

Persönliche Voraussetzungen, um mit Provokationen umgehen zu können:
- Ausgeprägte Konfliktfähigkeit und positive Einstellung zu niederlagenfreien Konfliktlösungen.
- Toleranz gegenüber individuellen Unterschieden, Akzeptanz zu dem, was ist.
- Verbessertes Einfühlungsvermögen durch die Fähigkeit, Gefühle zu erkennen und auszudrücken, offenes »Selbstoffenbarungsohr« zum Anderen.
- Fähigkeit zur Selbstbehauptung, aber auch zur Selbstkontrolle in belastenden Situationen.
- Fähigkeit, Verhaltensalternativen zu entwickeln und Konsequenzen abzuschätzen.
- Fähigkeit zur Erarbeitung von Problemlösungen.
- Fähigkeit und Bereitschaft zur Einhaltung von Vereinbarungen.

8.4 Beispiele für problematische Situationen im Verlauf der Gruppe

Niemand sagt etwas
Schweigen kann eine machtvolle Botschaft sein und sollte immer ernst genommen werden. Etwas stimmt nicht, wenn niemand etwas sagt. Für Klärung sorgen – Ursache finden. Offene Fragen stellen und auch zum Fragenstellen ermutigen, ggf. direkte individuelle Ansprache.
»Was macht Sie gerade sprachlos?« – »Wie soll ich Ihr Schweigen verstehen/interpretieren?« – »Gibt es etwas, das wir klären sollten?« – »Welche Informationen brauchen Sie, um hier aktiv mitarbeiten zu können?« – »Frau M., welche Gedanken gehen Ihnen gerade durch den Kopf?«

Patienten verweigern die Teilnahme
Meist ist die Verweigerung der Teilnahme Ausdruck von Widerstand, der unterschiedliche Ursachen haben kann: Über- oder Unterforderung, Gruppenkohäsion, mangelnde Vorbereitung oder die mangelnde positiv-wertschätzende Haltung der Gruppenleitung. Es geht darum, Methoden anzuwenden, welche die Neugierde wecken. Die Gruppenleitung muss auch einmal Ausnahmen zulassen und eine Atmosphäre der Freiwilligkeit schaffen.
»Wenn Sie jetzt gerade nicht aktiv sein möchten, was können Sie stattdessen tun?«
»Was brauchen Sie, um hier mitmachen zu können?«
»Gibt es Umstände, die Ihnen eine aktive Teilnahme leichter machen würden?«
(Zum motivierenden Umgang mit »Schweigern« siehe Kap. 10.4.2.)

Unaufmerksamkeit
Patient beschäftigt sich mit anderen Dingen, die seine volle Konzentration zu benötigen scheinen, z. B. blättert in einer Zeitschrift, schaut aus dem Fenster u. a.
»*Ich würde mir wünschen, dass sich alle an der Gruppe beteiligen! Frau Herbst, was brauchen Sie, damit Sie hier weiter aktiv mit uns arbeiten können?*«

Patient wird laut und schimpft
In solchen Situationen ist es hilfreich, wenn Gruppenregeln vereinbart wurden, an die dann erinnert werden kann. Ansonsten sollten Vereinbarungen getroffen oder dem störenden Verhalten auf den Grund gegangen werden. Nur im schlimmsten Fall soll der Patient aus der Gruppe verwiesen werden.
»*Was ärgert Sie ...?*«
   Oder:
»*Was genau ist passiert, das Sie so aufgeregt sein lässt?*«
»*Sagen Sie uns, was Sie ärgert ...*«

Patient kann nicht ruhig sitzen bleiben, Mitpatienten fühlen sich durch die Unruhe gestört
Den Patienten einen Sitzplatz zuweisen, an dem er nicht räumlich eingeengt ist. Die Mitpatienten um Verständnis bitten.
»*Bitte berücksichtigen Sie, dass es Herrn Schneider noch nicht so gut geht und er mit seiner Unruhe noch nicht so gut umgehen kann. Es wäre schade, wenn er deswegen nicht teilnehmen könnte.*«

Diskussion über ein Thema kommt nicht in Gang
Je nach Interessenslage ist das Thema für die Patienten schwierig oder zu wenig interessant. Hier hilft es, dass die Gruppenleitung die eigene Meinung einbringt, aber auch gezielt eine Person anspricht.
»*Was haben Sie darüber gehört?*« – »*Woher beziehen Sie Ihre Informationen?*« – »*Was hat das Thema mit Ihnen zu tun?*« – »*Wie schätzen Sie die Situation ein?*«

Von Patienten werden Themen angesprochen, die in einer anderen Situation besprochen werden müssen
Eine freundliche Zurückweisung und ein gleichzeitiges Angebot/Alternative zur Weiterbehandlung seines Themas werden in der Regel immer vom Patienten akzeptiert. Er fühlt sich ernst genommen und seine Bereitschaft, sich aktiv dem Thema zuzuwenden, ist gegeben.
»*Wenn alle einverstanden sind, können wir das jetzt in wenigen Minuten klären.*«
»*Da muss ich Sie verweisen auf ...*« (z. B. Arzt oder Bezugspflegeperson)
»*Bitte sprechen Sie das in ... noch einmal an.*«
»*Können wir das bitte im Anschluss unter vier Augen klären?*«

»Läppisches« Verhalten, Zwischenrufe, kichern, stören, Nebengespräche u. a.
Manchmal dient ein solches (Clowns-)Verhalten den Mitpatienten zur Belustigung, andere fühlen sich gestört. Das Verhalten muss umgelenkt werden, ohne dass der Pa-

tient sein Gesicht verliert oder vor der Gruppe bloßgestellt wird. Das Verhalten kann auch ein Signal dafür sein, das etwas aus dem Ruder läuft.
»*Die augenblickliche Unruhe sagt mir, dass Sie gerade etwas anderes für wichtig halten. Können Sie der Gruppe dazu etwas mitteilen?*«
»*Sie scheinen mit dem Thema vertraut, bitte berichten Sie den anderen doch ...*«
»*Wenn es Ihnen schwer fällt, sich auf die Sache zu konzentrieren, biete ich Ihnen an ...*«
Ggf. mit dem Patienten eine Vereinbarung treffen.

»Drückeberger«, die im Stationsalltag keine Aufgaben vom Ordnungsdienst freiwillig übernehmen
Oft ist es problematisch mit der Freiwilligkeit der Patienten, wenn es um Pflichterfüllung geht. Ganz besonders in Akutbereichen, wo es vielen Patienten noch sehr schlecht geht. Sprechen Sie die Betreffenden direkt mit Namen an.
»*Frau/Herr..., welche Aufgabe ist Ihrer Meinung nach für Sie die geeignetste, und wer soll Ihnen dabei helfen?*«
»*Was könnte Ihr Beitrag zur Gemütlichkeit auf der Station* sein?«
»*Mit wem möchten Sie sich diese Aufgabe teilen?*«

»Vielredner«, übermäßige Beteiligung und Redeanteile/Selbstdarstellung
Dieses Verhaltensmuster muss angemessen unterbrochen werden, um die Konzentration einer Gruppe nicht zu gefährden.
»*Das ist sehr interessant. Hören Sie einmal, was die anderen dazu sagen.*« – »*Bitte geben Sie den anderen Zeit, einmal darüber nachzudenken.*« – »*Danke für Ihre Darstellung, vielleicht möchten Sie jetzt jemand anderem das Wort geben!*«
(Zum motivierenden Umgang mit »Vielrednern« siehe Kap. 10.4.1.)

Streit der Patienten (oder zwischen einzelnen Personen) untereinander
Eruieren Sie das Streitthema und machen Sie ein Klärungsangebot nach Abschluss der Gruppe. Wenn das Thema die Gruppe betrifft, muss eine Klärung sofort stattfinden (Störungen haben Vorrang). Ist eine kurzfristige Klärung nicht möglich, sollte ein Sondertermin mit der Gruppe vereinbart werden.

Betrifft der Streit nur Einzelpersonen, kann ebenfalls eine Klärung nach der Gruppe stattfinden. Wird der Verlauf der Gruppe zu sehr von den vorhandenen Konflikten negativ beeinflusst, kann die Gruppe notfalls abgebrochen werden.
»*Sie sind beide sehr aufgebracht, aber wir können in diesem Rahmen Ihr Problem nicht lösen. Sind Sie einverstanden, dass wir uns im Anschluss gemeinsam mit Ihrem Problem befassen?*«
»*Offenbar sind Sie* (die betroffenen Patienten) *so sehr in Ihrem Streit gefangen, dass es Ihnen sehr schwer fällt, sich jetzt auf unser Thema einzulassen?*«
»*Hilft es Ihnen, wenn wir versuchen, die Sache gleich gemeinsam zu klären?*«
»*Bevor wir weitermachen, schlage ich vor, kurz auszusprechen, um was es hier genau geht, und dann zu schauen, wie wir das Problem rasch lösen können.*«
»*Ich würde die Gruppe hier gerne vertagen, weil ein gemeinsames Arbeiten so nicht möglich ist. Wir werden beim nächsten Mal hier weiter machen.*«

8 Problematische Gruppensituationen

Fehlende Einsicht in den therapeutischen Sinn und Zweck der Gruppe
Destruktive Äußerungen von Patienten wie »Bringt ja sowieso nichts...«, »Alles Kinderkram...« kommen meist dann vor, wenn sich diese über- oder unterfordert fühlen. Erklären Sie den Sinn der Gruppe detailliert und passen Sie ggf. die Ziele entsprechend an. Überdenken Sie das Vorgehen und die Struktur des Ablaufs und entwickeln Sie neue Präsentationstechniken. Ebenso können Sie vermehrt die Mitentscheidung der Patienten einfordern.
»Was ist Ihnen wichtig?« – »Was hätten Sie sich vorgestellt?« – »Was wünschen Sie sich, was brauchen Sie hier?« – »Was ist es, das Sie hier am meisten stört und welche Alternativen wären denkbar?«

Persönliche Probleme der Patienten stehen im Vordergrund
Verständnis signalisieren und darauf hinweisen, das die Gruppe bei der Lösung des Problems nichts beitragen kann. Allerdings dem Wunsch nach Entlastung entgegenkommen, indem ein Angebot gemacht wird zu Einzelgesprächen, bzw. einen Hinweis auf die Bezugspflegeperson geben.
»Können Sie sich vorstellen, das im Anschluss an diese Gruppe mit ihrer zuständigen Pflegeperson zu klären?«

Zusammensetzung der Patienten mit unterschiedlichen Krankheitsbildern
Zu Beginn eignen sich einfache und kurze Kennenlernübungen um die gegenseitige Akzeptanz zu unterstützen. Beziehungen unter den Patienten können beispielsweise gefördert werden durch das Vergeben von Patenschaften (Gesündere kümmern sich um Kränkere). »Sympathie-Runden« durchführen. Verletzende Bemerkungen über Mitpatienten positiv umformulieren oder auslenken durch Nichtbeachten.
»Der M. hat sie doch nicht alle...« – Umformuliert: »Sie sind mit dem Verhalten von Herrn M. nicht einverstanden? Was genau stört Sie gerade?«
 Oder:
»Die S. labert sich noch mal um den Verstand...« – Umformuliert: »Ihnen ist wichtig, dass jeder den gleichen Redeanteil bekommt?!«

8.5 Checkliste zum Umgang mit »schwierigen« Patienten und problematischen Gruppensituationen

- Legen Sie vorher ein Ziel für sich fest und behalten Sie den »Roten Faden«
- Nehmen Sie Beiträge aus der Gruppe positiv auf und bleiben Sie freundlich.
- Bleiben Sie ruhig und sachlich.
- Stellen Sie klare Regeln (Gruppenregeln) auf und achten Sie auf deren Einhaltung. Achten Sie auf gleichmäßige Redebeiträge, wenn Sie in einer kleineren Runde eine Diskussion anregen möchten (z. B. Presseschau).
- Fassen Sie hin und wieder das Gesagte zusammen, besonders dann, wenn Sie vermuten, dass bei den Patienten die Konzentration nachlässt.

8.5 Checkliste zum Umgang mit »schwierigen« Patienten

- Legen Sie, je nach Dauer der Gruppe, kleinere Pausen ein.
- Arbeiten Sie mit Anschauungshilfen (Flipchart, Bilder, Karten), damit die Patienten Ihnen leichter folgen können.
- Stellen Sie offene Fragen, anstatt geschlossene. Offene Fragen lassen dem Antwortenden mehrere Möglichkeiten, etwas zu sagen. Geschlossene Fragen lassen nur die Möglichkeit, mit »Ja« oder »Nein« zu antworten.
- Achten Sie auf die Körpersignale der Patienten, indem Sie den Blickkontakt halten.
- Sprechen Sie ggf. Ihr eigenes Unbehagen sachlich an.
- Sorgen Sie für einen störungsfreien Rahmen.

Ein »schwieriger Patient« ist das Ergebnis unserer Interpretation von »schwierig«!

Sei wie ein Baum

*Ein Baum
ist immer in seiner
Mitte – die Jahreszeiten kommen
und gehen, der Wind säuselt durch seine Äste
und Zweige oder zerrt daran, die Sonne wärmt sie,
das Eis zieht an ihnen – aber bei alledem
bleibt der Baum einfach stehen,
nimmt die Dinge wie sie kommen,
und bleibt
sich selbst
treu. Und
während
all das im
Gange ist,
wächst er
und gedeiht.*

9 Methodenvielfalt in der Gruppenarbeit

9.1 Moderationstechniken

Moderation heißt Mäßigung. Das Wort **moderieren** ist dem lateinischen **moderari** entnommen und bedeutet zügeln, in Schranken halten. Einen »**Modus finden**« heißt auch, das »rechte« Maß für etwas zu haben. Hieraus abgeleitet wird die Rolle einer Moderatorin deutlich: Lenkerin, Leiterin – in Schranken halten und beherrschen.

Unter Moderation von Gruppen wird das Strukturieren von Gesprächen und Diskussionen verstanden. Mit Hilfe ausgewählter Techniken sollen alle Teilnehmer aktiv und zielgerichtet an der Gruppe beteiligt werden. Die Moderation ist ein pädagogisches Instrument in der Gruppenleitung. Mit gezielter Anwendung von Moderationstechniken kann die Gruppenleiterin die Gruppe spannend gestalten (o Abb. 9.1). Sie weckt Interesse, sorgt für Abwechslung und fördert den Kontakt der Patienten untereinander. Sie aktiviert zurückhaltende Patienten, grenzt dominante Personen ein (s. Kap. 8 u. 10.4) und weckt vorhandene Ressourcen.

Bei krankheitsbedingten Störungen im Verhalten der Patienten und auf emotionaler Ebene können geeignete Moderationstechniken verhindern, dass es zu Missachtung von Gruppenregeln und -normen kommt. Die Gefahr ist groß, dass Patienten untereinander ihre Beiträge zu schnell interpretieren, verurteilen und kritisieren. Eine professionelle Gruppenleitung ist in der Lage, unter Anwendung von Moderationstechniken von solchen Verhaltensweisen geschickt abzulenken.

Gerade in den Anfängen bei der Arbeit mit Gruppen ist die Pflegeperson im Umgang mit Moderationstechniken noch nicht vertraut und fühlt sich daher oft hilflos

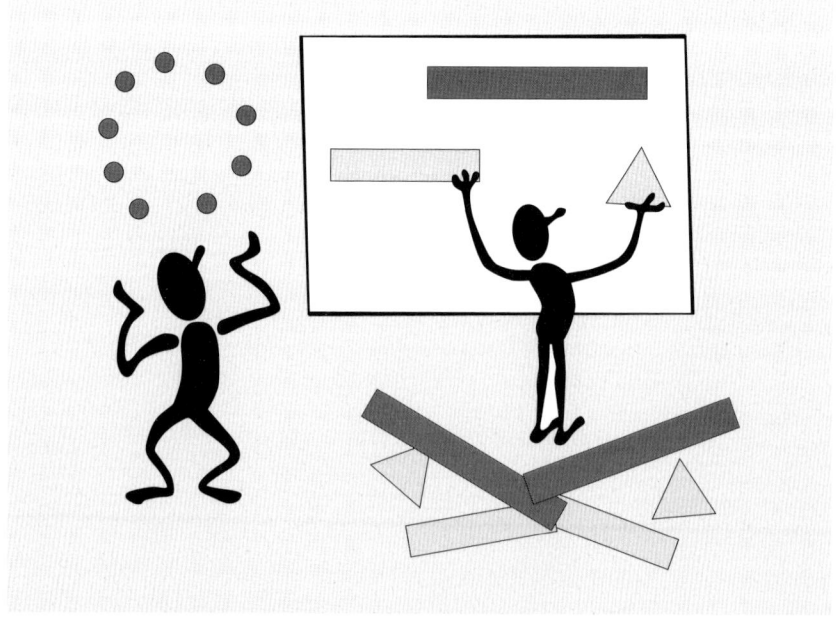

o **Abb. 9.1:** Moderation macht Motivation

und unsicher. Im Folgenden sind einige grundlegende motivationsfördernde Techniken beschrieben.

Visualisieren

Wenn Inhalte und Ergebnisse optisch dargestellt werden, können die Patienten die Informationen sehen, lesen und leichter verarbeiten. Diese Visualisierung ist bei der Informationsverarbeitung unverzichtbar: Werden Informationen nicht nur gehört, sondern auch gesehen, können sie besser aufgenommen und verarbeitet werden (o **Abb. 9.2**). Diese Technik wird nicht nur von der Moderatorin benutzt, sondern auch von den Patienten, wenn sie z. B. in Kleingruppen arbeiten. Sie können die Ergebnisse ihrer Arbeit auf Postern darstellen.

Zur Visualisierung wird folgendes Material benötigt:
- Plakatpapier (Flipchart, Packpapier)
- Verschiedenfarbige dicke Filzstifte (Edding 800 breit) für Überschriften
- Verschiedenfarbige dünnere Filzstifte (Edding 500) für weitere Texte bzw. Zeichnungen
- Verschiedenfarbige Moderationskarten (Karteikarten) mit unterschiedlichen Formen (eckig, rund, oval)
- Farbige selbstklebende Punkte (mind. 9 mm Durchmesser)
- Auch Pfeile, Linien und andere Symbole können zum Betonen von Inhalten verwendet werden (o **Abb. 9.3 u. 9.4**). Dabei ist darauf zu achten, woran sich das Auge orientiert, welche Lesegewohnheiten üblich sind (von links nach rechts; von oben nach unten). Die verschiedenen Inhalte sollten anhand von Themenblöcken oder Überschriften geordnet auf das Plakat gebracht werden. So können Zusammenhänge leichter erfasst werden.

Brainstorming

Das Brainstorming, auch »Blitzlichtrunde« genannt, ist eine sehr kreative Methode. Sie ist besonders für große Gruppen geeignet, jeder kann hier zu Wort kommen. Beim Brainstorming durch Zurufen sagen die Patienten laut, was ihnen gerade zum Thema einfällt. Erfolgt das Zurufen der Reihe nach, ist darauf zu achten, dass dem Vorredner nicht nachgesprochen wird. Die Aussagen können auf einem Flipchart mitgeschrieben werden.

> **Bitte beachten: Keine Äußerung darf bewertet oder kritisiert werden!**

Die Motivation zum Reden kann gesteigert werden, wenn man einen kleinen Gegenstand (Tennisball o. Ä.) kreuz und quer durch den Teilnehmerkreis wandern lässt. Auch ein Wollknäuel ist ein gutes Hilfsmittel: Die Gruppenleitung stellt beispielsweise eine Reflexionsfrage und behält den Faden des Knäuels fest in der Hand. Den Knäuel wirft sie an eine ihr gegenüber sitzende Person mit der Bitte um eine Äußerung. Diese verfährt im Anschluss an ihren Beitrag ebenso wie die Gruppenleitung; sie behält den Faden fest in der Hand und wirft den Knäuel weiter. Am Ende sind alle Teilnehmer über ihre Beiträge miteinander »**vernetzt**«.

9 Methodenvielfalt in der Gruppenarbeit

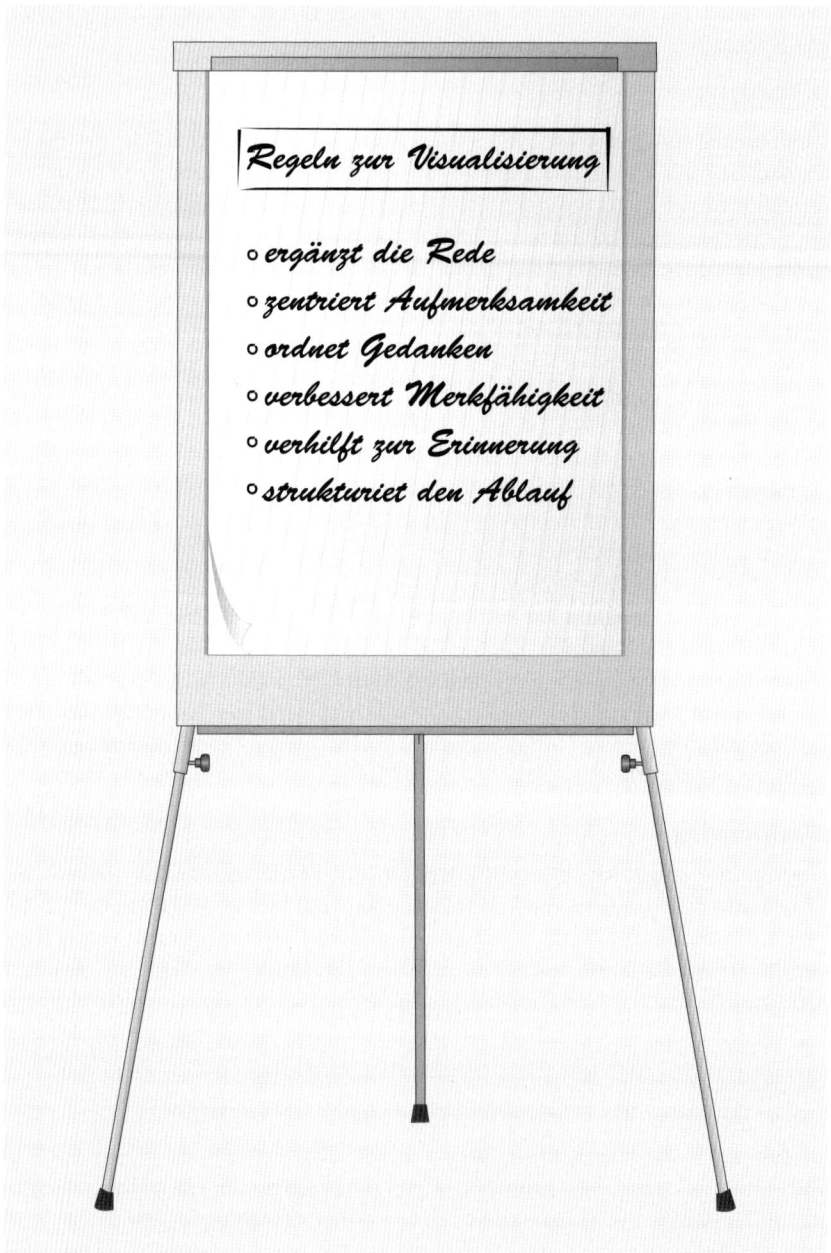

Abb. 9.2: Visualisieren

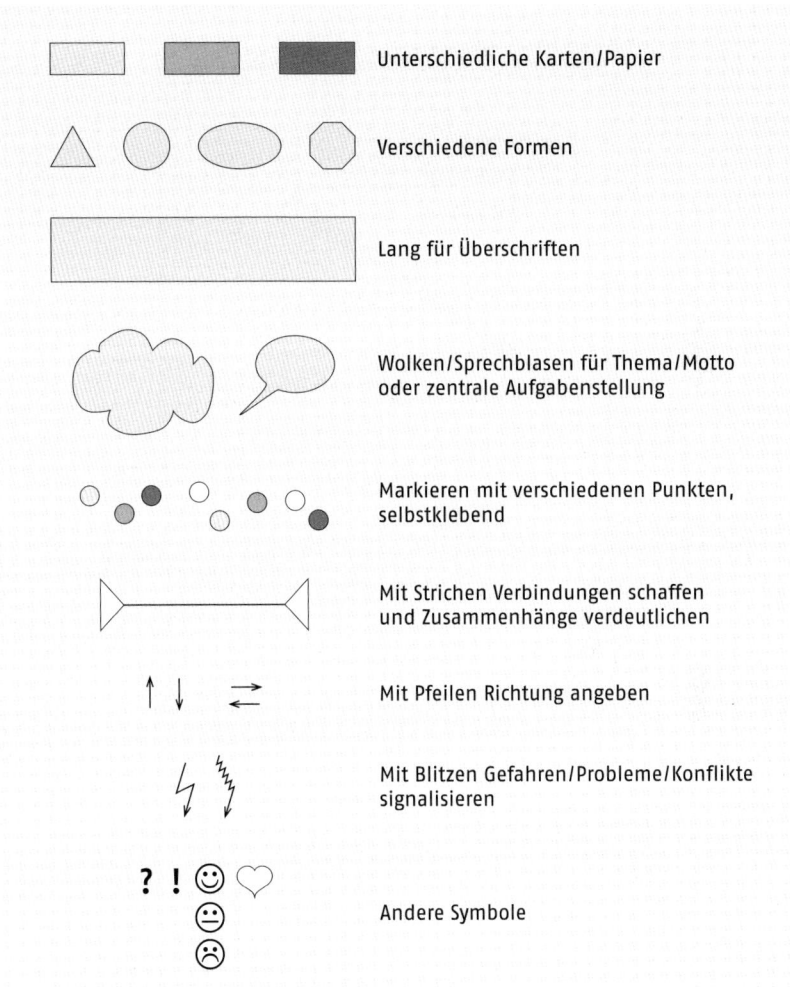

○ **Abb. 9.3:** Hilfsmittel zur Visualisierung

Zum Entwickeln neuer Ideen, für die Suche nach Lösungen, zum Sammeln von Ideen zur Gestaltung des Stationsmilieus oder als Abschlussrunde einer Gruppe – dafür ist das Brainstorming gut geeignet.

Anwärmaktivität

Zum Ankommen bzw. zum »**Warmwerden**« mit den anderen sollten den Patienten Hilfestellungen angeboten werden. Dies können Fragen zur momentanen Befindlichkeit oder auch einfache Übungen sein. Dabei muss nicht unbedingt ein Bezug zum Thema vorhanden sein.

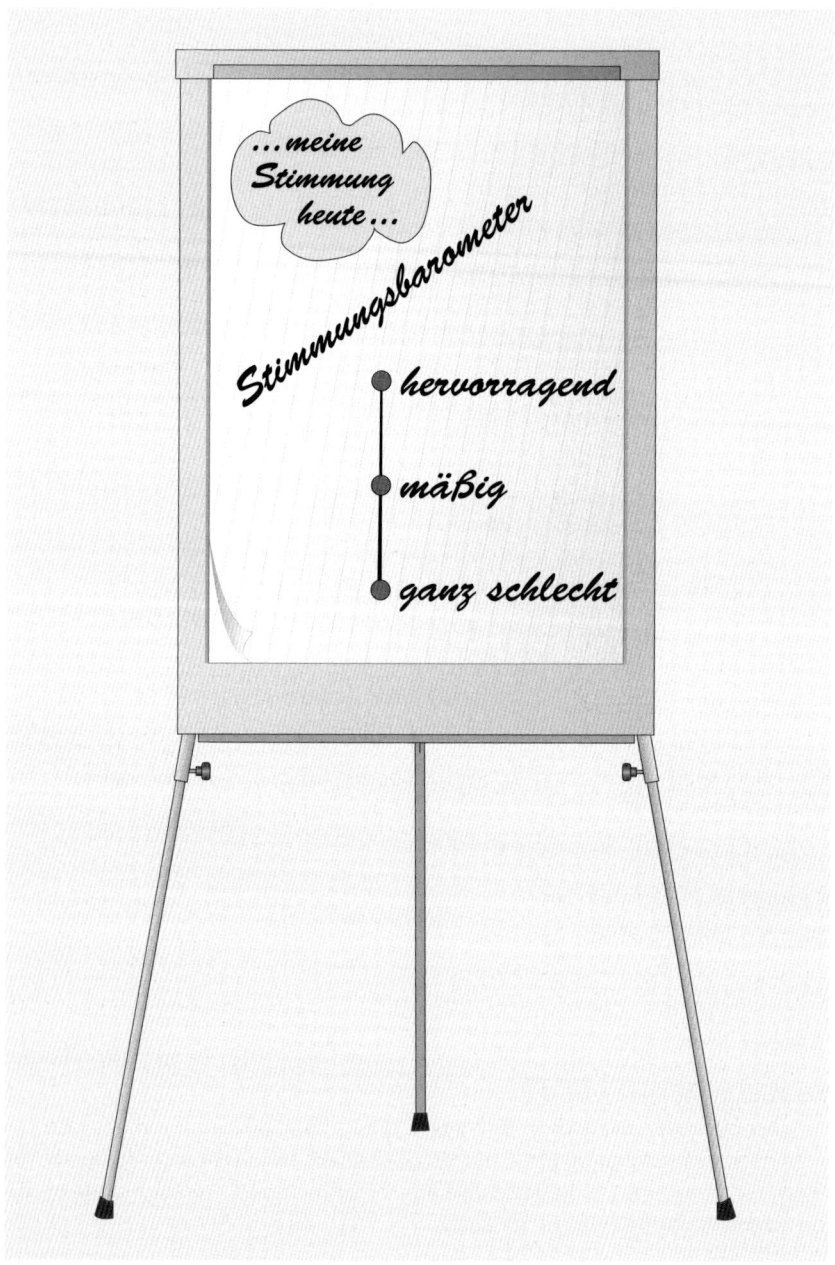

o **Abb. 9.4:** Visualisieren Sie Stimmungen

Ein Beispiel ist das **Graffiti** (o Abb. 9.5): Von der Gruppenleitung werden Reizfragen oder Aussagen, die zu ergänzen sind, vorbereitet und auf Plakate geschrieben. Die Patienten bekommen einen Filzstift und werden aufgefordert, die Fragen schriftlich zu beantworten bzw. die Aussagen zu ergänzen.

Kartenabfrage

Hier werden ein Flipchart oder Plakatwände (Packpapier) gebraucht. Die Patienten bekommen einen Filzstift und mehrere Moderationskarten (ggf. in verschiedenen Farben). Die Patienten schreiben ihre Antworten oder Meinungen auf jeweils eine Karte und heften sie an (o Abb. 9.6). Günstigstenfalls kann die Gruppenleitung bzw. Helferin die Karten nach Schwerpunkten ordnen. Geht es um die Auswahl eines Themas oder um eine Entscheidung, kann auf den Karten eine Punktabfrage erfolgen (s. u.).
(Wenn keine Moderationskarten zur Verfügung stehen, können diese sehr einfach mit einer Schneidemaschine selbst hergestellt werden. »Schmierpapier« ist aber auch in Ordnung.)

Punktabfrage

Diese Methode aktiviert die Patienten, Entscheidungen zu treffen. Sie beantworten Fragen oder beteiligen sich an Entscheidungen – beide Male werden Punkte vergeben. Diese Punkte werden entweder aufgeklebt (Punkte mit mind. 9 mm Durchmesser) oder mit einem Filzstift aufgemalt.

Einzelbericht

Für viele psychisch Kranke bedeutet es eine enorme Überwindung, sich der »**öffentlichen Beachtung**« auszusetzen, indem sie der Gruppe etwas vortragen oder von sich selbst berichten. In der Gruppe lernt der Kranke schrittweise und im vertrauten Rahmen, seine Meinung und seine Gefühle zu äußern.

Bilder

Hierzu müssen mindestens doppelt so viele Bilder (aus Zeitschriften oder Fotokarteien) wie Teilnehmer zur Verfügung stehen. Die Bilder sollten variationsreich auf das Thema abgestimmt sein. Sie werden in der Mitte auf dem Boden oder auf einem Tisch ausgebreitet. Die Gruppenleiterin macht eine aktivierende Äußerung, z. B. »*Meine Krankheit bedeutet für mich...*« Jeder Patient entscheidet sich dann für **ein** Bild als Medium für seinen Beitrag dazu.

Über Bilder können auch Erinnerungen geweckt und die damit verbundenen Gefühle hervorgerufen werden. Besonders geriatrische Patienten kommen mit dieser Methode gut zurecht, z. B. »*Aus meinem Leben erinnere ich mich besonders gerne an...*«

Gemalte Bilder oder Kollagen

Eine Tätigkeit mit den Händen, wie z. B. das Malen, belebt die Phantasie. Intuitive Einfälle können auf dem Papier zum Ausdruck gebracht werden. Gemeinschaftliche Bilder oder Kollagen zeigen den Patienten ihr unterschiedliches Erleben auf und fördern somit auch die Bereitschaft, miteinander zu kooperieren. Häufig entdecken die Patienten ihre Freude an kreativer Arbeit. Diese Ressource sollte auch dazu genutzt werden, um

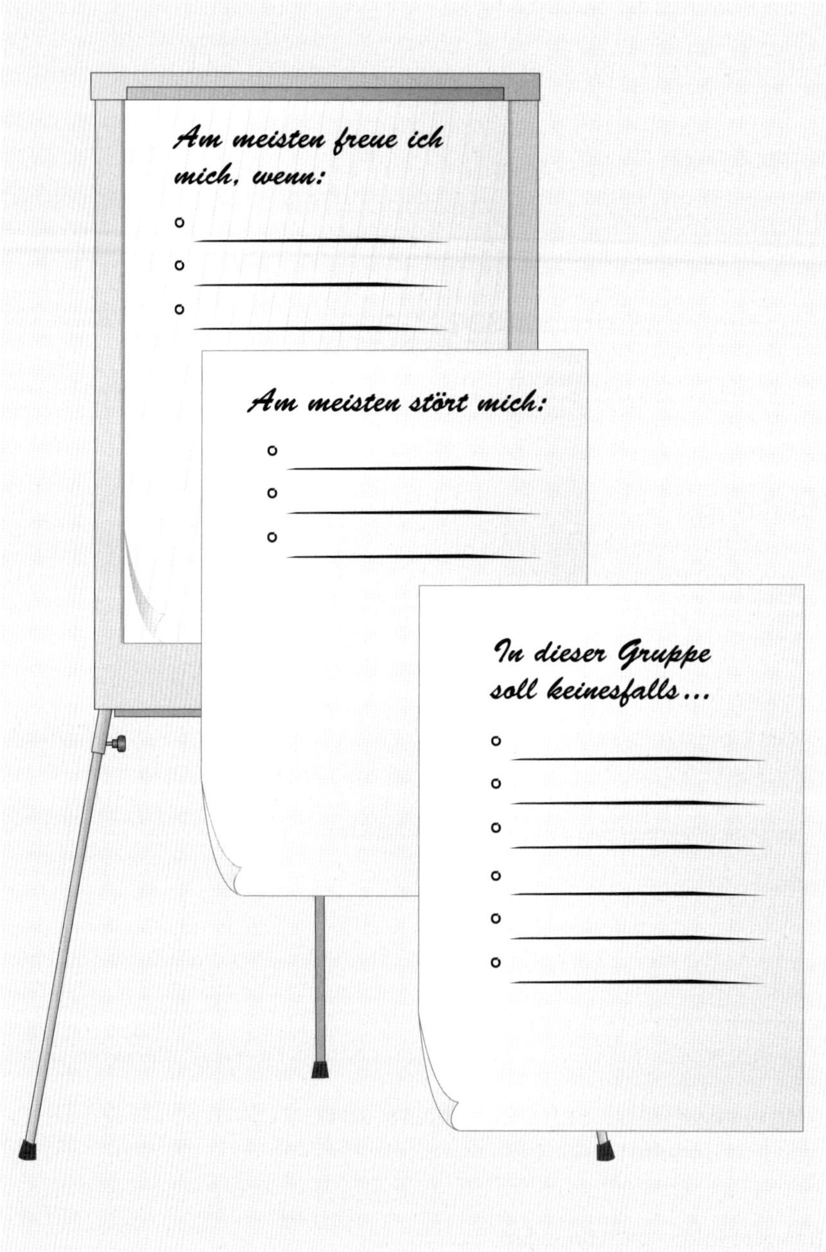

9 Methodenvielfalt in der Gruppenarbeit

Am meisten freue ich mich, wenn:

Am meisten stört mich:

In dieser Gruppe soll keinesfalls…

Abb. 9.5: »Graffiti«

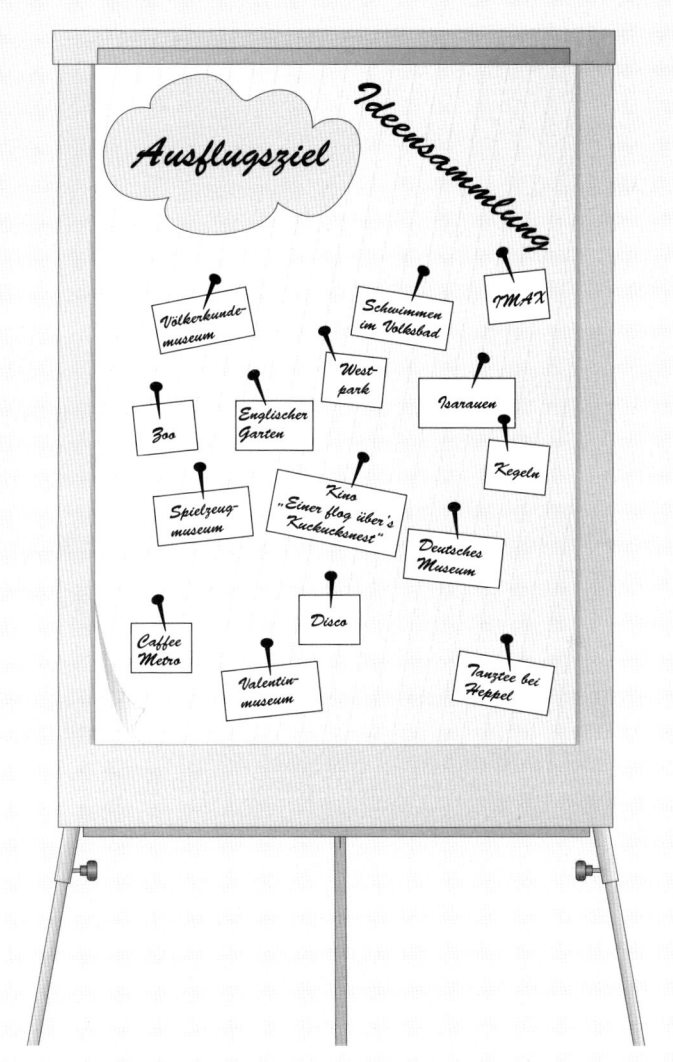

○ **Abb. 9.6:** Visualisieren Sie Ihr Brainstorming (Kartenabfrage)

innerhalb der Station milicutherapeutische Gruppenarbeit zu leisten und zur Ausgestaltung der Gemeinschaftsräume beizutragen.

Aktivierungsmöglichkeiten in der Gruppe (s. a. Kap. 9.4.)
- Raum lüften
- Überraschungen einbauen
- Ausreichende Pausen einlegen

- Körperliche Aktivitäten einbauen
- Abwechslungsreiche Inhalte bieten
- Kreative Materialien einsetzen
- Ziele und Vorteile der Gruppe deutlich machen
- Austausch fördern (z. B. Kleingruppen)
- Einwände zulassen und provozieren
- Spannungsbogen halten.

Am Ende der Gruppe kann die Gruppenleitung ihre Arbeit mit Hilfe der Flipchart von den Patienten auswerten lassen (o Abb. 9.7a, b).

9.2 Anwendungsbereiche

9.2.1 Plenum

Das Plenum findet im **Sitzkreis** statt, so dass jeder mit jedem im Blickkontakt ist. Diese Gruppenform ist auf den Austausch von Informationen ausgerichtet und zu gemeinsamer Diskussion geeignet.

Alle Patienten sind anwesend und an Entscheidungen beteiligt. Die Gruppengröße richtet sich nach den auf der Station befindlichen Patienten. Bei einer sehr großen Gruppe (mehr als 12 Teilnehmerinnen) besteht die Gefahr, dass sich der Einzelne überfordert fühlt und in der Anonymität der Masse verschwindet oder ins Abseits gerät. In einer Großgruppe ist es wichtig, möglichst viele aktivierende Techniken einzusetzen, um die Wachheit der Patienten aufrecht zu erhalten (s. a. Kap. 9.1 u. 9.4). Beispielsweise kann ein bereits gesünderer Patient die Co-Leitung oder Teile der Moderation übernehmen, wie z. B. die Protokollführung, das Visualisieren am Flipchart oder das Vorstellen der Gruppenregeln (o Abb. 9.8).

Ein motivierender Abschluss kann auch mit aktivierenden Techniken gestaltet werden (s. Kap. 9.4). Je nachdem, welches Ziel die Gruppe hat, können Themen in Kleingruppen bearbeitet werden (z. B. in einer Infogruppe, in der es um die Erarbeitung verschiedener Teilbereiche zum Thema geht).

9.2.2 Kleingruppe

Eine Kleingruppe besteht aus einer Anzahl von ca. 3–8 Patienten, die entweder aus Interesse oder aus therapeutischer Notwendigkeit an einem Thema arbeiten. Auch aus einem Plenum können Teilgruppen gebildet werden, bestehend aus 3–6 Personen, die sich mit verschiedenen Themen verstärkt beschäftigen, um die Ergebnisse wieder im Plenum zusammenzutragen. Zur Bildung von Kleingruppen gibt es verschiedene Methoden, die nachfolgend beschrieben werden.

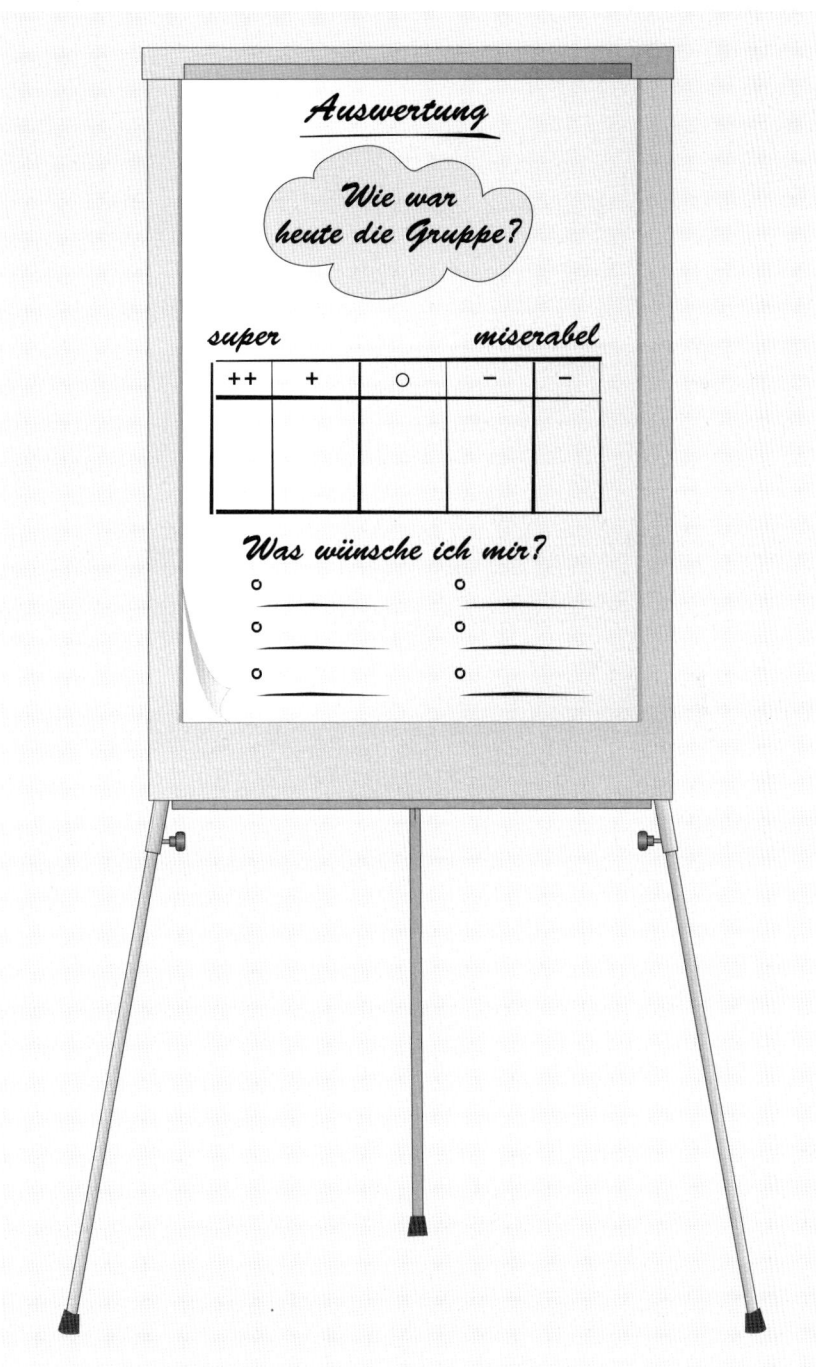

o **Abb. 9.7a:** Werten Sie die Gruppe aus. – Schematisches Muster

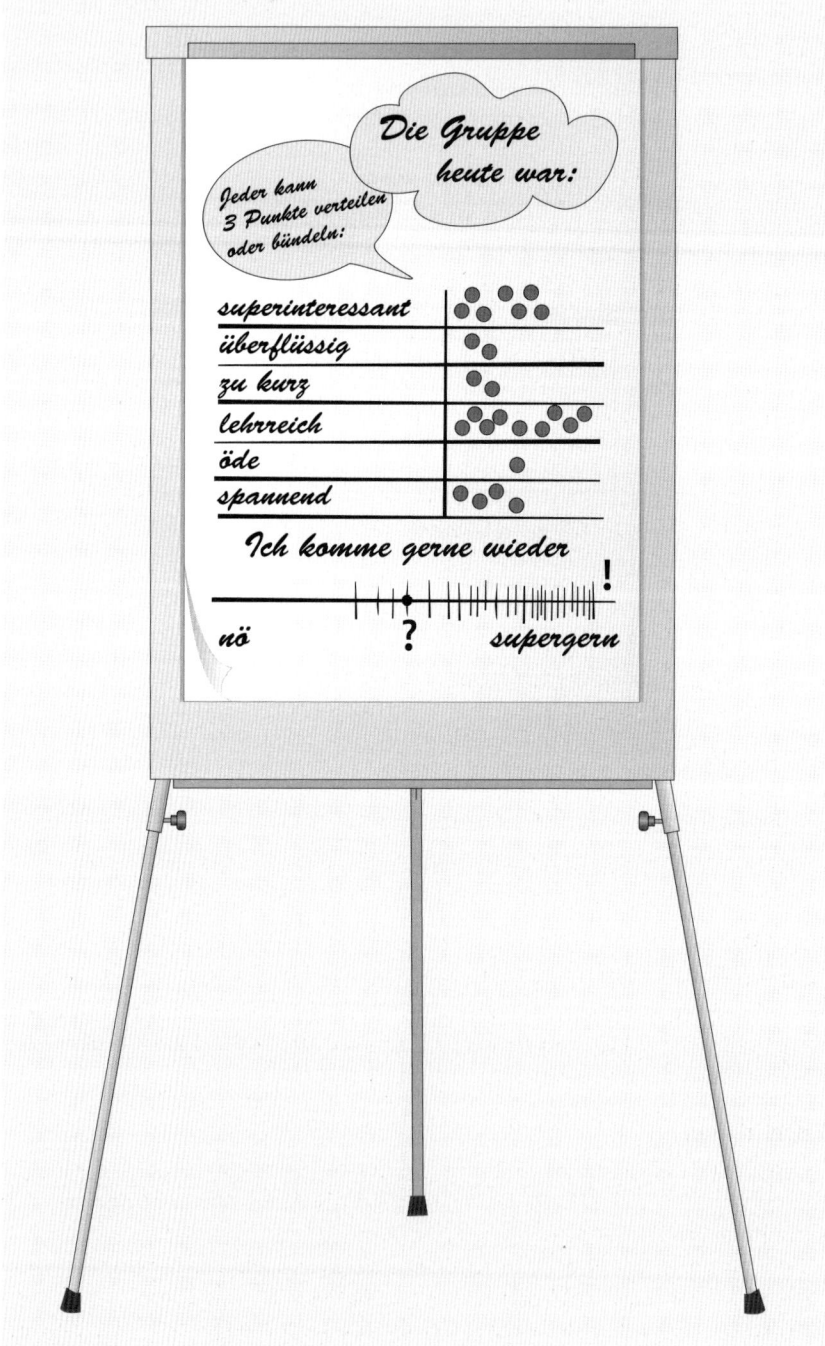

○ **Abb. 9.7b:** Werten Sie die Gruppe aus. – Beispiel aus der Praxis

○ **Abb. 9.8:** Gruppenregeln

Gruppenregeln

▶ **Piorität**
Solange ich auf dieser Station Patient bin, nehme ich an dieser Gruppenzusammenkunft teil, sofern es mein Gesundheitszustand erlaubt.

▶ **Respekt**
Ich habe das Recht auf eigene Meinung.
Meine Fragen sind erwünscht und werden ernst genommen; „dumme Fragen" gibt es nicht.

▶ **Vertraulichkeit**
Was wir in der Gruppe besprechen, trage ich nicht an Angehörige oder Nichtbeteiligte weiter.

▶ **Offenheit**
Wir sind einfallsreich, erfinderisch, originell, phantasievoll und neugierig auf neue Ideen.
Die Gruppe ist offen für neue Patienten.

▶ **Unterstützung**
Wenn es nötig ist, sind wir füreinander da.
Wir sind aufmerksam für die eigenen Gefühle und die der anderen.

▶ **Gemeinsame Aufgabe**
Wir fühlen uns auf unserer Station für gute Organisation und Gemütlichkeit verantwortlich.

Durchzählen

Sollen sich z. B. 4 Kleingruppen bilden, zählen die Patienten im Uhrzeigersinn von 1 bis 4. Es gehen alle Einser, alle Zweier, alle Dreier und alle Vierer zusammen. Das Durchzählen kann auch variiert werden. Anstelle von Zahlen können Farben oder Buchstaben genommen werden (s. u.).

Zettel ziehen

Entsprechend der Anzahl der Teilnehmerinnen und der Kleingruppengröße werden bunte Papierschnipsel in einem Korb gemischt. Jeder nimmt sich eine Farbe und stellt sich mit den anderen gleicher Farbe zusammen.

Die Patienten können auch aufgefordert werden, sich selbst so in den Gruppen zu finden, dass von jeder Farbe mindestens eine vertreten ist. Das erfordert zwar etwas Zeit, ist aber anspruchsvoller, weil die Patienten aktiv miteinander reden und entscheiden müssen. Alternativ können auch Zahlen auf Zettel geschrieben werden. Es wird dann ähnlich verfahren wie beim Durchzählen (s. o.).

Puzzle

Bei z. B. 5 Kleingruppen werden 5 verschiedene DIN-A4-Bilder (Zeitungsbilder, Fotos) so auseinander geschnitten, dass die Einzelteile eines jeden Bildes der Zahl der Patienten in den Kleingruppen entsprechen. Alle Einzelteile der 5 Bilder werden in einem Korb gemischt. Die Patienten ziehen reihum und werden aufgefordert, ihre Kleingruppe zu finden: Sie suchen zu ihrem Bildteil das passende Gegenstück und schließen sich zusammen. Dieses Vorgehen benötigt ebenfalls mehr Zeit, fördert jedoch enorm die Kommunikation und Kontaktaufnahme.

Themenorientiert

Die Themen werden von der Gruppenleitung auf ein Plakat oder eine Flipchart geschrieben. Die Patienten finden sich nach eigenem Wunsch zu einem der Themen zusammen. Dabei entscheidet neben der Relevanz des Themas häufig auch Sympathie und Antipathie. Die Gruppenleitung achtet darauf, dass die Anzahl der Teilnehmer innerhalb der Gruppen ausgewogen ist. Jede Kleingruppe verfügt über entsprechendes Material.

Bei der Arbeit mit Kleingruppen ist das Engagement des Einzelnen mehr gefordert. Es ist schwieriger, sich zurückzuziehen, da die Nähe zum Mitpatienten spürbarer ist und sie sich besser kennenlernen. In Kleingruppen können die Patienten intensiver über das jeweilige Thema miteinander reden und lernen. Dieser intensive Austausch hilft, sich innerhalb der eigenen Krise besser zu verstehen und die anderen Patienten in ihrem Verhalten zu begreifen (Effekt von Selbsthilfegruppen). Durch die Gemeinschaft der Patienten in der Kleingruppe wird der Einzelne gestärkt, an seiner Situation zu arbeiten und nicht aufzugeben.

9.3 Das Rollenspiel

Das Rollenspiel kommt aus dem Umfeld des Stegreiftheaters. Hier geht es darum, soziales Verhalten einzuüben und entsprechendes Handeln zu reflektieren. Vor allem in den psychoedukativen Gruppen wird das Rollenspiel eingesetzt. Patienten haben hier in einem geschützten, intimen Rahmen die Möglichkeit, verschiedene Formen von Handlungen oder Verhaltensweisen einzuüben, die sich auf Situationen beziehen, die sie in ihrem Umfeld als problematisch erleben. Die Übung im Rollenspiel hilft ihnen, sich selbst besser kennenzulernen und das Verhalten des Interaktionspartners besser zu verstehen.

Das Rollenspiel ist immer eine Modellsituation und nur der Patientengruppe zugänglich (»kleine Öffentlichkeit«). Es werden modellhaft Situationen nachgestellt und identifiziert, möglicherweise mit Hilfe einer Videodokumentation wie im Gruppentraining sozialer Kompetenzen.

Das Rollenspiel spiegelt dem Patienten sein Verhalten wider und verschafft ihm dadurch Klarheit; so kann es neue Möglichkeiten eröffnen. Andere Sichtweisen werden empathisch wahrgenommen, und der Patient kann sich leichter aus verstrickten Denk- und Verhaltensmustern befreien.

> **Das Rollenspiel soll nur dann angewendet werden, wenn die Gruppenleitung eine entsprechende Fortbildung und genügend Erfahrung aufweisen kann!**

Dieser Hinweis ist wichtig, denn die Leitung muss ggf. mit den Ängsten und Widerständen der Patienten umgehen können, und das ist nur möglich, wenn sie selber Erfahrungen im praktischen Rollenspiel gemacht hat.

9.3.1 Didaktisch-methodische Begründung und Motivation

Das Rollenspiel kann als Lernen verstanden werden, als eine Veränderung von Wissen, Einstellungen und Verhalten durch die Auseinandersetzung mit der sozialen, natürlichen und kulturellen Wirklichkeit der Spielpartner.

Dabei kommt den Aktivitäten der Patienten und der Rückmeldung, die sie aufgrund ihrer Aktivität aus der Gruppe und der Gruppenleitung erhalten, wesentliche Bedeutung zu. Patienten können sich so Fähigkeiten aneignen und die praktische Umsetzung einüben bzw. ausprobieren, und sie bekommen Gelegenheit zu eigenem aktivem Handeln, zu dem sie anschließend ein Feedback erhalten.

9.3.2 Prinzipien zur Durchführung des Rollenspiels

Es gibt keinerlei Bewertung zur Darstellungsform, sondern lediglich ein Gespräch über das Erlebte und darüber, was die zusehenden Patienten und die Gruppenleitung beobachtet haben. Daraus können dann hilfreiche Handlungsalternativen für den betreffenden Patienten entwickelt werden.

9.3.2.1 Vorbereitungsphase

Es wird nicht oft geschehen, dass Patienten sich freiwillig zum Rollenspiel melden. Daher empfiehlt es sich nicht, zu fragen: »*Wer möchte denn die Rolle ... übernehmen?*«, sondern gezielt die Rollen verteilen:
»*So, Herr Sommer, Sie versuchen einmal die Position des Vertreters an der Tür einzunehmen. Überlegen Sie sich, wie der sich wohl verhält, weil er unbedingt etwas verkaufen muss.*«
»*Sie, Frau Winter, werden von dem Vertreter an der Tür überrascht und ...!*«

Diese verbindlichen Instruktionen erleben die Patienten sehr häufig als motivierend und sie sind womöglich auch erleichtert: »*Ich kann ja nichts dafür, wenn's schief geht. Die hat ja gesagt, ich soll das machen ...*«

Günstiger ist es natürlich, die Patienten die Rollen selbst wählen zu lassen. – Dies sollte auch zugelassen werden, sofern das entsprechende Engagement vorhanden ist.

Instruktionen:
▶ Bevor Sie beginnen, besprechen Sie die Szene mit Ihrer/m SpielpartnerIn, dafür haben Sie ca. 3 Minuten Zeit. Vermeiden Sie eine Diskussion über Details.
▶ Geben Sie sich fingierte Namen, die nichts mit den realen Personen gemein haben.
▶ Dann gestalten Sie Ihre »Bühne«:
   – Wo findet die Szene statt?
   – Welche Möbel brauche ich? (Stuhl, Tisch)
   – Wie sieht die Anfangssituation aus?
▶ Weitere Hinweise:
   – »Versuchen Sie, sich so rollentypisch zu verhalten wie möglich.«
   – »Vermeiden Sie besonders, extreme Handlungs- und Sichtweisen ins Spiel zu bringen.«
   – »Achten Sie darauf, dass Sie Ihre/n MitspielerIn nicht provozieren!«

Bevor das Rollenspiel beginnen kann, geben die Spielpartner den »Zuschauern« Informationen zu folgenden Punkten:
▶ Welche Ausgangssituation liegt vor?
▶ Um welches Thema handelt es sich bzw. welches Problem wird behandelt?
▶ Welche Personen sind beteiligt?

9.3.2.2 Aktivitätsphase

Die Aktivitätsphase beginnt zunächst mit der Raumgestaltung. Das Training findet immer im offenen Sitzkreis (interaktiv) statt. Im Rollenspiel sind die Spielpartner wie auf einer Bühne. Die Sitzordnung im »Zuschauerraum« muss das klar zum Ausdruck bringen. Die Gruppenleitung ist die Spielleitung und sitzt ebenfalls im »Zuschauerraum«, auf keinen Fall befindet sie sich auf oder seitlich der Bühne.

Geben Sie folgende Anweisungen an die zuschauenden Patienten:
»Natürlich können in einem Rollenspiel immer unerwartete Ereignisse auftreten. Für Sie als Zuschauer gilt daher:
▶ *Vermeiden Sie Störungen wie laute Geräusche und Mitteilungen Ihres Gemütszustands (rascheln, Stühle rücken, lachen, seufzen, räuspern u. a.).*
▶ *Bitte konzentrieren Sie sich auf die folgenden Aspekte:*
   1. Wie realistisch ist diese Situation?
   2. Wie fühlt sich die Situation an? Stimmung, Atmosphäre?
   3. Was drückt die Körperhaltung aus?
   4. Was wird inhaltlich mitgeteilt?
   5. Welche möglichen Alternativen kann ich mir vorstellen?«

9.3.2.3 Auswertung und Nachbesprechung

Wenn das Rollenspiel beendet ist, findet eine Kurzauswertung der Sequenz statt. Die Spielpartner bleiben in ihrer Rolle und geben aus dieser Rolle heraus ihre Statements ab. Sie verlassen erst dann ihre Rolle, wenn die Auswertungsphase abgeschlossen ist und sie wieder im Plenum ihren Platz einnehmen.

Die Spieler werden nacheinander nach ihrer Befindlichkeit gefragt und wie es ihnen ergangen ist:
- »Wie ging es Ihnen in Ihrer Rolle, konnten Sie sie fühlen?«
- »Was ist gut gelungen?«
- »Haben Sie Ihr Ziel erreicht?«
- »Was waren Zitterpunkte, wo haben Sie sich unsicher/unwohl gefühlt«?
- »Worauf möchten Sie künftig verstärkt achten?«

Hinweise zum Feedback für die Patienten zur Auswertung und Nachbesprechung

Wie sollen die zuschauenden Patienten Rückmeldung geben?
1. Machen Sie »Ich-Aussagen»: »Ich habe beobachtet, dass ...« – »Beschreiben Sie das Verhalten, das Sie beobachtet haben, und geben Sie keine Analysen ab.«
2. »Teilen Sie Ihre Wahrnehmungen als Wahrnehmungen mit, formulieren Sie Vermutungen als Vermutungen und Gefühle als Gefühle.«
3. »Vermeiden Sie Bewertungen und psychologisierende Interpretationen.«
4. »Vermeiden Sie Pauschalierungen/Generalisierungen.«
5. »Überlegen Sie Alternativen für die aktuelle oder für weitere Situationen.«
6. »Ihre Rückmeldung sollte positive Gefühle und Wahrnehmungen beinhalten.«

Wie verhalten sich die »Spieler« beim Annehmen der Rückmeldung
1. »Beschreiben Sie, was Sie erlebt haben, wie Sie sich dabei gefühlt und was Sie gedacht haben.«
2. »Beziehen Sie sich nur auf das im Rollenspiel Erlebte und nicht darauf, was Sie irgendwann einmal ähnlich erlebt haben.«
3. »Hören Sie bei der Rückmeldung durch die Gruppe erst einmal ruhig zu und geben Sie nicht gleich Erklärungen für Ihr Verhalten.«
4. »Überdenken Sie, was Sie gehört haben, und überlegen Sie, welche Alternativen in Ihrem Vorgehen möglich gewesen wären.«

9.3.2.4 Arbeit mit Video-Training

Video-Training ist eine Form verhaltens- und handlungsorientierten Lernens, wo die Patienten mit einer spezifischen Form der Rückmeldung konfrontiert werden.

Diese Form der Rollenspielarbeit ist nur für psychoedukative Gruppen geeignet, in denen es um Selbstreflexion und Selbstwahrnehmung geht. Den Patienten muss immer wieder erklärt werden, dass es eine Simulation der Realität ist und durch die Filmaufnahmen eine Wiederholung möglich ist. Dadurch soll der Lerneffekt erhöht werden.

Die Patienten erhalten so Gelegenheit, sich ihrer individuellen Stärken und Schwächen bewusst zu werden, Verhaltensspielräume auszuloten, behutsam Neues zu erproben und ihren persönlichen Stil zu entwickeln. So verstanden ist Video-Training eine Methode für selbstreflexives, auf Selbstvergewisserung, -erfahrung und -entwicklung zielendes Lernen.

Die Aufzeichnungen werden nach der Auswertung wieder überspielt bzw. gelöscht. Eine Weiterverwendung ist damit ausgeschlossen. Dies muss den Patienten glaubhaft vermittelt werden.

9.4 Aktivierungsmethoden

Tante aus Amerika

Als Beispiel für ein Aktivierungsspiel soll hier die »Tante aus Amerika«, eine Übung aus dem Mentalen Aktivierungstraining, vorgestellt werden. Die Schwerpunkte dieser Übung liegen in den Bereichen:
- Fördern von Konzentration
- Körpererfahrung
- Aktivierung/Verbinden von rechter und linker Gehirnhälfte.

- Meine **Tante aus Amerika** kommt mit dem Schiff in Bremerhaven an und tippelt die Gangway hinab.
  Wippen mit dem linken Fuß ...
- Sie reißt sich am Geländer einen Triangel in den Rock, den sie nähen muss.
  Wippen mit dem rechten Fuß ...
- Zu ihrer Begrüßung spielt ein Musikant auf der Drehorgel.
  Drehbewegung mit der linken Hand ...
- Mit der rechten Hand winkt sie uns von der Ferne zu.
  Winken mit der rechten Hand ...
- Zu Hause in Amerika sitzt die Tante meistens in einem Schaukelstuhl.
  Schaukelbewegungen ...
- Auf dem Kopf trägt sie einen Federhut.
  Wippen mit dem Kopf ...
- Im Mund hat sie einen Kaugummi.
  Kaubewegungen ...

Durchführung:
Die Gruppenleitung trägt die einzelnen Sätze vor und zeigt die jeweiligen Bewegungen dazu, die Teilnehmer machen die Bewegungen nach.

Motivierender Abschluss

Im Folgenden ist eine Auswahl von Sprichwörtern und Weisheiten aufgelistet, die auf unterschiedlichste Weise genutzt werden können, beispielsweise zu einem motivierenden Abschluss. Jeder Patient darf zum Abschluss eine Karte ziehen, die er dann für sich behalten kann. Der Text auf der Karte kann von ihm individuell interpretiert werden.

Die Karten können leicht im Computer erstellt und dem Moderationskoffer beigefügt werden.

> Die Freiheit des Menschen liegt nicht darin,
> dass er tun kann, was er will,
> sondern dass er nicht tun muss,
> was er nicht will.
> (Jean-Jacques Rousseau)
>
> Man muss das Unmögliche versuchen,
> um das Mögliche zu erreichen.
> (Hermann Hesse)
>
> Man will nicht nur glücklich sein,
> sondern glücklicher als die anderen.
> Und das ist deshalb so schwer,
> weil wir die anderen für glücklicher halten als sie sind.
> (Charles-Louis de Montesquieu)
>
> Sage nicht immer, was Du weißt,
> aber wisse immer, was Du sagst.
> (Matthias Claudius)
>
> Wirklich gute Freunde sind Menschen,
> die uns ganz genau kennen,
> und trotzdem zu uns halten.
> (Marie von Ebner-Eschenbach)
>
> Liebe mich dann,
> wenn ich es am wenigsten verdient habe,
> denn dann brauche ich es am meisten.
> (Anonym)
>
> Jemanden vergessen wollen
> heißt an ihn denken.
> (Jean de la Bruyère)
>
> Der Verstand kann uns sagen,
> was wir unterlassen sollen.
> Aber das Herz kann uns sagen,
> was wir tun müssen.
> (Joseph Joubert)

Der Schwache kann nicht verzeihen.
Verzeihen ist eine Eigenschaft des Starken.
(Mahatma Gandhi)

Jeder Mensch macht Fehler.
Das Kunststück liegt darin,
sie dann zu machen,
wenn keiner zuschaut.
(Peter Ustinov)

Viele Menschen wissen,
dass sie unglücklich sind.
Aber noch mehr Menschen wissen nicht,
dass sie glücklich sind.
(Albert Schweitzer)

Wer einen Fehler gemacht hat
und ihn nicht korrigiert,
begeht einen zweiten.
(Konfuzius)

Glaube denen, die die Wahrheit suchen,
und zweifle an denen, die sie gefunden haben.
(André Gide)

In jedem Augenblick hast Du
eine Verabredung mit dem Leben.
Jeden Augenblick, den Du versäumst,
versäumst Du das Leben.
(Thich Nath Hanh)

Sieh nicht, was andere tun,
der anderen sind so viel,
du kommst nur in ein Spiel,
das nimmermehr wird ruhn.
Geh' einfach Gottes Pfad,
lass' nichts sonst Führer sein,
so gehst Du recht und grad,
und gingst Du ganz allein.
(Christian Morgenstern)

Wenn wir einen Menschen glücklicher
und heiterer machen können,
so sollten wir es in jedem Fall tun.
(Hermann Hesse)

Liebe ist das Einzige,
was nicht weniger wird,
wenn wir es verschwenden.
(Albert Schweitzer)

Nach den anerkannten flugmechanischen Gesetzen kann die Hummel aufgrund ihrer Gestalt und ihres Gewichtes im Vergleich zur Flügelfläche nicht fliegen.
Aber die Hummel weiß es nicht und fliegt trotzdem.
(Rolf Schneider)

Sei reizend zu deinen Feinden.
Es ist nicht zu wenig Zeit, die wir haben,
sondern es ist zuviel Zeit, die wir nicht nutzen.
(Lucius Annaeus Seneca)

Nicht weil es schwer ist,
wagen wir es nicht,
sondern weil wir es nicht wagen,
ist es schwer.
(Lucius Annaeus Seneca)

Auch aus Steinen,
die dir in den Weg gelegt werden,
kannst du etwas Schönes bauen.
(Erich Kästner)

Für die Welt bist du irgendjemand,
aber für irgendjemand bist du die Welt.
(Erich Fried)

Liebe besteht nicht darin, dass man einander anschaut,
sondern dass man gemeinsam in dieselbe Richtung blickt.
(Antoine de Saint-Exupéry)

Im Alter bereut man vor allem die Sünden,
die man nicht begangen hat.
(W. S. Maugham)

10 Motivierendes Verhalten der Gruppenleitung

10 Motivierendes Verhalten der Gruppenleitung

Der Erfolg einer Patientengruppe hängt im Wesentlichen davon ab, wie die Gruppenleitung mit den erwachsenen Teilnehmern umgeht. Ein psychisch kranker Mensch ist in kooperativer Weise als gleichberechtigter Erwachsener zu behandeln. Um ihn in der Gruppe zu aktiver Mitarbeit zu bewegen, muss die Gruppenleitung nicht nur inhaltlich eine Expertin sein, sondern auch durch ihr Verhalten professionell motivieren können.

10.1 Motivation durch Verständlichkeit

Eine gute **Verständlichkeit der Gruppenleitung** gehört zu den wichtigsten Elementen der Motivationsförderung. Nichts kann Patienten mehr verärgern und demotivieren als ein hochgestochener nebulöser Fachjargon. Eine unverständliche Sprache erzeugt Unwillen und baut Kommunikationsblockaden auf. Dadurch wird jede Bereitschaft zur Mitarbeit zunichte gemacht. Eine verständliche Sprache dagegen sorgt dafür, dass die Patienten sich

- partnerschaftlich angenommen fühlen,
- sich unbefangener und offener beteiligen,
- ermutigt fühlen, persönliche Erfahrungen und Wissen mit einzubringen (Döring 1983).

Die Merkmale einer verständlichen Sprache sind:
- **Einfachheit:**
  Wer am Ende eines Redebeitrages oder eines Satzes nicht mehr weiß, was am Anfang gesagt wurde, verliert das Interesse. Eine einfache Sprache, dazu kurze und knappe Sätze, erhöhen die Verständlichkeit und Konzentration.
- **Wichtigkeit:**
  Die Bedeutung der Inhalte wird über die Phonetik der Sprache und die Gestik gesteuert. Eine eintönige und unbetonte Stimme schläfert die Zuhörer ein. Wichtige Inhalte sollten durch akustische und optische Akzente verstärkt werden. Ganz wichtig ist: Nicht um den »heißen Brei« reden, die Dinge genau benennen. Bringt man die Information schnell »auf den Punkt«, können die Teilnehmer leichter folgen.
- **Systematik:**
  Eine klare Reihenfolge erleichtert das Verstehen und Begreifen. Ausgesprochene Gedanken müssen zuvor geordnet werden, ggf. schriftlich in Form eines »Spickers«. Eine schriftliche Vorbereitung wirkt nicht nur professionell, sie verhindert auch eine Verzettelung. Werden die Inhalte zusätzlich visualisiert (Flipchart, Poster u. a.), prägen sie sich den Zuhörern besser ein. Außerdem sind die Inhalte auch für diejenigen nachvollziehbar, die nicht an der Gruppe teilnehmen konnten.
- **Aktualität:**
  Wie neu sind die Mitteilungen? Nichts ist langweiliger als ständige Wiederholungen. Ist es jedoch notwendig, bestimmte Informationen mehrfach mitzuteilen (Regeln, Bestimmungen, Zeitpläne), sollte das in aller Kürze geschehen. Sie können auch als Merkblatt an die Patienten verteilt werden. Für Verlaufsübersichten sind Poster oder Infotafeln gut geeignet.

- **Stimulanz und Dynamik:**
  Was lösen die gesprochenen Worte aus? Die Gruppenleitung kann über ihre Sprache die Patienten direkt ansprechen, Reizwörter verwenden oder Inhalte witzig verpacken. Ein Lachen aktiviert, löst Spannungen, vertieft die Atmung und schafft eine positive Stimmung. Eine gute Atmosphäre unterstützt die Aufmerksamkeit. Das kann für das Gruppenergebnis ausschlaggebend sein.

Bei der Gruppenleitung trägt jedoch nicht nur ihre Sprache, sondern auch ihr **Verhalten** dazu bei, die Patienten zu motivieren (s. u.). Ein energievolles, überzeugendes und interessiertes Verhalten stimuliert die Patienten, in der Gruppe eher mitzumachen. Vorraussetzung: Die Leitung einer Gruppe darf für die Pflegeperson nicht zur lästigen Pflicht werden. Auch moderne pädagogische und didaktische Methoden führen zu besserem Verständnis und kooperierendem Verhalten.

10.2 Acht Regeln zum motivierenden Verhalten der Gruppenleitung

1. Halten Sie Blickkontakt:
   Versuchen Sie immer, alle Patienten im Blick zu haben und deren Verhalten zu beobachten. Sie müssen wissen, was in der Gruppe vor sich geht und wer von den Patienten beteiligt ist.
2. Organisieren Sie die Sitzordnung:
   Die richtige Sitzordnung ist für ein positives Arbeitsklima wichtig. Sie richtet sich nach der Gruppenart. – Günstiger ist es immer, wenn alle Teilnehmer sich sehen können.
3. Sprechen Sie die Patienten mit Namen an:
   Sie kennen in der Regel die Namen der Patienten. Neue Teilnehmer sollten sich der Gruppe vorstellen oder Sie übernehmen diese Aufgabe. Beachten Sie das Bedürfnis nach Prestige und Anerkennung und lassen Sie Titel (Professor, Doktor, Freiherr von, etc.) nicht ungefragt weg. Versichern Sie sich, wie wichtig einem Patienten die Form der Anrede ist. Das Duzen ist grundsätzlich zu vermeiden.
4. Zeigen Sie Interesse:
   Sie dürfen keinen Patienten übersehen oder unbeachtet lassen. Alle Beiträge müssen gewürdigt und akzeptiert werden. Die Patienten möchten, dass Sie sich ihnen zuwenden.
5. Nehmen Sie Raum ein:
   Bringen Sie Abwechslung in den Gruppenprozess: Wechseln Sie Ihre Position, bewegen Sie sich öfter im Raum. Die Gruppengestaltung sollte dadurch jedoch nicht gestört werden.
6. Setzen Sie Gestik und Mimik ein:
   Ihre Körpersprache muss eindeutig sein, sie wirkt stimulierend auf die Patienten. Bringen Sie nonverbal Ihre Wertschätzung zum Ausdruck. Ein Lächeln motiviert, denn die Patienten fühlen sich dadurch bestätigt. Vermeiden Sie übertriebene Freundlichkeit, sie wirkt schnell aufgesetzt und macht Sie unglaubwürdig.

10 Motivierendes Verhalten der Gruppenleitung

7. **Lassen Sie Ihre Stimme Stimmung machen:**
   Die Lautstärke und Melodie Ihrer Stimme können Sie als Werkzeug nutzen. Die Lebendigkeit, Betonung und Geschwindigkeit Ihrer Sprache reguliert die Dynamik der Gruppe. Leises, monotones Sprechen langweilt. Hingegen wirken Sie mit einer spritzigen, leidenschaftlichen Sprache eher überzeugend und mitreißend.
8. **Führen Sie, indem Sie fragen:**
   Stellen Sie offene Fragen. – So motivieren Sie zum Nachdenken und lassen verschiedene Möglichkeiten zu antworten. Sie bringen damit ein Gespräch voran und können es besser steuern.

> **Offene Fragen sind alle Fragen, die mit den Wörtern was, wie, wann, weshalb, welche usw. beginnen.**

Gespräche, in denen Sie vorwiegend **geschlossene Fragen** verwenden, lassen außer den Antworten **Ja** oder **Nein** kaum Entfaltungsmöglichkeiten. Die Gesprächssituation bleibt meist einseitig und verebbt in nichtssagenden Ausführungen.

10.3 Die Kunst des »Aktiven Zuhörens«

Jemanden verstehen wollen heißt, **zu hören** was der Gesprächspartner sagt. Zuhören kann als **Geisteshaltung** verstanden werden.

»*Es beginnt damit, die menschliche Unart ersten Ranges des Alltags, Gehörtes sofort zu bewerten und zu etikettieren, einfach zu lassen. Echte Kommunikation beginnt mit der ›hohen Kunst des Zuhörens‹.*« (Rogers u. Roethlissberger 1992 in Bayer 1995)

Zunächst: Was nicht tun?
- Die anderen ausfragen
- Themen vorgeben
- Bewertungen vornehmen
- Von eigenen Vergleichserfahrungen sprechen
- Problemlösungen vorschlagen.

Jetzt: Was tun?
- Sich auf die Situation und auf die Gesprächspartner konzentrieren
- Aufmerksamkeitsreaktionen geben
- Sich in den anderen hineinversetzen
- Rückmeldungen zu Sach- und Gefühlsinhalten geben
- Gesagtes zusammenfassen
- Pausen dulden und Zeit zum Nachdenken geben
- Verständnisfragen stellen (zur Klärung von Missverständnissen).

Mögliche Auswirkungen auf den Gesprächspartner
- Fühlt sich verstanden
- Fühlt sich angenommen

- Öffnet sich
- Beschäftigt sich kreativ mit seiner Situation
- Entwickelt eine positive Beziehung.

10.4 Motivierender Umgang mit krankheitsbedingten Störungen in Gruppen

Die Krankenschwester hat die Rolle der Koordinatorin – auf verträgliche Weise aktiviert sie die stillen, zurückgenommenen Patienten und grenzt die dominierenden Patienten ein.

10.4.1 Umgang mit »Vielrednern«

Übermäßig aktive Patienten können die Gruppe ebenso zum Scheitern bringen wie ausgeprägt unbeteiligte Patienten. Der Drang zu reden, hat einen unterschiedlichen Antrieb. Bei manchen, äußerst gesprächigen Patienten ist oft eine unangemessene Distanzlosigkeit zu beobachten, die sich u. a. im »Vielreden« ausdrückt. Bei anderen psychisch Kranken ist ein übermäßiger (krankheitsbedingter) Drang zur Selbstdarstellung auffällig. Bei wieder anderen geht es um Rechthaberei oder Wichtigtuerei.

Damit die anderen in der Gruppe dieses Verhalten nicht als intolerant oder gar dreist auslegen, muss die Gruppenleitung die »Vielredner« auf angemessene Weise zurechtweisen. Beispiele:

»Sie kennen sich offenbar gut aus. Lassen Sie sich überraschen, was andere dazu sagen.«
»Ihre Beiträge bisher waren sehr interessant. Lassen Sie uns sehen, was die anderen dazu meinen.«
»Das ist auch für mich ein neuer Gedanke. Bitte lassen Sie uns etwas Zeit, darüber nachzudenken.«
»Vielleicht möchten sich einmal die zu Wort melden, die bisher noch nicht die Gelegenheit hatten …«
»Bitte geben Sie den anderen etwas Zeit, darüber nachzudenken.«
»Vielleicht kann jeder ein wenig darauf achten, seine Redezeit von … Minuten einzuhalten!«

Ist zu erwarten, dass bestimmte Patienten sich innerhalb der Gruppe nur schwer lenken lassen, ist ein kurzes Vorgespräch unter vier Augen sinnvoll:
»Ich hatte die letzten Male den Eindruck, dass Sie sehr motiviert sind, sich an der Gruppe zu beteiligen. Ich wünsche mir für heute von Ihnen, dass Sie die anderen darin unterstützen, sich mehr einzubringen, indem Sie den anderen mehr Zeit zum Nachdenken geben.«

»Vielredner« sind auch gut einsetzbar für unterstützende Tätigkeiten, wie z. B. mitschreiben (visualisieren) am Flipchart, verteilen/einsammeln von Material, sehr kranken Mitpatienten aktiv helfen (Mitverantwortung, Gefahr der Überforderung).

Anderes Beispiel: Lassen Sie einen Patienten mit Drang zur Selbstdarstellung den anderen den Sinn und Zweck der Zusammenkunft in einem Kurzvortrag erklären. Geben Sie ihm zuvor genaue Informationen zu Inhalt und Umfang. Übertragen Sie ihm Aufgaben, die zu den Inhalten der Gruppe passen.

Wenn zum Beispiel ein manischer Patient bei seiner Darstellung zu viel Zeit für sich beansprucht, müssen Sie als Gruppenleitung (GL) sehr präsent sein, damit Ihnen die Leitung nicht aus der Hand genommen wird. Wichtig dabei ist, dass diese Patienten trotzdem Ihre Wertschätzung erfahren.

Ein Beispiel:[1]
GL: »*Herr Meister, leider ist Ihre Redezeit schon um, vielleicht können wir später noch einmal darauf zurückkommen. Ist das für Sie in Ordnung?*«
Patient: »*Ja, aber ich will noch sagen, dass ...*«
Gruppenleitung unterbricht.
GL: »*Nein, Herr Meister, ich würde jetzt gerne weiter machen, damit uns noch Zeit bleibt für eine Zusammenfassung*«.
Patient, verärgert: »*Immer werde ich abgewürgt, die anderen halten sich ja auch nicht an die Zeit!*«
GL: »*Ich verstehe Ihren Ärger und finde es gut, dass Sie sich hier sehr engagieren. Dennoch muss ich auf die Zeit schauen und werde wieder verstärkt darauf achten, dass sich alle an die Regel halten. Ist das so für Sie in Ordnung?*«

10.4.2 Umgang mit »Schweigern«

Bei »Schweigern« handelt es sich häufig um sehr depressive bzw. schwer kranke Patienten. Hier kann das Ziel sein, dass sie überhaupt bei der Gruppe **anwesend** sind. In jeder Gruppe gibt es solche Patienten, die schwer motivierbar sind. Grundsätzlich ist dieses Verhalten zu respektieren. Dennoch gibt es Möglichkeiten, die stillen Patienten aktiv in den Gruppenprozess einzubeziehen, zum Beispiel mit motivierenden Fragen bzw. Aussagen:
»*Welche Meinung haben Sie zu diesem Thema?*«
»*Es fällt mir schwer zu glauben, dass Sie keine Meinung dazu haben ...*«
»*Worüber würden Sie denn lieber sprechen?*«
»*Was genau fällt Ihnen gerade so schwer?*«
»*Erzählen Sie, was Sie auf diesem Bild sehen können ...*«
»*Ich stelle jetzt eine Frage, Sie alle denken ein paar Minuten darüber nach und dann werde ich jemanden aus der Runde bitten, eine Antwort zu geben ...*«

Nützen alle Aktivierungsversuche nichts, so ist es in Ordnung, die Patienten passiv teilnehmen zu lassen. Die Tatsache, dass sie überhaupt dabei sind, kann für sie schon sehr viel bedeuten. Vielleicht werden sie ermutigt, das nächste Mal wiederzukommen, denn sie wissen jetzt, dass sie anwesend sein dürfen:
»*Wenn ich Sie richtig verstehe, möchten Sie einfach nur dabei sein und gar nichts sagen? Das ist in Ordnung. Ich werde Sie später noch einmal fragen, geht das so für Sie?*«

Fragen stellen, zum Nachdenken anregen und neugierig machen – das ist notwendig, um den Gruppenprozess in Bewegung zu halten. Kennt die Gruppenleitung frühere Fähigkeiten, Interessen und Vorlieben der einzelnen Teilnehmer (aus Pflegeanam-

---

[1] Alle Namen sind frei erfunden. Ähnlichkeiten mit lebenden Personen sind rein zufällig.

nesen oder Einzelgesprächen), kann sie leicht mit weiterführenden Fragen darauf eingehen:
»*Soviel ich weiß, haben Sie sich schon früher …?*«
»*Sie haben mir einmal erzählt, dass …*«
»*Sie sind doch von Beruf …, bitte sagen Sie uns …*«

Geben Sie genügend Denkanstöße, teilen Sie Ihre persönliche Meinung mit, reizen Sie durch provokante Aussagen zum Widerspruch und erstaunen Sie Ihre Patienten. Es ist nicht von Bedeutung, **welche Meinung** Sie vertreten, sondern **wie** Sie Patienten zur Unterhaltung oder Diskussion anregen:
»*Weshalb glauben Sie Herrn Münster in diesem Punkt?*«
»*In welchem Zusammenhang steht das mit Ihnen persönlich, was Frau Schmell gerade gesagt hat?*«

11 Rolle von Gruppenleitung, Team, Patient und Angehörigen

11.1 Die Rolle der Gruppenleitung

11.1.1 Voraussetzungen zur Gruppenleitung

Das Leiten einer Patientengruppe verlangt spezifische Kenntnisse und Fähigkeiten:
- Hohes Einfühlungsvermögen
- Fähigkeit zur Aufrechterhaltung therapeutischer Beziehungen
- Spezifisches Fachwissen
- Umfassende soziale Fähigkeiten
- Kongruenz und Authentizität der Person
- Wissen um gruppendynamische Prozesse
- Wissen über die Entwicklung von Gruppen (Phasen).

Gruppenleitungen dienen den Patienten in der Regel zur Orientierung und sind Vorbild im Rahmen des sozialen Zusammenlebens. Für die Pflegeperson bedeutet dies, dass Sie sich bewusst sein muss, dass die Patienten genau beobachten, wie sie sich verhält, wie sie spricht, welche Wortwahl sie anwendet und nicht zuletzt auch, wie sie sich kleidet. Das Verhalten der Gruppe und die Dynamik in der Gruppe sind wie ein Spiegel der Gruppenleitung.

Die Rolle der Krankenschwester als Gruppenleiterin ist eine andere als die traditionelle Rolle innerhalb des Pflegeteams (gleichberechtigtes Mitglied). Beide Positionen verlangen eine klare Abgrenzung vom jeweiligen Aufgabenfeld (□ Tab. 11.1).

Für viele Pflegekräfte ist die Rolle der Gruppenleitung ungewohnt: Sie müssen sich von der Helferrolle lösen, und das fällt sowohl sehr jungen Kolleginnen als auch älteren

□ Tab. 11.1: Rollendivergenz

Allgemeine Pflegetätigkeiten	Erweiterte Anforderungen als Gruppenleitung
Individuelle Pflegemaßnahmen (Handlungen) an einem Patienten	Freies Sprechen vor einer größeren Anzahl von Patienten (Gruppe)
Zweierbeziehung: Patient – Pflegeperson	Sich öffentlicher Beachtung aussetzen Alleine der Gruppe gegenüberstehen
Individuelle Beratungsarbeit	Sich vielfältigen Erwartungen an Expertenwissen ausgesetzt sehen Edukation/Lehren
Pflegerisch-medizinische Techniken ausführen	Moderationstechniken kennen und anwenden
Allgemeiner personenbezogener Umgang im Stationsalltag, teilweise zufällige Interaktion	Bewusster Umgang mit Gruppendynamik in einem begrenzten Zeitrahmen Interaktion gezielt steuern
Individuelle Hilfen, unterstützen, begleiten	Gemeinschaft zusammenführen Partizipation unterstützen
Probleme des Einzelnen stehen im Vordergrund	Ziele der Gruppe im Vordergrund

erfahrenen Kolleginnen, die die traditionelle Rolle stark verinnerlicht haben, schwer. Der pflegerische Auftrag in der Psychiatrie liegt auch im edukativen Bereich – das ist noch nicht ausreichend in das Berufsverständnis der Pflegenden eingedrungen.

»Wenn Schwestern und Pfleger es gelernt haben, den Freiheits- und Entscheidungsspielraum der Patienten zu respektieren, werden sie eine größere Befriedigung darin finden, mit den Patienten zu arbeiten, ihnen beizustehen und sie zu stützen, als nach einem traditionellem Verständnis wie Mütter oder Väter mit Milde oder Strenge für das gesamte körperliche und geistige Wohl ihrer Kranken in der Verantwortung zu stehen.« (Kayser et al. 1981)

Die traditionelle Rolle ist den meisten Pflegepersonen in der Psychiatrie vertraut; pflegerisch-therapeutische Inhalte einer Gruppe zu vermitteln, stellt sie dagegen vor eine neue Herausforderung und verlangt ein neues Berufs- und Pflegeverständnis.

Gruppen zu leiten und kranke Menschen zu führen, ist uns nicht angeboren, kann aber erlernt werden. Allerdings wird die Psychiatrische Pflege in der Ausbildung zur Krankenschwester als Nebenfach geführt. So erklärt sich vielleicht, dass die Aufnahme einer Beziehung zu psychisch kranken Menschen erst erlernt und eingeübt werden muss.

Vertrauen fördern, Beziehungen herstellen, Alltagskompetenzen einüben und trainieren, sich darum kümmern, dass die Regeln und Normen der Institution eingehalten werden – all das verlangt eine hohe Rollenflexibilität.

In der ☐ Tabelle 11.2 sind Aussagen aufgelistet, mit deren Hilfe sich eine Gruppenleitung selbst einschätzen kann.

11.1.2 Rollenverständnis

Engagement, Berufsverständnis, Einstellung gegenüber psychisch Kranken, persönliche Wertvorstellungen und die innere Haltung (Menschenbild) einer Gruppenleitung bestimmen das Klima und den Lernerfolg für die Patienten. Ganz wichtig ist auch die Wirkung der Gruppenleitung auf die Teilnehmer und deren Verhalten: Von deren Verhältnis zueinander hängt das Gelingen bzw. Misslingen einer Gruppe ab.

Die Patienten in einer Gruppe sind leicht verletzbar und sensibel für Stimmungen, Gesagtes und nonverbale Handlungen. Sie werden von der individuellen psychosozialen Realität beeinflusst. Beziehungsmuster und Emotionen spielen hier eine wesentliche Rolle und müssen berücksichtigt werden. Die Gruppenleitung hält die Regeln und Normen aufrecht, die für die Beziehungen zwischen den Patienten grundlegend sind.

Soziale Kompetenz

Der Umgang mit kranken Menschen stellt in der Psychiatrie besondere Anforderungen an die soziale Kompetenz der Pflegenden. Sie ist die Schlüsselqualifikation, da das berufliche Handeln der Pflegeperson immer im Kontext mit den Patienten und den Kollegen steht. – Wann aber ist eine Pflegeperson sozial kompetent?

Wird jemand für sozial qualifiziert angesehen, werden eine Reihe von Eigenschaften und Fähigkeiten vorausgesetzt. Das Wort »sozial« bedeutet zunächst, dass Menschen aufeinander angewiesen sind und gesellschaftliche Regeln und Normen einhalten müssen, um miteinander auszukommen. Als »asozial« werden Menschen bezeichnet,

☐ Tab. 11.2: Selbsteinschätzung

Bin ich den Aufgaben einer Gruppenleiterin gewachsen?	Trifft zu	Trifft bedingt zu	Trifft nicht zu
Ich kann aktiv zuhören.			
Ich scheue mich nicht, schwierige Themen anzusprechen.			
Ich kann Probleme erkennen und zu Lösungen führen.			
Ich kann in verständlicher Sprache sprechen.			
Ich kann meine Zeit gut einteilen.			
Ich halte mich für geschickt im Umgang mit Menschen.			
Ich kann ermutigen und bestätigen.			
Ich kann gut organisieren und verwalten.			
Ich kann die Ziele der Gruppe klar definieren.			
Ich kann eine offene Gesprächsatmosphäre schaffen.			
Ich habe beraterische Fähigkeiten.			
Ich weiß, wann ich an meine Grenzen komme, und hole mir Unterstützung.			
Ich bin offen für neue Wege und Ideen.			
Ich kann neuen Patienten helfen, sich in die Gruppe zu integrieren.			
Ich bin vertraut mit Gruppenprozessen.			
Ich erkenne Probleme sowie Überforderung/Unterforderung bei Patienten.			
Ich erkenne Ressourcen wie Begabungen und Talente.			
Ich bin mir meiner Schwächen und Stärken bewusst und kann sie benennen.			

die sich nicht an diese Normen halten und »rücksichtslos« anderen gegenüber sind.

Im Verlauf seiner Entwicklung erlernt der Mensch bestimmte Fähigkeiten, sich anderen gegenüber angemessen zu verhalten. Die Rolle einer Gruppenleitung setzt sehr markante Fertigkeiten voraus, die die Pflegeperson im Verlauf ihres Berufslebens im Umgang mit psychisch kranken Menschen erlernt und ausprägt. Eine dieser Fähigkeiten ist **zu fühlen**. Emotionen sind in einer Kommunikation stets vorhanden und beeinflussen die Qualität einer Begegnung zwischen zwei Individuen. Eine Gruppenleitung muss sich dessen bewusst sein und aufkommende Emotionen zurückzuhalten, auch wenn sie stark verletzt wurde. Hier ist nicht reagieren, sondern reflektieren angesagt: »Warum wurde ich verletzt?« – »Wo war mein Anteil an dieser Situation?«

11.1.3 Führungsstile

Kurt Lewin gilt als Begründer der Gruppendynamik; für ihn ist es besonders wichtig, solche Leiter auszubilden, »(...) *die selbst durch einen Gruppenprozess mit freiheitlicher Atmosphäre hindurchgegangen sind, die mit Macht ausgestattet werden und in der Lage sein müssen, sie verantwortlich auszuüben.*« (Lewin 1953, S. 69)

Eine Gruppe leitet sich nicht von selbst, sie braucht eine qualifizierte Person, die mit erzieherischem Fingerspitzengefühl die Gruppe lenkt. Die pflegerische Gruppenleitung will helfen, die Interaktion des Gruppenprozesses zu verbessern und in den Gruppen positive Verhaltensweisen und bejahendes Erleben zu ermöglichen. Dafür muss die Gruppenleitung ihre Führungsrolle bewusst wahrnehmen und sich eindeutiger »Führungsinstrumente« bedienen. Diese Instrumente helfen ihr, während der Gruppenarbeit authentisch zu bleiben und die Teilnehmer nicht zu verlieren.

Methoden der Führung sind im Management von Unternehmen als Führungsstile bekannt. Wenn hier von Führungsstil die Rede ist, so bezieht sich dies auf menschenbezogenes Führen. »*[...] führen (man beachte die Verbform) ist primär ein Vorgang, eine bestimmte Qualität von Beziehungen, ein zwischenmenschlicher Prozess.*« (Toundeur 1997, S. 85)

Lewin beschreibt in seinen sozialpsychologischen Studien die klassischen Führungsstile (◻ Tab. 11.3).

Die Rolle der Führung kann sich auch aus der Gruppe selbst entwickeln, das beschreibt der Schweizer Otto Marmet, Professor für Psychologie, Pädagogik und Soziologie (1999). Er betont, dass dies hilfreich dafür ist, Ziele zu verwirklichen und den Gruppenzusammenhalt zu fördern. Das heißt: Führungsfunktionen können von verschiedenen Gruppenmitgliedern abwechselnd übernommen werden.

»*In einer Gruppe, in der die Mitglieder keine Führung übernehmen, herrscht Bewegungslosigkeit und Stillstand. So verstanden ist Führung eine notwendige Funktion der Gruppe im Sinne einer bewussten gegenseitigen Einflussnahme, die sich bezieht auf Programme, Gefühle, Verhalten, Denken und Wertvorstellungen. Jedes Gruppenmitglied kann also Führung übernehmen.*« (Klein 1995)

Die Pflegeperson ist interessiert, die Patienten darin zu unterstützen, dass diese so weit wie möglich wieder selbstständig und selbstbestimmend werden. Beharrt aber eine Pflegekraft zu dominant auf ihrem Führungsanspruch, besteht die Gefahr, dass sich beim Patienten die Bereitschaft zur Eigenverantwortung nicht entfalten wird.

»Macht« abgeben – das bedeutet für viele, Prestige zu verlieren oder unsicher zu werden und vor Unabsehbarem Angst zu haben. Die Pflegeperson reagiert dann oft streng und verfällt damit in einen autoritären Stil der Gruppenleitung.

11 Rolle von Gruppenleitung, Team, Patient und Angehörigen

☐ **Tab. 11.3:** Führungsstile nach Lewin

Autoritärer Führungsstil	Demokratischer Führungsstil	Laisser-faire-Führungsstil
1. Alle Handlungen werden vom Gruppenleiter bestimmt.	1. Alle Handlungen werden von der Gruppe diskutiert und entschieden, wobei der Leiter ermutigt und unterstützt.	1. Vollständige Freiheit für die Entscheidungen der Gruppe wie der einzelnen Mitglieder, ohne Beteiligung des Leiters.
2. Techniken und Handlungsschritte werden von der Autorität sukzessive vorgegeben, so dass zukünftige Schritte in großem Maße unsicher bleiben.	2. Die Handlungsperspektive wird in der ersten Diskussionsrunde gewonnen. Allgemeine Schritte auf das Gruppenziel hin werden skizziert und dort, wo technischer Rat benötigt wird, schlägt der Leiter zwei oder drei Alternativen zur Auswahl vor.	2. Der Leiter stellt verschiedene Arbeitsmaterialien zur Verfügung und formuliert seine Bereitschaft, auf Anfrage weitere Informationen zu geben.
3. Gewöhnlich schreibt der Leiter die einzelnen Arbeitsaufgaben und die Zusammensetzung der Arbeitsgruppen vor.	3. Die Mitglieder können sich aussuchen, mit wem sie arbeiten wollen. Die Aufteilung von Aufgaben wird der Gruppe überlassen.	3. Vollständige Abstinenz des Leiters bei Gruppenaktivitäten.
4. Der Leiter ist »persönlich« bei Lob und Tadel eines jeden Gruppenmitgliedes, enthält sich aber jeder Form der aktiven Teilnahme an der Gruppe, außer bei Arbeitsdemonstrationen. Er ist eher freundlich oder unpersönlich als offen feindselig.	4. Bei der Verteilung von Lob und Tadel ist der Leiter »objektiv« und »sachorientiert«. Er versucht, ein gewöhnliches Gruppenmitglied zu sein und nicht zu viele Aufgaben zu übernehmen.	4. Nur ganz wenige Bemerkungen über Aktivitäten der Mitglieder, außer bei Rückfragen, und keine Versuche, am Lauf der Ereignisse teilzunehmen oder einzugreifen.

11.1.3.1 Der autoritäre Führungsstil

Bei diesem Führungsstil haben die Gruppenteilnehmer kaum einen Spielraum für Kreativität und Mitentscheidung. Allerdings hat diese Form der Führung in bestimmten Situationen absolut ihre Berechtigung. Dies soll ein Vergleich deutlich machen:

Eine Gruppe von Bergsteigern macht mit einem Bergführer eine Klettertour. An einer gefährlichen und heiklen Stelle wollen die Teilnehmer den Anweisungen des Bergführers nicht folgen. Was geschieht? – Es wird erst diskutiert, bevor die Gruppe zu einer Entscheidung kommt, was unter Umständen lebensbedrohliche Folgen haben könnte. Hier muss der Bergführer seine Verantwortung für die Gruppe wahrnehmen und »autoritär« die nächsten Schritte entscheiden, um die Gruppe sicher ans Ziel zu bringen.

Entscheidungen und Anordnungen einer Führungskraft wirken häufig einengend und werden als unflexibel, undemokratisch und disziplinarisch erlebt. Sie sind jedoch in vielen Situationen berechtigt, damit Entgleisungen, Verstöße oder Ungerechtigkeiten verhindert werden.

Auch in pflegetherapeutischen Gruppen kann in vielen Fällen nicht auf eine strenge Leitung verzichtet werden. Es muss jedoch immer wieder neu abgeklärt werden, welche Patienten mit welchen psychiatrischen Störungen an der Gruppe teilnehmen und zu welchem Zweck die Gruppe durchgeführt wird. Davon hängt es ab, welche didaktischen und pädagogischen Instrumente und was für eine Art der Führung die Gruppenleiterin wählt.

11.1.3.2 Der Laisser-faire-Stil

Beim Laisser-faire-Stil besteht die vollständige Entscheidungsfreiheit der Gruppe sowie der einzelnen Mitglieder; die Leiterin bleibt weitestgehend unbeteiligt. Dieser Stil ist somit das krasse Gegenteil zur autoritären Führung.

»Der ›Laisser-faire-Stil‹ zeichnet sich aus durch Passivität und Nachgiebigkeit des Gruppenleiters und führt letztlich zu einer Verwahrlosung und Auflösung der Gruppe, da emotionale und triebhafte Tendenzen dominieren und die Gruppenmitglieder beginnen, miteinander zu rivalisieren, Cliquen zu bilden und sich gegenseitig zu terrorisieren.« (Krüger, Veltin u. Zumpe 1981, S. 184)

Trotz dieser negativen Sichtweise von Krüger bietet der Laisser-faire-Stil die größtmögliche Chance für die individuelle Entwicklung und Entscheidung. Die Gruppenmitglieder müssen aber ein hohes Maß an sozialen und kommunikativen Fähigkeiten mitbringen – das muss ein psychisch Kranker in der Regel erst durch gezieltes Training wieder erwerben.

11.1.3.3 Der demokratische Führungsstil

Kurt Lewin hat sich mit der Gruppendynamik im menschlichen Verhalten wissenschaftlich beschäftigt. Zum einen verhält sich eine Gruppe nicht unbedingt von selbst demokratisch, zum anderen braucht sie eine Leitung – dies begründet Lewin mit seinen experimentellen Untersuchungen des Gruppenlebens. Er ist davon überzeugt, dass Gruppen geführt werden müssen und bevorzugt einen demokratischen Führungsstil.

»Es ist eine Täuschung, anzunehmen, dass Menschen, überlässt man sie sich selbst, in ihrem Gruppenleben einer demokratischen Linie folgen. Eine solche Annahme träfe nicht einmal für solche Menschen zu, die in einer demokratischen Gemeinschaft leben.« (Lewin 1953, S. 69)

In einer demokratisch geführten Gruppe gehen die Teilnehmer miteinander kooperativ und fair um und versuchen ihre Ziele übereinstimmend zu erreichen. Dieser Stil erlaubt den teilnehmenden Patienten, sich innerhalb der Gruppe zu entfalten und entsprechend einzubringen. Sie fühlen sich ernst genommen, da sie als Partner und nicht nur als »Delegationsempfänger« behandelt werden.

Zusammenfassung

Eine **demokratische Führung** der Gruppenleitung motiviert im Allgemeinen die Patienten, Eigenleistung zu bringen. Bei einer streng autoritär geleiteten Gruppe bleiben die Teilnehmer dagegen eher passiv und unsicher. Oftmals reagieren die Teilnehmer auch deshalb aggressiv, weil die Gruppenleitung als einschränkende Macht erlebt wird und scheinbar »bekämpft« werden muss.

Eine **Laisser-faire-Leitung** scheint in psychiatrischen Patientengruppen in vielen Fällen eher unangemessen. Der Umgang mit viel Freiraum, wenig Struktur, weitgestecktem Rahmen und wenigen Vorgaben muss von den Gruppenteilnehmern zuvor trainiert werden.

Psychisch kranke Menschen brauchen zum einen Respekt gegenüber ihrer Person, zum anderen klare Vorgaben und Strukturen, an denen sie sich orientieren und sich dadurch sozial verhalten können. Daher erleben wir in der Praxis fast immer eine **Mischform** verschiedener Führungsstile.

11.2 Die Rolle des Teams

Ein Beruf, der mit anderen Menschen ausgeübt wird, geschieht meistens in Gruppen oder Teams. Soll die Arbeit mit psychisch kranken Menschen den Genesungsverlauf fortführen, dann ist die enge Zusammenarbeit und gegenseitige Anerkennung innerhalb der therapeutischen Gemeinschaft eine Voraussetzung. Die Behandlung psychiatrischer Patienten kann nicht rein arbeitsteilig erfolgen.

In einem therapeutischen Team üben verschiedene Berufsgruppen auf den Patienten einen Einfluss aus, der kontinuierlich evaluiert wird und weitere Therapieschritte veranlasst. Das geschieht auf der Grundlage gemeinsamer Informationsverarbeitung. Die verschiedenen Berufsgruppen, einschließlich der Pflege, arbeiten bei der Diagnostik, Therapieplanung und -durchführung zusammen – das ist die Voraussetzung für eine moderne psychiatrische Betreuung.

»Das Team ist ein Zusammenschluss von Menschen unterschiedlicher Fähigkeiten und beruflicher Ausbildung und der gemeinsamen Aufgabe der Therapie psychisch Kranker. Teamarbeit kann eine zweckmäßige Arbeitsform sein, in der sich einerseits Wissens- und Informationsaustausch nach durchschaubaren und standardisierten Regeln gestalten lassen, in der andererseits Formen des Miteinander-Umgehens und Zusammenarbeitens insofern Therapiehilfen bieten können, als sie psychosozial Gestörten Modelle eines sozialen Lebens zu vermitteln vermögen. Alles was über diese Bestimmung hinaus dem Team und der Teamarbeit zugeschrieben wird, ist ständiger kritischer Reflexion bedürftig. Rationale Absprache, freie Information, permanente Verständigung über Arbeitsziele, Anerkennung unterschiedlicher Kompetenzen, aber auch der von der Institution vorgegebenen Verantwortungs- und Machtverhältnisse sind Voraussetzungen.« (Kayser et al. 1981)

Der Erfolg eines therapeutischen Teams ist nicht allein von der Qualität der Zusammenarbeit abhängig, sondern auch von den Einflüssen aller Bereiche, die den Patienten in seinem privaten und krankheitsbezogenen Umfeld berühren (z. B. Partner, Familie, Freunde, Kollegen, Hausarzt, Sozialpsychiatrischer Dienst, Rehaeinrichtungen etc.). Die Beschäftigung mit dem Umfeld des Patienten gehört zum Therapiekonzept einer fortschrittlichen Psychiatrie und muss im Therapieplan als Ressource einfließen.

11.2.1 Konflikte in der Zusammenarbeit

Noch immer ist die Meinung anzutreffen, dass pflegerisch geführte Patientengruppen eher als Freizeitangebot gelten. Aber auch eine sinnvolle Freizeitgestaltung hat therapeutische Wirkung – diese wird von Pflegepersonen oft als zu geringfügig betrachtet und bekommt nicht die nötige Anerkennung innerhalb des therapeutischen Teams. Es ist bedauerlich, dass die eigene Arbeit oft so wenig wertgeschätzt wird. Dadurch wird die Gruppenarbeit innerhalb des Pflegeteams relativ wenig unterstützt. Identifikationskrisen können die Folge sein, wenn Pflegende untereinander den Wert ihrer Arbeit zu gering einschätzen. Damit besteht die Gefahr, die traditionelle Form der Klinik-Hierarchie zu unterstützen.

In den herkömmlichen kustodialen Systemen psychiatrischer Einrichtungen bekommt die Pflege häufig nicht die gleiche Anerkennung wie die anderen Berufsgruppen des therapeutischen Teams. Auch wenn die Pflege nicht in offener Konkurrenz zu den anderen Berufsgruppen steht, so ist doch der Einfluss unterschiedlich verteilt.

Wenn die Pflegenden ihre Kompetenz, bezogen auf die Gruppenleitung, nach außen darstellen, dann verändert sich das Bewusstsein der Mitglieder der therapeutischen Gemeinschaft: Die Pflegenden erhalten eine differenziertere Anerkennung ihrer Kompetenz.

Für manche therapeutischen Mitarbeiter ist es noch keineswegs selbstverständlich, dass Pflege mehr ist als nur ein »medizinischer Hilfsberuf« – dies führt nicht selten zu Rivalitätskonflikten. Ein ganzheitlicher Therapieansatz in einer therapeutischen Gemeinschaft wird zwar stark propagiert, doch bei genauerem Hinsehen zeigt sich, dass »Machtmonopole« deutlich verteilt sind.

»[...] Interaktionsprobleme bei der Verwirklichung integrativer Therapiemodelle ergeben sich dann zwangsläufig, weil man übersieht, dass die Angehörigen der beteiligten Berufsgruppen untereinander verschieden sind nach Status, Schichtzugehörigkeit und Ausbildung.« (Kayser et al. 1981)

11.3 Die Rolle des Patienten und seiner Angehörigen

In den letzten Jahrzehnten ist in das traditionelle kustodiale System mit seiner Dominanz und dem Allmachtsanspruch der Ärzte Bewegung gekommen, wodurch auch der psychisch Kranke in seiner Rolle als Patient einen anderen Stellenwert bekommen hat. Mit der Entwicklung in der Psychiatrie hat sich auch das Denken und Verhalten der Patienten verändert (Tab. 11.4). Sie organisieren sich in Selbsthilfegruppen und wehren sich aktiv gegen Stigmatisierung und gesellschaftliche Benachteiligung.

»Die Selbsthilfe hat erkannt, dass man sich als psychisch Kranker nicht einfach behandeln lassen kann, sondern selbst verstehen und mitarbeiten muss.« (Wörreshofer 2001)

Der Patient ist als ein Experte seiner Krankheit anzusehen: Seine Erfolge und Misserfolge, seine eigene Krise zu bewältigen, fließen in den therapeutischen Prozess mit ein.

Während des Klinikaufenthaltes dreht sich zwar alles um den Patienten mit seinen Emotionen und defizitären Gefühlen; er ist aber auch Bürger und damit Teil der demokratischen Öffentlichkeit mit dem Recht, seine Menschenwürde zu wahren.

11 Rolle von Gruppenleitung, Team, Patient und Angehörigen

☐ **Tab. 11.4:** Die Rolle des Patienten

Patient früher	Patient heute
▸ Patient steht auf der untersten Stufe der hierarchischen Pyramide; Entpflichtung von sozialer Verantwortung ▸ Isolierung, Passivierung und Infantilisierung ▸ Patient als fremdbestimmtes Behandlungsobjekt	▸ Maximale Mitverantwortung im therapeutischen Prozess ▸ Nur kurzfristige Möglichkeit zur Regression ▸ Maximale Ausschöpfung des Kontakt- und Kommunikationspotenzials ▸ Maximale Offenheit gegenüber sozialen Primär- und Sekundärgruppen ▸ Im Gruppengeschehen werden Patienten zu gegenseitigen Therapeuten ▸ In Zusammenarbeit mit dem therapeutischen Team weitgehend selbstbestimmt

☐ **Tab. 11.5:** Die Rolle der Angehörigen

Angehörige früher	Angehörige heute
▸ Ausgeschlossen aus dem therapeutischen Prozess ▸ Wenig Mitsprache ▸ Weisungsempfänger ▸ »Mitschuldig« an der Erkrankung ihrer Angehörigen (expressed emotion) ▸ Eingeschränktes Besuchsrecht	▸ Bestandteil des erweiterten therapeutischen Teams ▸ Haben Erfahrung und Fachkompetenz ▸ Sind aktiv im Bereich Nachsorge ▸ Öffentlichkeitsarbeit mit Psychiatrie-Erfahrenen und als Vertreter Ihrer Interessen ▸ Installieren Hilfe zur Selbsthilfe (Bundesverband der Angehörigen Psychisch Kranker e. V. Bonn) ▸ Bindeglied zwischen Umfeld und Stationsalltag

Im Zusammenleben in der Stationsgemeinschaft wird von ihm Autonomie und Mitverantwortung gefordert. Beispielsweise erwartet man von ihm, dass er seine Tagesstruktur mit gestaltet und einhält. Der Patient wird von Anfang an beteiligt und zu Eigenleistung aktiviert; in psychoedukativen Gruppen lernt er seine Erkrankung zu bewältigen und mit ihr umzugehen.

Unterstützt durch Angehörige und deren Initiativen (☐ Tab. 11.5) wird die Aufgabe, psychische Krankheiten zu lindern, immer mehr als ein gesellschaftlicher Auftrag verstanden. Der Anspruch der Patienten nach qualifizierter und professioneller Betreuung wird lauter und drängender. Sie stehen zwar oft noch immer im »Dunkel der Institution«, doch verlangen sie zur Bewältigung ihrer Krankheit nach Möglichkeiten für Arbeit und Beschäftigung.

Einsprechend hat sich die Rolle der Pflege verändert: Sie muss mit der Ausweitung ihrer therapeutischen Kompetenz den gewachsenen Ansprüchen von Patienten und Angehörigen gerecht werden.

12 Der Weg zur Meisterschaft

12.1 Leitungskompetenz

> Die Begriffe Prozessbegleitung, Praxisanleitung, Mentorin, Trainerin, Beraterin werden im folgenden Text abwechselnd benutzt. Dabei soll ihre Bedeutung nicht weiter unterschieden werden. Alle Bezeichnungen stehen für Personen, die im Rahmen qualitätssichernder Maßnahmen Anleitungen und Kontrollen durchführen, Standards erstellen und fortlaufend Konzepte zu Verbesserung der Pflegequalität erarbeiten. Pflegepersonen, die diese Tätigkeit ausüben, verfügen in der Regel über eine entsprechende professionelle Weiterqualifizierung.

Für die psychiatrisch unerfahrene Pflegeperson bedeutet die Leitung von Gruppen eine große Herausforderung. Sie muss sich innerhalb der Gruppe individuell mit den einzelnen Patienten und deren momentaner Krise empathisch auseinandersetzen. Patienten unterschiedlicher Herkunft, verschiedenen Geschlechts, gemischter Altersstruktur und aus unterschiedlichen sozialen Prozessen werden bei der Arbeit in Gruppen mehr oder weniger unfreiwillig zusammengeführt. Das widerspricht in der Regel ihren üblichen Erfahrungen außerhalb der Versorgungseinrichtung. Diese meist fehlende Gruppenkohäsion, verlangt von einer Gruppenleitung, sich intensiv, sensibel und reflektiert mit dem zu beschäftigen, was zwischen ihr und der Gruppe geschieht. Sie kann hier auf andere Widerstände stoßen als in alltäglichen gesellschaftlich etablierten Gruppen (Sportvereine, Parteigruppen u. a.).

Pflegekräfte, die ohne vorherige Erfahrungen in der psychiatrischen Pflege in eine psychiatrische Einrichtung kommen, gelten als fortgeschrittene Anfängerinnen und befinden sich zwischen der Stufe 2 und 3 des Modells von Dreyfuß-Benner bezogen auf die Pflege psychiatrischer Patienten (Benner 1994). Bei den ersten Versuchen, eine Patientengruppe zu leiten, sind die Pflegekräfte oft angespannt und unsicher, trotz guter Fachkenntnisse und Vorbereitung:

»*Ich habe Angst, den Faden zu verlieren.*«
»*Ich bin verunsichert, wenn so viele Augenpaare auf mich gerichtet sind.*«
»*Ich befürchte, auf Fragen keine befriedigende Antwort zu haben.*«
»*Ich traue mir nicht zu, bei Auseinandersetzungen zwischen den Patienten korrigierend eingreifen zu können.*«
»*Ich schaffe es nicht, den Zeitplan einzuhalten, weil ich jeden aussprechen lassen möchte.*«
»*Ich habe das Gefühl, dass mich kaum jemand versteht, weil ich zu leise spreche.*«
»*Es ist für mich nicht möglich, alle Patienten im Auge zu behalten, um später entsprechende Einträge in die Dokumentation zu machen!*«

Die Pflegeperson muss eine Vielzahl von Qualifikationen erweben, um sicher und professionell Gruppen leiten zu können – dazu gehören sowohl fachliche und soziale Kompetenzen wie auch methodische und persönliche Fähigkeiten und pädagogische Gewandtheit (o s. Abb. 12.1).

Es gibt unterschiedliche Ansichten darüber, was genau Leitungskompetenz in Gruppen ausmacht: Welche grundsätzlichen Fähigkeiten muss eine Pflegeperson aufweisen, um eine Patientengruppe professionell zu führen?

12.1 Leitungskompetenz

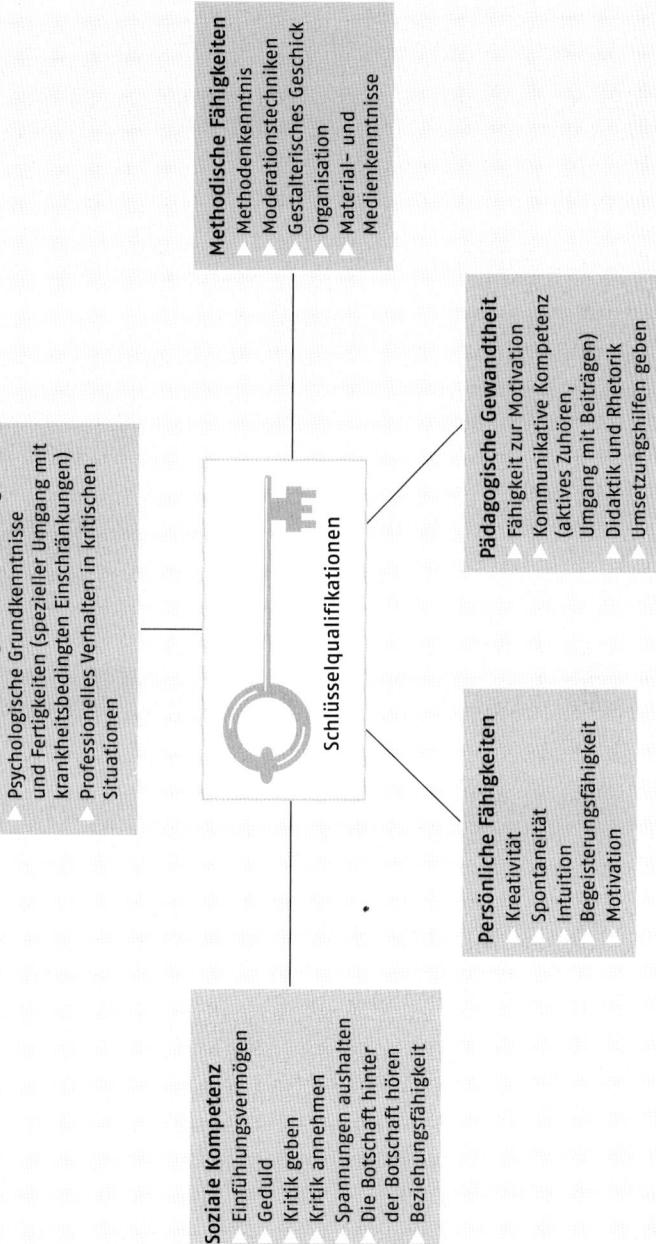

Abb. 12.1: Schlüsselqualifikationen der Gruppenleitung

- Sie ist flexibel, kommunikativ, kreativ und verfügt über eine ausgeprägte Menschenkenntnis.
- Sie ist stets mit Augen, »Bauch« und Verstand bei der Gruppe und begreift ihre Aufgabe als Koordinatorin.
- Sie kennt die Ausgangssituation, weiß, wohin der Weg geht und worin das Ziel besteht.

Hier kommt es darauf an, jedem teilnehmenden Patienten das Gefühl zu geben, ein wichtiger Teil der Gruppe zu sein. Eine behagliche, aktivierende und anerkennende Atmosphäre zu schaffen, die die Patienten zur engagierten Mitarbeit motiviert – das ist die Kunst. Damit vermittelt die Gruppenleitung den Patienten das Gefühl, willkommen zu sein, und drückt ihre Wertschätzung ihnen gegenüber aus. Durch gezielte auffordernde Fragestellungen führt sie zu neuen Gedankengängen, baut auf den Beiträgen weiter auf, motiviert, die Dinge auch einmal anders zu betrachten, und steuert die Gruppe in Richtung Erfolg bzw. Ergebnis. Das ist ihr Anteil am sozialen Lernprozess der Patienten:

- Sie muss Rückmeldung geben können, ob Weg und Methoden richtig waren.
- Sie kann bewerten und dokumentieren.
- Sie beachtet die Einhaltung der Regeln.
- Sie hält sich zurück.
- Sie sorgt für Anregungen.

Die Patientengruppe in der Psychiatrie ist sowohl im positiven als auch im negativen Sinne eine repräsentative Kraft, die die Gruppenleitung pädagogisch beeinflussen kann, und bietet somit eine Möglichkeit der Hilfeleistung zum sozialen Lernen.

Von einer Pflegeperson geleitete Patientengruppen verfolgen zwei wesentliche Ziele für die Patienten:
1. Alltagspraktische Fähigkeiten wiederzuerlangen
2. Beziehungen möglich machen.

12.1.1 Kompetenzerwerb

Sicherheit schafft Selbstvertrauen

Unerfahrene Pflegekräfte in der Psychiatrie erkennen häufig nicht die therapeutische Bedeutung ihrer Arbeit. Auf der einen Seite fehlt ihnen das Instrument, pflegetherapeutische Erfolge zu bewirken, auf der anderen Seite fehlt es an Motivation, sich diese Instrumente durch gezielte Fortbildungen zu beschaffen.

Aus den Rückmeldungen der Gruppenleiterseminare, welche die Autorinnen in vielen psychiatrischen Einrichtungen im deutschsprachigen Raum abhalten, lässt sich immer wieder erkennen, dass ein hoher Bedarf an Fortbildung zur Gruppenleitung besteht. Insbesondere werden vermehrt Schulungen im Umgang mit problematischen Gruppensituationen und im Umgang mit »schwierigen Patienten« angefragt.

Patientengruppen zu leiten ist eine anspruchsvolle und verantwortungsvolle Aufgabe, die anfangs mit viel Energieaufwand verbunden ist. Die Grundlage hierfür ist in jedem Fall eine ausgeprägte psychiatrische Fach- und Sachkenntnis, sowohl in medizi-

12.1 Leitungskompetenz

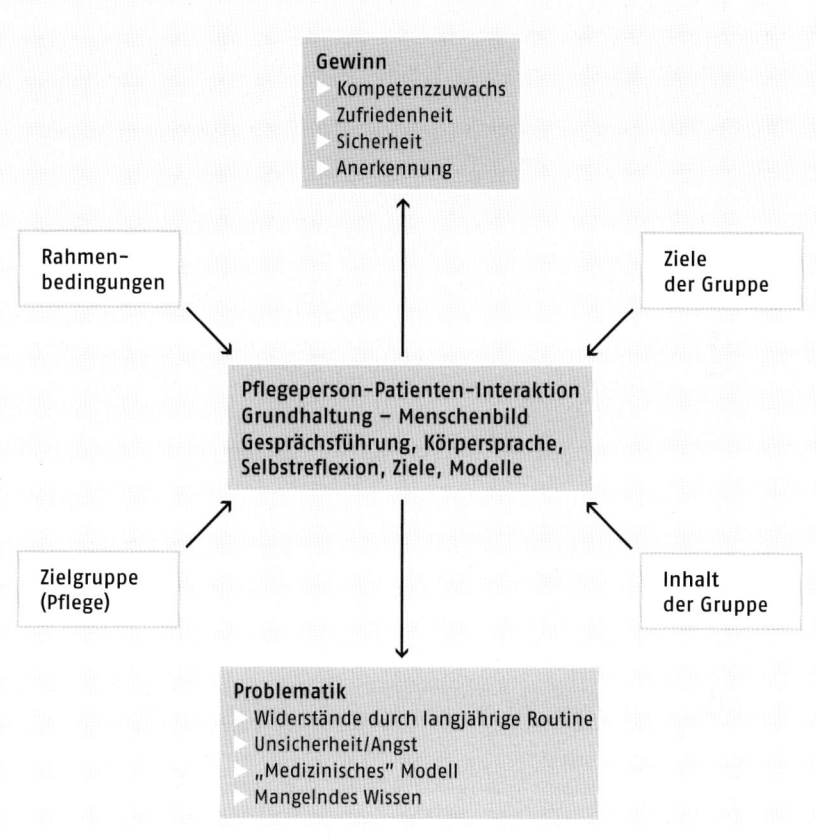

○ **Abb. 12.2:** Praktische Anleitung und Reflexionshilfen zur Durchführung einer Gruppe

nischer als auch in gruppentheoretischer Hinsicht. Jede Pflegekraft entscheidet für sich selbst, inwieweit sie die Fähigkeiten zur Gruppenleitung erlernt, Erfahrungen sammelt und dadurch sicherer und routinierter wird.

Heute gehört die Anleitung zur Durchführung einer Patientengruppe zum Standardrepertoire in der Fachweiterbildung (○ **Abb. 12.2**). Dabei ist natürlich aller Anfang schwer: Für viele Pflegekräfte scheint die Arbeit mit Patientengruppen in der Psychiatrie in keinem direkten Zusammenhang mit der psychiatrischen Krankenpflege zu stehen. Hier fehlt die Identifikation mit der Rolle der Gruppenleiterin. Um dies zu ändern, sollte die Krankenschwester jede Möglichkeit nutzen, Gruppen durchzuführen und den Ablauf im Nachhinein zu reflektieren. Dabei ist die Methode des **Kollegialen Coachings** (Kap. 12.2.1) sehr hilfreich und überaus zu empfehlen.

Beim Einstieg in das Leiten von Gruppen entsteht häufig ein Rollenkonflikt, der als belastend erlebt wird – man wird aufgefordert etwas tun, das einem zunächst fremd ist. Was wird empfunden, wenn Menschen einer neuen Anforderung gegenüberstehen?

12 Der Weg zur Meisterschaft

> **Ein Beispiel:** Wie könnte es **Ihnen** ergehen, wenn Sie als Rechtshänderin einen Apfel mit der linken Hand schälen sollten? Die Antworten sind vielfältig: Zunächst könnten sich Fluchtimpulse melden, weil man sich für ungeeignet hält, die Aufgabe zu bewältigen. Es könnte auch eine gewisse Neugierde aufkommen, mit der man die Aufgabe mutig angeht. Auch eine Angst vor Verletzung könnte auftreten und hinderlich sein, es sei denn, es besteht ein gewisses Maß an Risikofreude.
>
> In jedem Fall bedeutet die neue Aufgabe eine Überwindung und Anstrengung, wobei schnell die Frage auftaucht: Was soll das? Meistens ärgert man sich über die eigene Unbeholfenheit, man wird unsicher. Und natürlich blamiert sich niemand gern. Bleibt man dabei, bewirkt vielleicht die Beharrlichkeit den nötigen Ehrgeiz, die Aufgabe zu beenden. Auch ist die Versuchung groß, sich mit anderen zu vergleichen, die es scheinbar besser können. Manch einer schafft es, auf das eigene Gefühl zu setzen und sich einfach zu trauen. Manchmal entsteht sogar eine Solidarität mit schwächeren Kollegen, was zur gegenseitigen Unterstützung genutzt werden kann.
>
> Mit der Zeit wird man geschickter, das ersehnte Erfolgserlebnis stellt sich ein, und der Kampf mit der Aufgabe wird schwächer. Die innere Ruhe und Souveränität schaffen ein positives Selbstwertgefühl.

Die 5 Stufen zur Meisterschaft

Ein Modell des Kompetenzerwerbs wurde bereits 1982 von Dreyfus und Dreyfus entwickelt:

»*Diesem Modell zufolge durchläuft ein Lernender beim Erwerb und Vertiefen einer Fähigkeit fünf verschiedene Leistungsstufen: Neuling, fortgeschrittene Anfängerin/fortgeschrittener Anfänger, Kompetent, Erfahren, Expertenstufe. Drei grundlegende Aspekte der Leistungsfähigkeit verändern sich beim Durchlaufen der fünf Stufen. Zum einen vollzieht sich eine Veränderung weg vom Befolgen abstrakter Grundsätze hin zum paradigmatischen Rückgriff auf konkrete Erfahrungen. Zum anderen verändert sich die Wahrnehmung der situativen Erfordernisse durch den Lernenden: Er sieht die Situation immer weniger als eine Summe gleich wichtiger Einzelheiten und immer mehr als vollständiges Ganzes in dem nur bestimmte Teile wichtig sind. Der dritte Aspekt betrifft die Entwicklung vom unbeteiligten Beobachter zum engagierten Handelnden. Der Lernende beobachtet die Situation nicht mehr von außen, sondern steht nun in der Situation, ist direkt beteiligt.*« (Benner 1982)

In dem Modell »Die fünf Stufen zur Meisterschaft« beschreibt Benner wie Kompetenz in der Pflege erworben wird.

Stufe 1 (Ausbildung): Das Wissen orientiert sich an Theorie und vorgegebenen Lösungswegen und steht noch nicht in Bezug zu realen Situationen. Der Wunsch nach Professionalisierung entsteht mit zunehmender Berufserfahrung.

Stufe 2: Bei den fortgeschrittenen Anfängern ist schon etwas Wissen und Erfahrung vorhanden, jedoch besteht noch die Schwierigkeit, Wichtiges von Unwichtigem zu unterscheiden und Prioritäten zu setzen.

Stufe 3: Pflegepersonen haben zu Beginn ihrer Tätigkeit in der Psychiatrischen Klinik in der Regel keine Erfahrung auf dem Gebiet der Gruppenleitung.

> **Stufe 3**
> **Hinreichend zuständig, fachkundig (Competent)**
> Pflegende auf dieser Stufe haben zwei bis drei Jahre Erfahrung in der Pflege von gleichartigen oder ähnlichen Patientensituationen, so beispielsweise mit krebskranken Kindern und ihren Familien oder mit Menschen, die an chronisch verlaufenden, schizophrenen Störungen leiden. Sie haben gelernt, mit Langzeitplänen zu arbeiten, welche wichtige Aspekte für die Pflege dieser Patientengruppen beinhalten. Pflegepläne helfen, typische, momentane und zukünftige Entwicklungen der jeweiligen Situation vorauszusehen und so Wichtiges von Unwichtigem zu unterscheiden. Solche Pläne enthalten, wie wir alle wissen, Perspektiven, die durch bewusste, überlegte, analytische Abklärungen oder Erwägungen von bestehenden oder möglichen Problemen abgeleitet sind. Durch Planung wird die Effizienz und Organisation der Arbeit ermöglicht und oft auch erweitert. Allerdings fehlt es an Flexibilität und raschem Erfassen, wenn vom Plan abgewichen werden muss, wenn sich die Situation plötzlich verändert und eine Umstellung nötig wäre. Benner empfiehlt, dass sich diese Gruppe durch Planungsübungen komplexer Situationen sowie durch Entscheidungsübungen weiter entwickelt.

(Quelle: Zeitschrift »Krankenpflege« 8/93 Dreyfus-Benner-Modell/A. Kesselring)

Für die Gruppenleitung bedeutet das: Nach der Einarbeitung in die Alltagsroutine der Psychiatrischen Station und mit zunehmender Sicherheit im Umgang mit psychiatrisch Erkrankten, kann eine weitere schrittweise Einführung und gezielte Anleitung beginnen. (Zu Stufe 3 und 4 des Benner-Modells siehe Kap. 12.1.2.)

12.1.2 Kompetenzzuwachs

Das praktische Anlernen zur Leitung einer Gruppe geschieht teilweise im Rollenspiel im Unterricht der Fort- und Weiterbildung und/oder durch Kollegiales Coaching. In einigen Institutionen geschieht die Praxisanleitung durch eine Lehrperson der Weiterbildungsstätte auf den Stationen. Hier ist das Ziel, die **Stufe 4** des Benner-Modells zu erreichen. Über Jahre hinweg wird das theoretische Wissen in praktisches Können umgewandelt.

Stufe 4
Erfahren, geübt (Proficient)

Auf dieser Stufe geschieht ein qualitativer Sprung. Im Gegensatz zu den drei vorhergegangenen Stufen, nimmt die Pflegende jetzt ihr vertraute Situationen als eine Ganzheit wahr, nicht mehr als eine Zusammenstellung von verschiedenen Elementen oder Aspekten. »Maximen« beeinflussen nun die Arbeit. Maximen sind Tipps oder Beschreibungen von Wahrgenommenem, die geübtes Handeln leiten, die nur von Kolleginnen mit ähnlichen Erfahrungen verstanden werden. Maximen beschreiben Nuancen, die von Situation zu Situation variieren und einem Anfänger unverständlich erscheinen.

Beispielsweise geht es darum, ganz feine Veränderungen im Verhalten jenes Patienten zu erkennen, der jetzt zum Lernen seiner [...] Alltagsfähigkeiten (Anm. d. Autorinnen) bereit ist, es gestern aber noch nicht war. Dazu müssen Pflegende viele Menschen mit unterschiedlichster Bereitschaft zum Lernen gepflegt haben. Solche Maximen spiegeln die kleinen, aber wichtigen Unterschiede in komplexen Situationen wider. Handeln vorwiegend aufgrund von eigener Wahrnehmung, löst auf dieser Stufe das Handeln nach Plänen oder »ausgedachtem« Wissen ab. Situationen werden in Bezug auf längerfristige Ziele wahrgenommen, es besteht eine Perspektive, in der Wichtiges sich von Unwichtigem abhebt. Pflegende auf dieser Stufe lernen anhand von Fallstudien und durch das Erzählen von eigenen, herausragenden Pflegeerlebnissen. Solche Pflegeerlebnisse bleiben in der Erinnerung haften, weil daraus gelernt worden ist und sich die Praxis der Pflegenden aufgrund solcher Lernerfahrungen verändert hat und besser geworden ist.

(Quelle: Zeitschrift »Krankenpflege« 8/93 Dreyfus-Benner-Modell/A. Kesselring)

Wichtig ist hier, den Kompetenzzuwachs durch einen schriftlichen Nachweis (s. Kap. 12.2.1.4) zu verankern. Je kompetenter die Betreffenden werden, desto motivierter werden sie. Die anfängliche Anspannung lässt nach, und die Pflegepersonen wachsen mit sichtlichem Vergnügen in die Rolle der Gruppenleiter hinein.

Stufe 5: Zum bestehenden Fachwissen kommt hier die lange Erfahrung im Umgang mit psychisch kranken Menschen hinzu.

Stufe 5
Erfahren, meisterhaft (Expert)

Auf dieser Stufe geschieht nochmals ein qualitativer Sprung. Pflegende haben hier mindestens fünf Jahre Erfahrung in der Pflege von Patienten in ähnlichen Situationen. Jetzt wird die Pflegende Teil der Situation, in der sie handelt. Sie steht nicht mehr außerhalb, gleichsam beobachtend, analysierend, sondern ist voll engagiert. Ihr Handeln ist nicht mehr abgestützt auf Regeln, Aspekte, Pläne oder Maximen, sondern ist stark intuitiv geleitet.

»Intuition ist ohne theoretische (deduktive) Begründung. Sie ist eine menschliche Fähigkeit, die weder mystisch noch zufällig ist. Das intuitive Urteil ist es, welches ein meisterhaftes menschliches Urteil von Entscheidungen oder Rechnungen unterscheidet, wie sie von Anfängern oder Computern gemacht werden.«

Nach Dreyfus und Dreyfus finden sich im intuitiven Urteil sechs Elemente:

1. Erkennen von Mustern: Man erkennt Situationen wie man z. B. einen Menschen am Gang erkennt.
2. Ähnlichkeiten erkennen: Man unterscheidet Ähnliches von Unähnlichem wie man etwa Familienähnlichkeiten erkennt.
3. Verstehen durch den Gebrauch von gesundem Menschenverstand: Darunter ist eine tiefe Vertrautheit mit kulturellem Verständnis zu verstehen, etwa was es heißt, in unserer Kultur von anderen abhängig zu werden, oder mit [...] dem Stigma einer psychischen Krankheit [...] (Anm. d. Autorinnen) zu leben.
4. Fähigkeiten des Know-how: Know-how steht hier für »wissen, wie« im Gegensatz zu »wissen, dass« [...]. Unter Know-how verstehen wir Fertigkeiten und Kenntnisse, die es ermöglichen, dass Handlungen fließend, gezielt und wirkungsvoll eingesetzt werden.
5. Sinn für das Wichtige, Herausragende: Das ist die Fähigkeit, sofort Wichtiges von Unwichtigem zu unterscheiden und Handlungen auf das Wichtige, das angegangen werden muss, auszurichten, ohne Verzögerung oder Umwege über Unwesentliches.
6. Überlegte Rationalität: In diesem Element des intuitiven Urteils findet sich solides, breites, zuvor erworbenes theoretisches Wissen sowie die Fähigkeit der deduktiven theoretischen Problemlösung. In Situationen, in denen sich intuitives Handeln als falsch oder nicht adäquat erweist, – oft sind es neue Situationen oder solche, in denen sich die Pflegende getäuscht hat – muss sie zur rationalen Problemlösung gleichsam aus der Situation aussteigen und sie analytisch angehen.

(Quelle: Zeitschrift »Krankenpflege« 8/93 Dreyfus-Benner-Modell/A. Kesselring)

Die Praxisanleitung kann auch von erfahrenen und kompetenten Pflegepersonen übernommen werden. Wichtig ist, dass diese Personen den aktuellen Leistungsstand einschätzen können und auf dem zeitgemäßen Stand ihres pflegerischen Wissens und Könnens sind.

»Es wird diskutiert, welche besonderen Unterweisungsstrategien sich aus Benners Arbeit ableiten lassen. Großer Wert wird auf die Vermittlung von Richtlinien gelegt, die es den fortgeschrittenen Anfängern ermöglichen, die an sie gerichteten Anforderungen zu erfüllen [...].« (Dolan in Benner 1994, S. 267)

12.2 Praxisberatung, Anleitung und Supervision

12.2.1 Kollegiales Coaching

> Das Wort »Beratung« kommt von »raten« und bedeutet, sich geistig etwas zurechtlegen, etwas aussinnen. Die Begriffe Fürsorge und Abhilfe bezeichnen Methoden, die bei Lebensproblemen herangezogen werden. Das »Raten« bezog sich früher darauf, Zeichen und Runen zu deuten, das zu einem »Rätsel« führte (to read). Auch Veranstaltungen, Personen und Institutionen werden nach der Funktion des Deutens und Lesens von Zeichen/Situationen bezeichnet. Ein Rathaus, den Stadtrat und den Geheimrat gibt es, um Probleme zu lösen. Beraten ist also die Suche nach einer Antwort auf eine Frage oder eine Herausforderung in einer unbekannten oder problematischen Situation.

»Unter Coaching versteht man eine personenbezogene Beratung von Menschen in der Arbeitswelt, bei der sich Coach und ‚Klientin' wechselseitig ergänzen, wobei jeder vom anderen ‚lernt' und beide gemeinsam bestimmte Problemsituationen bearbeiten und sich dadurch ergänzen.« (Heeg u. Münch 1993)

Hier wird insbesondere auf das kollegiale Coaching durch erfahrene Kolleginnen bei der Leitung von Patientengruppen eingegangen. Für die Pflege ist es nicht unbedingt selbstverständlich, sich Schwächen einzugestehen, Unsicherheit und Betroffenheit zuzulassen. Umso schwieriger ist es, den Pflegenden verständlich zu machen, dass das Leiten von Gruppen erlernt werden muss. Zu Lernprozessen gehören Lernhilfen und Lernkontrollen. Das Wort Kontrolle ist sehr negativ besetzt, es erschreckt, da es sofort mit möglichen Sanktionen in Verbindung gebracht wird. Hinzu kommt noch: Sich von eigenen Kolleginnen kontrollieren zu lassen, ist für viele Krankenschwestern nicht akzeptabel. – Daher ist der Widerstand gegen eine interkollegiale Beratung sehr groß, sie wird nur selten umgesetzt.

Beim kollegialen Coaching in der Gruppenleitung geht es um:
- Lernen durch Erfahrung
- Ersetzen der Alltagsroutine durch Kreativität und Phantasie
- Erweitern von Fertigkeiten und Fachwissen
- Beobachten und Reflektieren von Beziehungsgestaltung
- Kennenlernen von Evaluationsmöglichkeiten
- Sinnvolle Ergänzung der theoretischen Fortbildung
- Ausweiten der Selbsterkenntnis durch Konfrontation mit dem eigenen Verhalten und Handeln
- Überprüfen des beruflichen Handelns, indem konkrete Situationen hinterfragt und veranschaulicht werden
- Modifizierung beruflichen Handeln, indem Lösungsstrategien und Alternativen entwickelt werden
- Anpassen von Interaktions- und Kommunikationsverhalten

- Überdenken, Begründen oder Verändern von Routine
- Erreichen von Sicherheit, indem neue Handlungsmöglichkeiten erprobt werden.

Dazu ist eine kompetente und erfahrene Person hilfreich, die ihr pädagogisches Können in den Beratungsprozess einfließen lässt und entsprechende Rückmeldung geben kann. In der Praxis bedeutet das: Die Gruppenleitung arbeitet mit der Gruppe in Gegenwart einer »Expertin«; im anschließenden Feedback wird das Gruppengeschehen beleuchtet und diskutiert. Es werden die richtigen Fragen gestellt und gemeinsam Lösungen gefunden.

12.2.1.1 Argumente für das kollegiale Coaching

Probleme in der Organisation und Alltagsroutine einer Station, Umstrukturierungen, Innovationen, aber auch eine allgemeine Unzufriedenheit mit dem Status quo – das sind Anlässe für eine interkollegiale Beratung. Bei der Leitung von Patientengruppen stellt sich mit der Zeit oft eine Routine ein, die den Wunsch weckt, etwas daran zu verändern. Dabei kommt es auf das Engagement der Pflegenden an, ihre Gruppenlandschaft lebendig zu erhalten. Denn das beeinflusst den Erfolg einer Neuerung. Die Teilnahme einer »Expertin« an einer Gruppe ermöglicht einen Blick von außen in die vorhandene Problematik; es erleichtert, das Problem zielgerichtet anzugehen. Die ☐ Tabelle 12.1 zeigt Beispiele zu einer schrittweisen Problemlösung.

12.2.1.2 Persönliche Voraussetzungen zur interkollegialen Beratung

Pädagogisches und didaktisches Grundwissen war kein Thema in der Grundausbildung. Um das berufliche Handeln zu reflektieren, muss sich die Krankenschwester kritisch mit sich selbst und dem Geschehen auseinandersetzen. Das ist eine wichtige Voraussetzung, neue Tätigkeitsfelder für sich zu erschließen. Weiterhin ist es wichtig, bereit zu sein, menschlicher, verstehender und toleranter zu werden.

> **Beim Coaching ist zu beachten:**
> - Fehler zeigen nicht nur die Bereiche auf, die noch erlernt werden müssen, sondern zeigen auch, welche »Fehlerkultur« im Team herrscht.
> - Es ist wichtig, dass die Lernende motiviert wird, weiter Gruppen zu leiten; sie muss erfahren, dass sie aus ihren Fehlern lernen kann.

Grundhaltung und Vorbildfunktion der Beraterin bzw. Praxisanleiterin

Menschen, die andere Menschen begleiten, anleiten und beraten müssen eine gereifte und gefestigte Persönlichkeit aufweisen.

»*Der Schlüssel zur Wirksamkeit sind* **Gesamtverständnis** *und die* **Gesinnung**, *kurz: die* **Persönlichkeit** *und der* **Charakter** *des Coachens – sei es in einer Lernbeziehung, in einem Beratungszusammenhang, in einem Vorgesetzten-Mitarbeiter- oder Kollegen-Verhältnis.*« (Bayer 1995)

☐ Tab. 12.1: Prozessbegleitung durch kollegiales Coaching

Situationen	Probleme	Vorgehen	Rückmeldung und Nachbesprechung
Unsicherheit in der Methodik und Gesprächsführung	▸ Patienten sind verunsichert, keine klare Orientierung ▸ Demotivation des Pflegepersonals ▸ Tendenz, die Gruppe öfter ausfallen zu lassen oder ganz abzuschaffen	▸ Durchführung der Gruppe begleiten und supervidieren ▸ Anhand von Beispielen, Möglichkeiten vorgeben ▸ Fortbildungsangebote ▸ Literatur	*Trifft auf alle Situationen zu:* **Retrospektive Betrachtung:** ▸ Was war förderliches/ hinderliches Handeln im Gruppenverlauf? ▸ Was waren wirksame/ unwirksame Techniken? ▸ Was ist Ihnen aus Ihrer Sicht gut gelungen? ▸ Was hätten Sie im Nachhinein anders gemacht? **Prospektive Betrachtung:** ▸ Welche Unterstützung benötigen Sie? ▸ Welche Alternativen gibt es für Ihr Vorgehen? (Weiterführende Fragen s. Kap. 12.2.1.5)
Gruppenablauf chaotisch/strukturlos	▸ Fehlende Ergebnisse ▸ Strukturlastigkeit ▸ Patienten halten sich nicht an Gruppenregeln und sind leicht überfordert	▸ Durchführung der Gruppe begleiten und supervidieren ▸ Einzel- oder Teamberatung ▸ Geeignete Moderationstechniken aufzeigen ▸ Gruppenziele überprüfen ▸ Gruppenregeln verdeutlichen	
Insuffizienzgefühle der Gruppenleitung	▸ Frustration ▸ Demotivation und Versagensängste ▸ Autoritätsverlust	▸ Gruppe begleiten und supervidieren ▸ Empathische Beratung ▸ Ursachenanalyse ▸ Beraterin als Co-Leitung	
Neue Gruppe soll eingeführt werden	▸ Wunsch nach Unterstützung und Ideenbeiträgen ▸ Konzeptuelle Unterstützung ▸ Klärung von Unsicherheiten im Team	▸ Unterstützung bei der Konzepterstellung ▸ Klären der Kompetenzen der Gruppenleitung ▸ Begleitung und Supervision der Gruppe	

- Die Praxisanleiterin transportiert das Wissen und die kulturellen Werte der Institution, in der sie tätig ist.
- Bei der Beziehungsgestaltung ist sie ein Vorbild und kennt die Wirkung ihrer Persönlichkeit.

12.2.1.3 Bedeutung der Gefühlswelten im kollegialen Coaching

Das gesamte Geschehen in einer Gruppe, insbesondere die Gefühlswelt, ist sehr komplex und lässt sich nur schwer beschreiben. Zufriedenheit, Stolz, Verunsicherung und Enttäuschung lassen sich meist nur zwischen den Zeilen erkennen. Die Beraterin muss durchschauen, was sich an seelischen und zwischenmenschlichen Vorgängen bei der lernenden Gruppenleiterin abspielt. Für einen konstruktiven Austausch ist es notwendig, den Gefühlen einen großen Platz einzuräumen. Das scheint auf den ersten Blick dem Anspruch auf Sachlichkeit zu widersprechen, dem ist aber nicht so. Denn bei allem was besprochen wird, schwingen die Gefühle der Pflegeperson mit – sie sind Ausdruck ihrer Intuition. Und intuitives Handeln bedeutet, dass die Pflegeperson aus einer bestimmten Wertgewissheit heraus handelt (Benner 1994). Intuitives Verhalten basiert auf allen persönlichen Erfahrungen und Begebenheiten, über die ein Mensch verfügt, und hat deshalb ihre Berechtigung. Die lernende Gruppenleiterin beschreibt ihre Gefühle zur Situation in der Gruppe, erzählt ihre persönlichen Eindrücke und erklärt ihr Handeln. Folgende Fragen der Beraterin können einen Einblick in die Gefühlswelt der lernenden Gruppenleitung geben:
»Wie geht es Ihnen in diesem Augenblick, welche Gefühle bewegen Sie?«
»Was beschäftigt Sie im Augenblick, gibt es etwas, was Sie beunruhigt?«

12.2.1.4 Lernfortschritte sichtbar machen

Um das kollegiale Coaching möglichst effektiv und interessant zu gestalten, sollten sich die Beteiligten verschiedener Methoden bedienen. Ein **Lernprotokoll** erleichtert beispielsweise den Überblick über Fortschritte – die lernende Kollegin kann so ihren Zuwachs an Kompetenz verfolgen. Die schriftliche Auswertung der Lernerfolge macht den Beratungs- und Anleitprozess transparent und vermittelt der lernenden Person Sicherheit durch Überzeugung.

Als Lernprotokoll kann z. B. der Auswertungsbogen, der an der Klinik für Psychiatrie und Psychotherapie des Klinikums der Universität München entwickelt wurde, verwendet werden (◻ Tab. 12.2). (Er kann nach eigenen Vorstellungen abgeändert werden.) Dieser Einschätzungsbogen kann von der lernenden Krankenschwester vor und nach der Anleitung ausgefüllt werden. Dabei kann sie die eigenen Defizite im Wissen und in den Fähigkeiten erkennen und sich Kenntnisse und Fertigkeiten selbstständig erarbeiten. Um einen Verlauf sichtbar zu machen, sind mehrere Einschätzungen notwendig. In regelmäßigen Abständen geschieht eine Fremdeinschätzung durch die Trainerin.

12 Der Weg zur Meisterschaft

☐ Tab. 12.2: Einschätzungsbogen zum Kompetenzzuwachs in der Leitung von Patientengruppen

Selbsteinschätzung/Fremdeinschätzung	5	4	3	2	1	0
Fachliches Wissen und Können	sehr gut	gut	zufriedenstellend	lückenhaft	sehr schlecht	gar nicht
Kennen der Krankheiten/Umgang	☐	☐	☐	☐	☐	☐
Krankheitsbedingte Einschränkungen (Stärken, Schwächen, Überspielen, Veralbern, Stören usw.)	☐	☐	☐	☐	☐	☐
Pädagogische Gewandtheit Kommunikative Kompetenz	sehr gut	gut	zufriedenstellend	im Ansatz	sehr schlecht	gar nicht
Moderation	☐	☐	☐	☐	☐	☐
Aktives Zuhören	☐	☐	☐	☐	☐	☐
Zusammenfassen	☐	☐	☐	☐	☐	☐
Regulierendes Eingreifen	☐	☐	☐	☐	☐	☐
Gespräch strukturieren	☐	☐	☐	☐	☐	☐
Sicherheit im Umgang mit Fragen	☐	☐	☐	☐	☐	☐
Umgang mit Patientenbeiträgen	☐	☐	☐	☐	☐	☐
Aktivierung	sehr gut	gut	zufriedenstellend	mangelhaft	sehr schlecht	gar nicht
Motivierung	☐	☐	☐	☐	☐	☐
Anregung zum Gespräch/zu Beiträgen	☐	☐	☐	☐	☐	☐
Spannungsbogen aufbauen	☐	☐	☐	☐	☐	☐
Methodenvielfalt	☐	☐	☐	☐	☐	☐
Beziehungen entstehen lassen	☐	☐	☐	☐	☐	☐
Aufbau von Emotionen: **Lob und Anerkennung**	☐	☐	☐	☐	☐	☐
Einschätzung des Gruppenprozesses	sehr gut	gut	zufriedenstellend	lückenhaft	sehr schlecht	gar nicht
Gruppenvereinbarung	☐	☐	☐	☐	☐	☐
Ziele formulieren und die Prioritäten setzen	☐	☐	☐	☐	☐	☐
Umgang mit Vielrednern	☐	☐	☐	☐	☐	☐
Umgang mit Schweigern	☐	☐	☐	☐	☐	☐

☐ **Tab. 12.2:** Einschätzungsbogen zum Kompetenzzuwachs in der Leitung von Patientengruppen (Fortsetzung)

Selbsteinschätzung/Fremdeinschätzung	5	4	3	2	1	0
Einhaltung der geplanten Schritte	immer	meistens	oft	manchmal	fast nie	nie
Pünktliches Beginnen und Beenden	☐	☐	☐	☐	☐	☐
Hinführen zum Thema (Gruppe abholen, wo sie steht)	☐	☐	☐	☐	☐	☐
Klärung von Störungen (Störungen haben Vorrang)	☐	☐	☐	☐	☐	☐
Begründetes Abbrechen der Gruppe (bei entsprechend wichtigen Gründen)	☐	☐	☐	☐	☐	☐
Klares Beginnen und Beenden (zelebrieren)	☐	☐	☐	☐	☐	☐
Zusammenfassung ritualisieren	☐	☐	☐	☐	☐	☐
Flexibilität/Routine	immer	meistens	oft	manchmal	fast nie	nie
Festhalten an Standards und Skripten	☐	☐	☐	☐	☐	☐
Bedürfnisse der Patienten berücksichtigen	☐	☐	☐	☐	☐	☐
Wünsche erfragen	☐	☐	☐	☐	☐	☐
Mitentscheiden lassen (Wirkfaktoren: Mitentscheid, Mitverantwortung; s. Kap. 3.2.1)	☐	☐	☐	☐	☐	☐
Ressourcen der Patienten nutzen (Miteinbeziehen, Protokollführung, Gesprächsleitung, Vortrag...)	☐	☐	☐	☐	☐	☐
Gestaltung	immer	meistens	oft	manchmal	fast nie	nie
Anfangsphase	☐	☐	☐	☐	☐	☐
Aktivitätsphase	☐	☐	☐	☐	☐	☐
Beenden	☐	☐	☐	☐	☐	☐
Nachbereitung/Dokumentation	☐	☐	☐	☐	☐	☐

☐ **Tab. 12.2:** Einschätzungsbogen zum Kompetenzzuwachs in der Leitung von Patientengruppen (Fortsetzung)

Selbsteinschätzung/Fremdeinschätzung	5	4	3	2	1	0
Rollenidentifikation	sehr gut	gut	zufriedenstellend	sehr lückenhaft	sehr schlecht	gar nicht
Fachliche Sicherheit	☐	☐	☐	☐	☐	☐
Selbstbewusstsein	☐	☐	☐	☐	☐	☐
Leistungsbewusstsein/Führung	☐	☐	☐	☐	☐	☐
Durchsetzungsvermögen	☐	☐	☐	☐	☐	☐
Struktur geben	☐	☐	☐	☐	☐	☐
Moderation	☐	☐	☐	☐	☐	☐
Persönliche Reflexion Stärken/Schwächen-Analyse						

12.2.1.5 Das Gespräch im kollegialen Coaching

Der wichtigste Teil im kollegialen Coaching ist das persönliche Gespräch zwischen der lernenden Krankenschwester und der Mentorin bzw. Praxisanleiterin. Eine professionelle Rückmeldung stellt an beide hohe Anforderungen. Auf der einen Seite muss die Pflegeperson, die ein Feedback bekommt, dies wollen und annehmen können. Auf der anderen Seite soll die Mentorin ausschließlich auf deren Verhalten in der Rolle als Gruppenleitung eingehen. Dabei muss das kritikwürdige Verhalten sehr differenziert ausgewählt werden. Entsprechend ist eine angstfreie und vertrauensvolle Form der Gesprächsführung zu wählen. »*Infolge von Angst und Misstrauen verschlossene Menschen sind lernunfähig. Aller Wissens- und Erfahrungsstoff prallt von ihnen ab. Sie können weder zuhören noch Informationen oder Anweisungen aufnehmen. Je angstfreier Gespräche geführt werden, umso eher sind die Beteiligten in der Lage, ihre Anliegen vorzubringen.*« (Rattner 1977 in Bayer 1995)

Ein Rückmeldegespräch soll stärken und motivieren sowie neue Ideen und Anregungen geben. Die lernende Gruppenleiterin soll ermutigt werden, in einer nächsten Patientengruppe das Neue anzuwenden. Dabei ist Lob ein ganz wesentlicher Motivationsfaktor, wobei pauschale Routinekomplimente zu vermeiden sind. Diese enthalten in der Regel kaum klare Informationen, aus denen eine Anfängerin für ihre neue Rolle als Gruppenleitung etwas lernen könnte.

Vorgehen im Beratungsgespräch

▶ Nehmen Sie sich mindesten 30 Minuten Zeit.
▶ Führen Sie das Gespräch unmittelbar vor und nachdem die Gruppe beendet wurde.
▶ Setzen Sie die Selbsteinschätzung der lernenden Gruppenleiterin an den Anfang und lassen Sie Raum für die Schilderung ihrer Gefühle.

- Schildern Sie danach Ihre eigene Einschätzung.
- Tauschen Sie konstruktiv Erfahrungen aus, indem alternative Handlungsmöglichkeiten erläutert werden.
- Vereinbaren Sie neue Ziele, die im nächsten Gespräch überprüft werden können.

Gesprächsführung

- Wählen Sie eine Form der Gesprächsführung, die ein angenehmes Miteinander unterstützt.
- Hören Sie aktiv zu, denn dabei konzentrieren Sie sich auf die Empfindungen Ihres Gegenübers.
- Fassen Sie den Inhalt noch einmal mit eigenen Worten zusammen, ohne dabei zu bewerten.
- Stellen Sie nach Möglichkeit offene Fragen.
- Zeigen Sie auch durch Körpersprache Ihre Empathie und Professionalität (nonverbale Handlungen wie Verhalten, Gestik, Mimik).
- Benutzen Sie eine einfache Sprache und beachten Sie Klang, Tonfall, Lautstärke, Geschwindigkeit und Sprechrhythmus.
- Akzeptieren Sie Pausen als eine Zeit, in der das Gesagte verarbeitet werden kann.
- Bleiben Sie authentisch, damit schaffen Sie Vertrauen und Sicherheit.
- Vermeiden Sie unbedingt ironische, überhebliche oder herablassende Äußerungen.

Umgang mit Kritik

Immer wieder müssen Probleme im Vorgehen und Verhalten der lernenden Gruppenleiterin angesprochen werden. Werden die »Fehler« von beiden Seiten als Erfahrungen verstanden, können beide damit offen umgehen. Die Gesprächsführung in kritischen Situationen erfordert eine fortlaufende »klimatische Überwachung«. (Bayer 1995)

Ein klares Vorgehen unterstützt ein positives Gesprächsklima:
- 1. Schritt: Problembestimmung
  Verschiedene Sichtweisen werden zu einem vorgebrachten Problem dargestellt und das Problem konkret beschrieben.
  Welche Gefühle und Gedanken spielen eine Rolle?
- 2. Schritt: Ursachen analysieren
  Mögliche Bedingungen werden geklärt, die zu dem Problem führen könnten.
  Wann ist das Problem aufgetreten?
  Was ging ihm voraus?
  Was ist danach geschehen?
- 3. Schritt: Ziele formulieren und mögliche Lösungen bzw. Alternativen sammeln
  Welche Veränderungen sind anzustreben?
  Welche Lösungen sind brauchbar?
- 4. Schritt: Lösungen umsetzen
  Notwendige Bedingungen schaffen, um die Lösungen umzusetzen.
  Die Durchführung muss organisiert werden.
- 5. Schritt: Durchführungskontrolle
  Eine Evaluation/Würdigung erfolgt nach einer weiteren Anleitung.

Weitere unterstützende Fragen des kollegialen Coachings

Durch gezielte Reflexionsfragen kann die Mentorin zur Weiterentwicklung und zum Wissenszuwachs der lernenden Gruppenleitung beitragen:

»Was ist Ihnen aus Ihrer Sicht gut gelungen?«
»Woran haben Sie erkannt, dass es Ihnen geglückt ist?«
»Welche Ihrer Stärken ist dabei zum Ausdruck gekommen?«
»Welche positive Reaktion konnten Sie bei sich feststellen?«
»Was hätten Sie im Nachhinein gerne anders gemacht?«
»In welcher Situation haben Sie sich unwohl gefühlt?«
»Was hat Sie gehindert, anders zu handeln?«
»Welche Schwäche hat sich Ihnen gezeigt?«
»Welche Ängste werden hier spürbar?«
»Wie haben Sie an dieser Stelle reagiert?«
»Welche Alternativen gibt es für Ihr Vorgehen?«
»Wie sieht Ihr persönlicher Handlungsspielraum aus?«
»Was werden Sie beim nächsten Mal anders machen?«
»Welche andere Vorgehensweise wäre denkbar, welche Vor- und Nachteile erkennen Sie?«
»Mit welchen Problemen rechnen Sie bei einem veränderten Vorgehen?«
»Welche Unterstützung benötigen Sie?« (Theoretische Fortbildung – Austausch mit Kolleginnen – Weitere Anleitungen)

Verhalten der Pflegeexpertin im Beratungsgespräch

- **Lassen Sie vorwiegend Ihre Gesprächspartnerin sprechen.**
  Man kann nicht zuhören, wenn man spricht.
- **Sorgen Sie für eine entspannte Gesprächsatmosphäre.**
  Zeigen Sie Ihrer Kollegin durch eine »erlaubende« Haltung, dass sie frei sprechen kann.
- **Signalisieren Sie Ihrer Kollegin, dass Sie zuhören möchten.**
  Geben Sie durch entsprechende Mimik und Gestik Ihr Interesse an dem Gespräch zu erkennen. Sie hören zu, um zu verstehen.
- **Halten Sie Ablenkung fern.**
  Verhindern Sie Störungen und sorgen Sie für eine ruhige Umgebung.
- **Stellen Sie sich empathisch auf Ihre Gesprächspartnerin ein.**
  Versuchen Sie, sich in ihre Situation hineinzuversetzen und ihr Erleben, ihre Emotionalität und ihren Standpunkt zu verstehen.
- **Haben Sie Geduld.**
  Lassen Sie sich ausreichend Zeit und unterbrechen Sie Ihre Kollegin nur durch Verständnisfragen.
- **Kontrollieren Sie Ihre eigenen Emotionen.**
  Wenn Sie sich ärgern oder betroffen sind, fragen Sie nach, wie etwas gemeint ist, und vermeiden Sie eigene Interpretationen.
- **Helfen Sie durch gezielte Fragen weiter.**
  Ermutigen Sie Ihre Kollegin, wenn sie nicht weiter weiß. So können Sie das Gespräch auch lenken und vertiefen.

▶ **Üben Sie Zurückhaltung.**
Lassen Sie Sprechpausen entstehen als Zeit zum Nachdenken. So fühlt sich Ihre Kollegin nicht unter Druck gesetzt.

Zusammenfassung
Die Bedeutung eines interkollegialen Coachings kann innerhalb der Berufsgruppe Pflege nicht ignoriert werden. Es ist ein überprüfbares Instrument, das im weiteren Verlauf als Leistungsnachweis angesehen werden kann.

Ob sich das pflegerische kollegiale Coaching in einer Psychiatrischen Einrichtung etablieren kann, hängt u. a. davon ab, wie die Einrichtung zu diesem Beratungskonzept steht. Die Haltung der Führungsebene hat dabei keinen unwesentlichen Einfluss. Alle müssen darin übereinstimmen, dass kollegiales Coaching ein Instrument zur Arbeitsgestaltung ist und in der psychiatrischen Pflege ein Standardverfahren wird.

»*Der Aufbau von Coaching-Kompetenz wird für die Arbeitswelt zum zwingend erforderlichen Sanierungskonzept.*« (Bayer 1995)

12.2.2 Supervision

> Supervision kommt aus dem angloamerikanischen und heißt Überwachung, Kontrolle, Aufsicht. Supervidieren bedeutet im neuen Verständnis: Betrachten als Nichtbetroffene, »von oben hereinschauen«, darüber sehen, begleiten und beraten.

Die Supervision ist eine berufliche Fach- und Praxisberatung durch eine entsprechend ausgebildete Supervisorin. In der Beratung handelt es sich dabei um eine gesteuerte tätigkeitsbezogene Selbstreflexion. Diese bewirkt eine Verbesserung in der Berufspraxis und führt dadurch zu einer erhöhten Arbeitszufriedenheit. Bei der Reflexion der Rolle als Gruppenleiterin ist Supervision zu verstehen »[...] *als Aufsicht, als Form der Anleitung, der Praxisberatung und Arbeitskontrolle, durchgeführt von einer berufserfahrenen Fachkraft [...].*« (Bauer u. Gröning 1995)

Pflegepersonen befinden sich in einem Beruf, der ihnen auf lange Sicht eine hohe Arbeitszufriedenheit bringen kann, wenn die notwendige Unterstützung in Form einer Praxisberatung gewährt wird. In vielen Psychiatrischen Kliniken ist eine regelmäßige Beratung bzw. Supervision des Personals noch nicht selbstverständlich. Pflegepersonen, die nicht auf die spezifische Aufgabe in der Psychiatrie vorbereitet sind, erkennen häufig nicht die therapeutische Bedeutung ihrer Arbeit. Es fehlt ihnen einerseits das Instrument, pflegetherapeutische Erfolge zu bewirken, andererseits fehlt es an Einsicht und Motivation, sich diese Instrumente durch gezielte Fortbildungen oder entsprechende Literatur zu beschaffen.

Geraten Pflegekräfte in Konfliktsituationen, sprechen sie darüber im Team oder mit einzelnen Kolleginnen eher unbewusst und zufällig. Dabei werden die Gefühle meistens wenig berücksichtigt. Im Gegenteil: Sie sind unterschiedlichen Erwartungen ausgesetzt und müssen immer wieder ihre physische und psychische Spannkraft beweisen.

12 Der Weg zur Meisterschaft

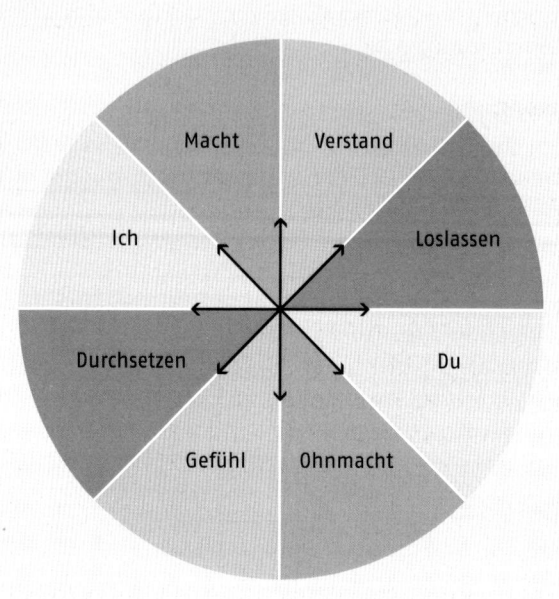

○ **Abb. 12.3:** Spannungsachsen nach Tondeur (1997)

Es gibt durchaus wirksame Methoden, mit beruflichen Anforderungen und Konfliktsituationen zurechtzukommen, bevor es zu Resignation und innerer Kündigung kommt.

Der Mensch bewegt sich ständig innerhalb von vier »Spannungsachsen« (○ **Abb. 12.3**) und muss dabei stets neu entscheiden, auf welchem Punkt dieser Achse er sich bewegt.

1. Achse: **Verstand** ↔ **Gefühl**
2. Achse: **Macht** ↔ **Ohnmacht**
3. Achse: **Durchsetzen** ↔ **Loslassen**
4. Achse: **Ich** ↔ **Du**

Eine Gruppenleiterin muss fortlaufend ihre Haltung und Einstellung in Bezug auf die Gruppe ausbalancieren:
▶ Die 1. Achse verdeutlicht die natürliche Ambivalenz, zwischen Gefühl und Verstand zu entscheiden.
▶ Die 2. Achse zeigt, wie sie zwischen Macht und Ohnmacht bzw. Hilflosigkeit pendeln kann.
▶ Die 3. Achse verdeutlicht die Schwankungen zwischen einem autoritären und einem Laisser-faire-Führungsstil.
▶ Die 4. Achse veranschaulicht die Kunst der Beziehungsgestaltung innerhalb der Gruppe.

12.2 Praxisberatung, Anleitung und Supervision

Eine Zunahme von Burnout-Signalen als Folge von Über- oder Unterforderung durch eintönige Routine, muss rechtzeitig erkannt und bearbeitet werden. Dabei bietet Supervision eine professionelle Unterstützung.

Mögliche Gründe für eine Supervision
- Unzufriedenheit mit der beruflichen Situation
- Suche nach Lösungen für bestimmte Probleme/Konflikte
- Wunsch nach Veränderung und Weiterentwicklung
- Einführung neuer Methoden, Strukturen oder Organisationsformen
- Fördernde und hemmende Strukturen erfassen
- Ziele setzen und klar definieren.

Von zentraler Bedeutung in der Supervision sind die Beziehungen im Miteinander. Mit Hilfe der Supervision können Pflegende ihre persönlichen Fähigkeiten und Möglichkeiten freilegen und erweitern sowie Grenzen des eigenen Handelns deutlich machen. Das verschafft immer Klarheit im Hinblick auf die Ziele der eigenen Arbeit und verdeutlicht Diskrepanzen zwischen Anspruch und Wirklichkeit bei allen Beteiligten.

Schlussbemerkung: Der Weg ist das Ziel!

»Die Geschichte vom Wassermelonenjäger:
Es war einmal ein Mann, der sich verirrte und in das Land der Narren kam. Auf seinem Weg sah er die Leute, die voller Schrecken von einem Feld flohen, wo sie Weizen ernten wollten. »Im Feld ist ein Ungeheuer«, erzählten sie ihm. Er blickte hinüber und sah, dass es eine Wassermelone war.

Er erbot sich, das »Ungeheuer« zu töten, schnitt die Frucht von ihrem Stiel und machte sich sogleich daran, sie zu verspeisen. Jetzt bekamen die Leute vor ihm noch größere Angst als sie vor der Melone gehabt hatten. Sie schrien: »Als nächstes wird er uns töten, wenn wir ihn nicht schnellstens loswerden!« und jagten ihn mit ihren Heugabeln davon.

Wieder verirrte sich eines Tages ein Mann ins Land der Narren, und auch er begegnete Leuten, die sich vor einem vermeintlichen Ungeheuer fürchteten. Aber statt ihnen Hilfe anzubieten, stimmte er ihnen zu, dass es wohl sehr gefährlich sei, stahl sich vorsichtig mit ihnen von dannen und gewann so ihr Vertrauen. Er lebte lange Zeit bei ihnen, bis er sie schließlich Schritt für Schritt jene einfachen Tatsachen lehren konnte, die sie befähigten, nicht nur ihre Angst vor Wassermelonen zu verlieren, sondern sie sogar selbst anzubauen.«
(Kopp 1999, S. 16)

Diese Parabel zeigt: Uns kann keiner die Angst vor dem Unbekannten nehmen, indem er die Gefahr für uns bannt. Es wäre allerhöchstens eine kurze Beruhigung, bis uns das nächste Unbekannte wieder einholt. Ängste zu bewältigen, geht über den Weg, sie schrittweise kennenzulernen und sich mit dem Unbekannten auseinanderzusetzen.

Auch die genannten Veränderungen in der Psychiatrischen Pflege werden sich immer weiter entwickeln. Die Pflegenden sind gefordert, sich auf den Weg zu machen und sich **mit** den Veränderungen in der Psychiatrie weiter zu entwickeln.

Der Schritt – Gruppen zu leiten – steht jetzt an.

Wir wünschen hierzu viel Erfolg!

> **Wer immer tut, was er schon kann,**
> **bleibt immer das, was er schon ist.**
> **(Henry Ford)**

Kontaktadressen

Teresa Rakel
Klinik für Psychiatrie und Psychotherapie
des Klinikums der Universität München
Pflegebereich 14
Nußbaumstr. 7
D-80336 München
Tel.: 089–5160–5508
Fax: 089–5160–5515
teresa.rakel@med.uni-muenchen.de

Auguste Lanzenberger
Klinik für Psychiatrie und Psychotherapie
des Klinikums der Universität München
Pflegebereich 14
Nußbaumstr. 7
D-80336 München
Tel.: 089–5160–5158
auguste.lanzenberger@med.uni-muenchen.de

Literatur

Abderhalden A. Psychiatrische Krankenpflege und Soziotherapie. 1986, Kaderschule Aarau CH/Eigenverlag

Ahrens R. Gruppenleitung in der Pflege, Morgenrunde und Stationsgruppe in der Psychiatrie und Psychosomatik. 2006, Ibicura Verlag für die Pflege

Bachs, Lenz. Kommunikation und Pflege. 1998

Battegay R. Gruppenpsychotherapie und Gruppendynamik. 1969, Verlag für medizinische Psychologie im Verlag Vandenhoeck & Ruprecht

Bauer A, Gröning K. Institutsgeschichten, Institutsanalysen. 1995, edition diskord

Bauer R., Beziehungspflege. Ullstein Mosby 1997

Bauer R., Jehl R. Humanistische Pflege. 2000, Schattauer Verlag

Bayer H. Coachingkompetenz. 1995, Ernst Reinhard Verlag

Bechtler H. Gruppenarbeit mit älteren Menschen. 1991, Lambertus

Bernstein D. A., Borkovec Th. D. Entspannungstraining. Handbuch der progressiven Muskelentspannung. 1997, Klett-Cotta Verlag

Brearley G., Birchley P. Beratung und Gesprächsführung bei Krankheit und Behinderung. Ullstein Mosby, 1995

Benner P. Journal of Nursing Scholarchip. In: Stufen zur Pflegekompetenz. 1994, Hans Huber

Brockhaus Band 2, 1993, Bibliographisches Institut

Cavanagh St J. Pflege nach Orem. 1995

Christ J., Hoffmann-Richter U. Therapie in der Gemeinschaft. 1997

Clark C. C. Die Krankenschwester als Gruppenleiterin. 1980, Thieme

Cohn R. Es geht ums Anteilnehmen. 1989, Herder

Deger-Erlenmaier, Heim, Sellner »Die Angehörigengruppe« – Ein Leitfaden für Moderatoren. 1997, Psychiatrie-Verlag

Döring W. K. Lehren in der Erwachsenenbildung. 1983, Beltz

Dörner K., Egetmeyer A., Koenning K. Freispruch der Familie. 4. Aufl. 1995, Ratscheag

Dörner K., Plog U. Irren ist menschlich. 1996, Psychiatrie Verlag

Eder R. »Erzähl-Café«. Facharbeit im Rahmen der Weiterbildung zur Krankenschwester für Psychiatrie an der Fachweiterbildung für Psychiatrische Pflege, München, 2000

Ehrig K. »Aktivitätsaufbau bei Depressionen«. Facharbeit im Rahmen der Weiterbildung zur Krankenschwester für Psychiatrie an der Fachweiterbildung für Psychiatrische Pflege, München, 2000

Etymologisches Lexikon. 1992, Knaur

Flammer A. Einführung in die Gesprächspsychologie. 1997, Hans Huber

Goffman E. Asyle. 1973 Edition Suhrkamp

Goffman E. Interaktionsrituale Frankfurt a. M. 1986, Suhrkamp Taschenbuch

Groothuis R. Soziale und kommunikative Fertigkeiten. 2000, Hans Huber

Günther U., Sperber W. Handbuch für Kommunikations- und Verhaltenstrainer. 2. Aufl. 1995, Ernst Reinhardt

Harsdorf H., Raps W. Krankenpflegegesetz. 2. Aufl. 1991, C. Heymann Verlag

Heeg F. J., Münch J. Handbuch der Personal- und Organisationsentwicklung. 1993, Klett Verlag

Heim E. Praxis der Milieutherapie. 1985, Springer

Hinsch H., Pfingsten R. Gruppentraining sozialer Kompetenzen (GSK). 3. Aufl. 1998, Beltz

Hoffmann K., Gassmann M., Marschall W. Psychiatrische Pflege im ambulant-komplementären Bereich. Abteilung Sozialpsychiatrie der Freien Universität Berlin, 2001, Projektarbeit

Hornung R. Psychologisches und soziologisches Grundwissen für Krankenpflegeberufe. 5. Auflage 1986, Psychologie Verlagsunion

Jansen B. Fallkonferenz. Arbeitspapier im Rahmen eines Vortrags »Die Gruppe als Lebens- und Arbeitsraum des Menschen«. 1999

Literatur

Joppig W. Gruppenarbeit mit Senioren. 4. Aufl. 1996, Stam
Jungkunz G., Wallner A. Aufgaben psychiatrischer Pflege. 1996, Sommerberg
Kayser H. et al. Gruppenarbeit in der Psychiatrie. 2. Aufl. 1981, Thieme
Kissling W., Pitschel-Walz G. Mit Schizophrenie leben. Informationen für Patienten und Angehörige. Alliance Psychoedukations-Programm. 2003, Schattauer
Kistner W. Der Pflegeprozess in der Psychiatrie, Beziehungsgestaltung und Problemlösung in der Psychiatrischen Pflege. 2. Aufl. 1994, 3. Aufl. 1997, G. Fischer
Klebert, Schrader, Straub. »Kurzmoderation«. 2. Aufl. 1987, Windmühle Verlag
Klein I. Gruppen leiten ohne Angst. 1995
Knoll J. Kurs- und Seminarmethoden. 7. Aufl. 1997, Beltz
König C. Unterrichtsunterlagen zum Thema Genussgruppe. Klinikum München, 2000
Kopp S. B. Triffst Du Buddha unterwegs . . . 22. Aufl. 1999, Fischer
Koppenhöfer E., Lutz R. Kleine Schule im Genießen – Genussmanual. Unterlagen des Genussworkshops Amorbach 1983
Krista-Federspiel K., Lackinger I., Karger. Kursbuch Seele. 1996, Kiepenheuer & Witsch
Krüger, Veltin, Zumpe. Methoden der Gruppenarbeit in der therapeutischen Gemeinschaft. In: Gruppenarbeit in der Psychiatrie. 2. Aufl. 1981, Thieme
Langmaack B., Braune-Krickau M. Wie die Gruppe laufen lernt. 1987, Psychologische Verlagsunion
Lewin K., Lippitt R., White R. K. Experimentelle Untersuchungen des Gruppenlebens. In: Wege der Forschung Band LXXII. Entwicklung der Gruppendynamik. 1991, Wissenschaftliche Buchgesellschaft
Lewin K. Kultureller Wiederaufbau in Lösung sozialer Konflikte. 1953
Löhmer C., Standhardt R. Themenzentrierte Interaktion (TZI). PAL 1992
Lutz, Koppenhöfer. Kleine Schule des Genießens. In: Genuss und Genießen. Zur Psychologie genussvollen Erlebens und Handelns. 1983, Beltz
Marmet O. Ich und du und so weiter. 4. Aufl. 1999, Beltz
Marriner-Tomey A. Krankenpflegetheoretikerinnen und ihr Werk. 1992, Recom
Martens J. U. Verhalten und Einstellungen ändern. 1998, Windmühle Verlag
Meleis. Domänen der Pflege und ihre pflegetheoretische Verankerung. In: Unterlagen der Fern-Fachhochschule Hamburg, 1999
Metzger M., »Es war einmal . . .«. Durchführung von Märchengruppen in der Pflege gerontopsychiatrischer Patienten. Facharbeit im Rahmen der Weiterbildung zur Krankenschwester für Psychiatrie an der Fachweiterbildung für Psychiatrische Pflege, München, 1999
Nefiodow Leo A. Der sechste Kondratieff. 4. Aufl. 1999, Rheinsieg Verlag
Peplau E. H. Interpersonale Beziehungen in der Pflege. Recom Basel, 1995
Pitschel, Waltz, Engel. Psychoedukation in der Schizophreniebehandlung. Psycho 1997; 23: 22–34.
Psychiatrie-Personalverordnung, 1992, Kohlhammer
Rakel T. Psychiatrie-Pflege-Heute. 4. Aufl. 1998, Die Schwester/Der Pfleger
Rentrop M., Reicherzer M., Bäuml J. Psychoedukation Borderline-Störung. Ein Manual zur Leitung von Patienten- und Angehörigengruppen. 2007, München: Urban & Fischer bei Elsevier
Rinne C. Implementierung und Durchführung von Pflegeberatungsveranstaltungen im Krankenhaus am Beispiel Verstopfung, pflegerische Empfehlungen und Präventivmaßnahmen zu einer gesunden Verdauung. Facharbeit im Rahmen der Weiterbildung zur Krankenschwester für Psychiatrie an der Fachweiterbildung für Psychiatrische Pflege, München, 2000
Roder, Brenner, Kienzle, Hodel. IPT, Integriertes psychologisches Therapieprogramm für schizophrene Patienten. 1997 Beltz Psychologie Verlagsunion, Zeitschrift der Gesellschaft für Gehirntraining e. V. Geistig fit. VLESS Verlag
Rössler W. Psychiatrische Rehabilitation. 2004, Springer
Roper N., Logan W., Tierney A. Die Elemente der Krankenpflege. 1987, Recom

Rotering-Steinberg S. Kollegiales Coaching. 1998
Sauter D., Abderhalden C. V., Needham I., Wolff S. Lehrbuch Psychiatrische Pflege. 2004, Verlag Hans Huber
Sauter D. Experten für den Alltag. 1999, Psychiatrie Verlag
Schädle-Deininger H., Villinger U. Praktische Psychiatrische Pflege. 1996, Psychiatrie Verlag
Schindler R. Soziodynamik der Krankenstation in Gruppenpsychotherapie. 1957
Schnepp W., Schoppmann S., Scharf W., Wippermann R. Pflegeforschung in der Psychiatrie. 1997, Ullstein Mosby
Schröck R. Beginnen und das Beenden einer Beziehung. Deutsche Krankenpflegezeitschrift 10/1991, S. 699
Schulz M., Renard C., Keogh J. Analyse eines Gruppenangebotes einer psychiatrisch-psychotherapeutischen Klinik anhand von Struktur-, Prozess- und Ergebniskriterien. Krankenhauspsychiatrie 2006; 17: 25–30
Schulz M., Renard C. Der Beitrag psychiatrischer Pflege am Gruppenprogramm in der Psychiatrie. Psych. Pflege 2005; 11: 38–42
Schulz von Thun F. Miteinander reden. Teil I u. II. 2. Aufl. 1990, Rohwolt
Sensburg B. Psychoedukative Gruppenarbeit als Aufgabe der Pflege. In: Experten für den Alltag. 1999, Psychiatrie Verlag
Simpson H. Pflege nach Peplau. 1997, Lambertus
Station C4 Gruppenkonzept, Klinik für Psychiatrie und Psychosomatik des Klinikums der Universität München
Stengel F. Heitere Gedächtnisspiele. 1997, memo Verlag Hedwig Ladner
Toundeur E. Menschen in Organisationen. 1997, Paul Haupt Verlag
Vila J. L. Stationäre Gruppentherapie in Gruppenpsychotherapie und Gruppendynamik. 1969, Vandenhoek & Ruprecht
Villinger U. Das Pflegemodell von Dorothea Orem – brauchbar für die Psychiatrische Pflege? Psych. Pflege 5, 1999
Vless Verlags GmbH, Ebersberg. Übungsblätter »Gehirn-Jogging«. Gesellschaft für Gehirntraining (Hrsg.)
Wahrig G. Deutsches Wörterbuch. 2000, Bertelsmann
Walter G. Zum Pflegemodell von Hildegard Peplau. Psych. Pflege Heute 2, 1996
Watzlawick P., Beavin J. H., Jackson D. Menschliche Kommunikation. 8. Aufl. 1990, Hans Huber
Weinert A. B. Lehrbuch der Organisationspsychologie. 2. Aufl. 1987, Psychologie Verlagsunion
Wörreshofer, Süddeutsche Zeitung 24./25. 2. 2001

Stichwortverzeichnis

A

Abgrenzungen 147, 216
Abhängigkeit 121
Abschluss 149
–, motivierender 203
Abschlussphase 149
Abschlussrunde 189
Abstinenz 122
Abwechslung 186
Abwehrverhalten 122
affektive Anstöße 176
aggressives Verhalten 152
aktive Mitarbeit 208
Aktivierung 28
Aktivierungsgruppen in der Gerontopsychiatrie 60, 94
Aktivierungsmethoden 202
Aktivierungsmöglichkeiten 193
Aktivierungsspiel 202
Aktivierungstraining 202
Aktivierungsversuch 212
Aktivitätsaufbau bei depressiven Patienten 127
Aktivitätsphase 200
Aktualität der Sprache 32767
–, Informationen 208
–, Merkblatt 208
–, Verlaufsübersichten 208
akute Psychose 69
Akzeptanz 147, 182
Alkohol 122
Alkoholabhängigkeit 126
Alkoholsucht 123
Alliance-Programm 132, 136
Alltagsbewältigung 8
Alltagskompetenzen 10, 217
Alltagsroutine 163, 231
Alpha-Position 151
Anerkennung 222
Anforderungen, erweiterte 216
Anführer 152
Angehörige 135, 220, 223 f.
– von Schizophrenie-Patienten 132
Angehörigengruppe 111
Angst 147, 172, 199, 219
–, soziale 161
Anleitung 228, 231, 234, 239
Anordnungen 221

Anschauungshilfen 183
Antidepressiva 139
Antipathie 147, 198
Antipsychotika 139
Arbeitssucht 123
Arbeitstherapie 7
Arbeits- und Beschäftigungstherapie 81
Ärger 175
Atmosphäre 209
Auflösungsphase 149
Aufmerksamkeit 209
Aufsicht 22
Ausdruck, individueller 26
Auseinandersetzung 151, 199
Außenaktivitäten 68 ff., 145
Außenseiter 151
Ausflüge 68 ff., 145
Ausstellungen 69
Auswertung 195, 201
–, Erfolgskontrolle 55
–, Kurzauswertung 201
Authentizität 155, 216
Autonomie 23, 25, 159, 224
autoritärer Führungsstil 220
Autoritätsverlust 236

B

Balance 156
Battegay, Raymond 154
Beachtung, öffentliche 191
Bedingungen, institutionelle 173
Bedürfnisse 6, 8
–, Bedeutung 19
Bedürfnis nach physiologischer Unversehrtheit 19
– nach Können und neuen Erfahrungen 19
– nach Sicherheit 19
– nach Zuneigung und Anerkennung 19
Beenden einer Gruppe 40
Beendigungsphase 41
Befindlichkeit 201
Beginnen einer Gruppe 39
Benachteiligung, gesellschaftliche 223
Beratung 16, 234, 236
Beratungsgespräch 240
Berufserfahrung 230

Berufsverständnis 217
Beschäftigungstherapie 7
Beta-Position 151
Bewältigung von Defiziten 6
Bewältigungsstrategien 6
Beziehungen 5 f., 144, 159, 228
–, therapeutische 216
–, zwischenmenschliche 157
Beziehungsarbeit 162
Beziehungscoach 161
Beziehungsfähigkeit 161
–, soziale 161
Beziehungsgestaltung 159
Beziehungsmuster 217
Beziehungsqualität 170
Beziehungsstörungen 161
Bibliotherapie 8
Bilder 191
–, gemalte oder Kollagen 191
Biographiearbeiten 96
biosoziales Modell 139
Blickkontakt 183, 209
Borderline-Persönlichkeitsstörung 136
Brainstorming 41
–, Blitzlichtrunde 187
Brainwalk 85
Bruyère, Jean de la 203

C

Chairperson 156
Checkliste bei schwierigen Patienten 182
Claudius, Matthias 203
Co-Abhängigkeit 122
Coaching 234
Cohn, Ruth 155
Co-Leitung 194
Compliance 100

D

Darstellungsform 199
DBT 137, 139
Delegationsempfänger 221
Demenz 73
demokratischer Führungsstil s. Führungsstil, demokratischer
Demotivation 236

Stichwortverzeichnis

depressive Patienten 71, 73, 75, 77, 87, 104
–, Aktivitätsaufbau 127
–, Wochenplan 129
Dialektisch Behaviorale Therapie 137, 139
didaktische Methoden 199, 209
die 12 Schritte zum Anderen 159
Diskussion 180
Distanz 148
Dokumentation 20, 46 ff.
–, Muster einer Auswertung von Patientengruppen 56
–, schriftliche Form 49
Dörner, Klaus 159
Drogenkonsum 134
Drogensucht 123
Drückeberger 181
Du-Botschaften 166
Duftlampe 76
Durchführung der Gruppenarbeit 37, 60
Dynamik 150, 154, 156, 209, 216
dynamische Prozesse 150
dynamischer Wechsel 150
dynamisches System 6

E

Ebner-Eschenbach, Marie von 203
Eckpunkte der TZI 155
Edukation 167
Eifersucht 123
Eigenverantwortung 219
Einarbeitung 231
Einbeziehung 212
Einfachheit der Sprache 208
Einflussfaktoren während des Gruppengeschehens 145
Einfühlungsvermögen 216
Einschränkungen, krankheitsbedingte 155
Einsicht, fehlende 182
Einstellungen 199
Einzelbericht 191
Einzelgespräche 213
Einzeltraining 10
Element, konkurrierendes 153
Emotionen 164, 217
Empathie 159, 162
Empfänger, Kommunikation 157
Entscheidungen 220 f.
Entspannungs- und Anspannungsgrad

–, Skala zur Einschätzung 114
Entspannungsgruppe 113
Entspannungsübung 114
Entwicklung 9, 145
–, individuelle 221
Entwicklungsphasen 146
–, Auflösungsphase 149
–, Machtkampfphase 147
–, Orientierungsphase 146
–, Produktivitätsphase 149
–, Vertrautheitsphase 148
Entwicklungsstufen 155
Entzugssymptome 125
Erfahrungen, prägende 165
Ergotherapie 7
Erkrankung, schizo-affektive 134
Ersatzfunktion 160
Erzähl-Café 81
Essstörungen 104
Esssucht 123
Evaluation 38

F

Fachweiterbildung 9 f., 229
Fähigkeiten des Pflegepersonals 226
–, alltagspraktische 228
Fairness 221
Feedback 42, 149, 235, 240
Fehlverhalten 167
Fertigkeiten 234
Flashbacks 137
Flipchart 187, 191
Fortbildungen 228
Fragen
–, geschlossene 183, 210
–, motivierende 212
–, offene 183
–, weiterführende 213
Freiwilligkeit 179
Freizeit 60
Freizeitangebot 223
Fried, Erich 205
Frustration 172, 236
Führungsanspruch 219
Führungsfunktionen 219
Führungsstil 219
–, autokratischer 15
–, autoritärer 220
–, demokratischer 15, 220 f.
–, Laissez-faire-Stil 16, 220
–, menschenbezogenes Führen 219

G

Gamma-Position 151
Gandhi, Mahatma 204
Gedächtnistraining 60
Gefühle 165
Gefühlswelt 164
Gehirnjogging 86
Geisteshaltung 210
Geltungssucht 123
gemalte Bilder 191
Gemeinsamkeiten 177
Gemeinschaft 5, 170
–, Leben in der 29
–, therapeutische 222
Gemeinschaftsgefühl 5, 8
Gemeinwohl 170
Genussgruppe 102
–, Regeln 103
Gerontopsychiatrie 75
–, Aktivierungsgruppen 94
gesellschaftliche Benachteiligung 223
Gesprächsatmosphäre 242
Gesprächsführung 236, 241
Gesprächsgruppe 8
Gesprächsklima 241
Gestik 209
Gesundheit
–, psychische 9
–, psychosoziale 10
Gesundheitsförderung 11
Gesundheitspolitik 10
Gide, André 204
Gleichberechtigung 208
Gleichgewicht 155
Großgruppe 5
Grundhaltung
–, akzeptierende 159
–, persönliche 163
–, positiv-wertschätzende 159
Grundwissen
–, didaktisches 235
–, pädagogisches 235
Gruppen 5, 145
–, analytische 6
–, Definition 4
–, gemeinschaftszentrierte 29
–, interaktionelle 155
–, Konflikte 170
–, milieutherapeutische 60
–, neue 36
–, patientenzentrierte 29
–, Phasen der Entwicklung 145
–, Planung einer 36
–, Psychoedukation 97

–, psychotherapeutische 6
–, schwierige 176
–, Verhalten 145
Gruppenablauf 236
Gruppenaktivitäten 163
Gruppenarbeit 4
–, Abgrenzung zu anderen Therapieformen 6
–, Aufräumen 38
–, Beenden 37 f.
–, Beginnen 37
–, Durchführung 37, 60
–, Einleitung 38
–, Evaluation u. Reflexion 38
–, Helfer 37
–, Konzept 37
–, Material 37
–, Nachbesprechung 38
–, Patenschaften 37
–, Räume 37
–, Rückmeldung 38
–, Teilnahme der Patienten 37
–, Vorbereitung 37, 60
–, Ziel 37
–, zurückgezogene Patienten 38
Gruppenbezeichnung 60
Gruppendokumentation
–, Auswertung 55
–, Erfassen der Informationen 49
–, Erfolgskontrolle 55
–, Prioritäten 49
–, Sortieren der Informationen 50
–, Speichern der Informationen 51
–, Überprüfen und Bewerten der Informationen 51
–, Weiterleiten von Informationen 51
–, Ziel und Zweck 55
Gruppendynamik 5, 144, 219
– nach Raoul Schindler 151
Gruppenentwicklung 146
Gruppenform 194
Gruppengefühl 145
Gruppengeschehen
–, Beurteilung 46
–, Dokumentation 46 ff.
–, Einflussfaktoren 14
Gruppenklima 147
Gruppenkonformität 160
Gruppenkonstellation, dynamische 172
Gruppenkultur 148, 150
–, positive 174

Gruppenlandschaft 235
Gruppenleitung 60, 229, 231
–, Aufgaben 174 ff.
–, Einschätzungen zum Kompetenzzuwachs 238
–, Führungsstile 219
–, Kenntnisse und Fähigkeiten 216
–, Notwendigkeit zur Professionalisierung 10
–, pflegerische 9
–, Schlüsselqualifikationen 227
–, Selbsteinschätzung 218
–, Umgang mit Gefühlen 175
Gruppenmitglieder 219
Gruppenprozess 5, 145, 156, 174, 212, 219
Gruppenregeln 148, 194, 197, 236
Gruppensituationen 174, 176, 228
–, Beispiele 179
–, Checkliste 182
Gruppenstandards 148
Gruppenstunde 39
– beenden 40
– beginnen 39
Gruppentraining sozialer Kompetenzen 105, 107, 150
Gruppenverlauf 236
Gruppenwerte und -normen 170
Gruppenziele 220, 236
Gruppenzusammenhalt 219
GSK s. Gruppentraining sozialer Kompetenzen

H

Handlungen
–, nonverbale 144
–, verbale 144
Handlungsalternativen 199
Handlungsmöglichkeiten 220, 235
Hautziger 131
Hesse, Hermann 203 f.
High Expressed Emotion 135
Hilflosigkeit 172

I

Ich-Botschaften 166
Identifikation 153, 229
Identifikationskrisen 223
Individualität 170

Informationsaustausch 26
Informationsgruppe 120
Informationsklarheit 26
Informationsverarbeitung 187
Innovationen 235
institutionelle Bedingungen 173
Instruktionen 199
Instrument, pädagogisches 186
Insuffizienzgefühle 236
integriertes Therapieprogramm für schizophrene Patienten 107
Interaktion 144, 164, 219
interaktionelle Gruppen 155
Interaktions- und Kommunikationsverhalten 234
Interaktionsmodell nach Hildegard Paplau 14
–, Bedeutung der Rollen 14
–, Eckpunkte 19
–, Phasen in der Pflege-Patienten-Beziehung 17
–, psychologische Aufgaben 19
–, Rolle der Krankenschwester 14
Interaktionspartner 198
Interaktionsspiel 144
Interaktionsverhalten 161
Interaktion und Beziehung
–, Modell 164
Interesse 209
Interpersonal Relations in Nursing 14
IPT 107

J

Joubert, Joseph 203

K

Karten 203
Kartenabfrage 41
–, Moderationskarten 191
Kästner, Erich 205
Kegeln 71
Kernberg 139
Kernkompetenz 175
Kino 69
Kleingruppe 5, 194
Kleingruppengröße 197
Klettergruppe 87
Klinikmilieu 22
Koch- und Backgruppe 92
„Kofferpacken" 42
kognitive Anregungen 176

Stichwortverzeichnis

kognitives Training 72
–, Gehirnjogging 72
Kollagen 191
kollegiales Coaching 229, 231, 236, 240
–, Gefühlswelten 237
–, unterstützende Fragen 242
Kollisionen 170
Kommunikation 10, 20, 198
–, erfolgreiche 173
–, Förderung durch die Gruppenleitung 176
–, offene 25
–, Schwierigkeiten 158
–, Sender und Empfänger 157
–, wertschätzende 159
–, zwischenmenschliche 157
Kommunikationsblockade 208
Kommunikationsschwierigkeiten 157
Kompetenz 9 f., 223
–, kommunikative 175
–, Leitungskompetenz 226
–, therapeutische 224
Kompetenzerwerb 228, 230
Kompetenztraining, soziales 10
Kompetenzzuwachs 232
–, Einschätzungsbogen 238 f.
Konflikte 144, 148, 223
Konfliktfähigkeit 162
Konfliktlösungen 175
Konfliktmanagement 10
Konfliktphase 150
Konfliktverhalten 174
Konfrontationen 148
Konfuzius 204
Kongruenz 216
Konkretisierungsfragen 172
Konkurrent 152
konkurrierendes Element 153
Kontaktaufnahme 198
Kontaktbereitschaft 162
Kontrolle 22, 234
Kontrollverlust 125
Kooperationen 148, 208
Koordinatorin 210, 228
Körpergefühl 88
Krankenpflegegesetz 11
krankheitsbedingte
– Einschränkungen 155
– Störungen 173
Kreativität 220, 234
Krisen- und Notfallplan 139
Kritik, Umgang mit 241
Kunsttherapie 7

L

Laisser-faire-Stil 221
lebendiges Lernen 155
lebenspraktisches Training 60, 90
Leistungsverständnis 156
Leitungskompetenz 226
Lernbeziehung 235
Lerneffekt 201
Lernen 6, 199
– am Modell 27 f.
–, lebendiges 155
–, Selbstentwicklung 202
–, Selbsterfahrung 202
–, selbstreflexives 202
–, Selbstvergewisserung 202
–, soziales 27
–, verhaltens- und handlungsorientiertes 201
Lernerfahrung 157
Lernerfolg 217
Lernfeld 175
Lernfortschritte 227
Lernprotokoll 237
Linehan, Marsha 139
Literaturgruppe 8, 75
Lob 220
– und Kritik 43
Lösungsstrategien 234

M

Machtkämpfe 146
Machtkampfphase 147
Machtmonopole 223
Malen 191
Management 219
Märchenarbeit 8
Märchengruppe 8, 75
Maßnahmen, soziotherapeutische 8
MAT 72, 86
Material für milieutherapeutische Gruppen 60
Maugham, W.S. 205
Medikamententraining 99
Meeting 61
Meisterschaft 230
Menschenbild 217
Menschenkenntnis 228
Menschenwürde 223
mentales Aktivierungstraining 72, 86
Methoden 219
–, didaktische 209
–, pädagogische 209

Methodenkompetenz 175
Methodenvielfalt 192
Methodik 236
Mikado-Spiel 70
Milieu 22
–, animierendes 31
–, betreuendes 33
–, equilibrierendes 30
–, reflektierendes 32
–, strukturierendes 29
Milieufaktoren, schädigende 23
Milieugestaltung 7
– auf der Station 79
milieutherapeutische Gruppen
–, Arbeitsmaterial 60
–, Einteilung 60
– für Menschen mit Einschränkungen 94
–, Ziele 60
– zu lebenspraktischen Fähigkeiten 90
– zur Freizeitgestaltung 65
– zur Organisation und Gestaltung des sozialen Lebens 61
Milieutherapie 23
– nach Edgar Heim 23
–, Vergleich der Rahmenbedingungen 22
Milieutypen nach Edgar Heim
–, animierendes Milieu 31
–, betreuendes Milieu 33
–, equilibrierendes Milieu 30
–, reflektierendes 32
–, strukturierendes Milieu 29
Mimik 209
Misstrauen 163
Mitarbeit, aktive 208
Mitbestimmung 159
Miteinander, kollektives 170
Mitentscheid 23 ff., 182, 220
Mitläufer 153
Mitverantwortung 5, 23 ff., 170, 224
Modell 160, 230
Modellfunktion 156
Modellsituation 198
Moderation 186
Moderationskoffer 203
Moderationstechniken 186 ff.
Montesquieu, Charles-Louis de 203
Moodstabilizer 139
Morgenrunde 63
Morgenstern, Christian 204
Motivation 187, 208, 228
–, professionelle 208

Stichwortverzeichnis

Motivationsförderung 208
motivierender Umgang 210
Museen 69
Musiktherapie 6

N

Nachbereitung
– von milieutherapeutischen Gruppen 60
– einer Gruppenarbeit 38
Nachbesprechung 201, 236
Nachzügler 39
Nähe 148
Nath Hanh, Thich 204
Nikotinsucht 123
nonverbale Handlungen 144
Normen 145, 148, 161, 165 f.
Notfallkoffer 139 f.

O

Öffentlichkeit 223
Omega-Position 151
Orientierungsphase 17, 146

P

Pädagogik 10
pädagogische Methoden 209
Partizipation 23
Patienten 223
–, anspruchsvolle 171
–, depressive 71, 73, 75, 77, 87, 104, 127
–, dominierende 210
– mit Manie 73
–, schizophrene wahnhafte 75
–, Schweiger 212
–, schwierige 171
–, suizidgefährdete 69
–, Vielredner 210
–, weglaufgefährdete 69
–, zurückgenommene 210
Patientengemeinschaft 150
Patientengruppe 5
Personalsituation 9
Persönlichkeit 144, 235
– des Erkrankten 134
–, Haus der 165
Persönlichkeitsentwicklung 144
Pflege im ambulant-komplementären Bereich 10
Pflegeberatung 11, 108
Pflege-Patienten-Beziehung

–, Orientierungsphase 17
–, Phase der Ablösung 19
–, Phase der Identifikation 18
–, Phase der Nutzung 18
Pflegetätigkeiten, allgemeine 216
Pflegeteam 223
pflegetherapeutische Arbeit 145
Pflegeverständnis 217
Pflegewissenschaft und -forschung 10
Phasen 145
– der Ablösung 19
– der Identifikation 18
– der Nutzung 18
Phasenentwicklung 150
physische Aktivität 176
Plakate 191
Plakatwände 191
Planung
– einer Gruppe 36
–, Material 36
–, Tageszeit 36
–, Thema 36
–, Zeitraum 36
–, Ziele 36
Plenum 194
Positivsymptome 134
Prägungen im sozialen Umfeld 164
Präsentationstechniken 182
Praxisanleitung 231, 233
Praxisberatung 234, 239
Preisverleihung 71
Primärgruppe 5
Prioritäten 230
Probleme 236
Produktivitätsphase 149
Professionalisierung 230
professionelle Motivation 208
Progressive Muskelentspannung nach Jacobson 113
Protokollführung 194
Provokationen 177
Prozess
–, dynamischer 150
–, psychotherapeutischer 9
Prozessbegleitung 236
Psychiatrie-Enquete 9
Psychiatrie-Personalverordnung 9
psychische Gesundheit 9
Psychoedukation 97, 150
– bei Borderline-Persönlichkeitsstörung 136
–, krankheitsspezifische Konzepte 98

–, Schizophrenie und Angehörige 132
–, Sucht 124
–, Übersicht 98
psychoedukative Gruppen 97, 198, 201
–, allgemeine 99
–, spezifische 120
psychologische Aufgaben 19
Psychopharmaka 139
Psychose, akute 69
Psychosomatosen 104
psychosoziale Gesundheit 10
Psychotherapie, übertragungsfokussierte 139
PsychPV s. Psychiatrie-Personalverordnung
Punktabfrage 191
Puzzle 198

Q

Qualifikationen 226

R

Rahmen
–, kustodialer 22
–, offener 22
Rahmenbedingungen, Gruppentherapie 60
Rangdynamik 151
Rangordnung 150
Rangpositionen 150
–, Alpha-Position 151
–, Beta-Position 152
–, Gamma-Position 153
–, Omega-Position 153
Raumgestaltung 200
Reflektieren 234
Reflexion 27, 38
Reflexionsfrage 187
Reflexionshilfen 229
Reformpädagogik 4
Regeln 145
Reizfragen 191
Respekt 159, 197
Rhetorik 10
Rhythmusgruppe 83
Rituale 163
Rivalitäten 147
Rolle 154, 220, 223, 229
–, beratende 16 f.
– der Angehörigen 223
– der Fremden 14
– der Führungsperson 15

Stichwortverzeichnis

– der Lehrenden 15
– der Patienten 22, 223 f.
– der Unterstützenden 14
– des Pflegepersonals 22
– des Teams 222
–, Ersatzrolle 16
–, Gruppenleitung 216
–, soziale 150
Rollenflexibilität 217
Rollenkonflikt 229
Rollenspiele 105, 107, 198, 231
Rollenverhalten 161
Rollenverständnis 155, 217
Rollenverteilung 145
Rousseau, Jean-Jacques 203
Rückkopplung 6
Rückmeldung 201, 236

S

Saint-Exupéry, Antoine de 205
Salutogenese 11
Sanktionsmaßnahmen 171
Schindler, Raoul, Gruppendynamik 151
schizo-affektive Erkrankung 134
schizophrene
– Psychose 28
– wahnhafte Patienten 75
Schizophrenie 132
Schlüsselqualifikationen 10, 217, 227
Schneider, Rolf 205
Schwächen 202
Schweiger 176, 212
–, Umgang 212
Schweitzer, Albert 204 f.
Schwerpunkte zusammenfassen 41
schwierige Gruppensituationen 174
schwierige Patienten 171
–, Checkliste zum Umgang mit 182
Sehnsucht 123
Selbstdarstellung 210
Selbsteinschätzung 218
Selbsthilfegruppen 223
Selbstoffenbarung 157
Selbstoffenbarungs-Ohr 171
Selbstreflexion 162, 201
Selbstsicherheitstraining 105
Selbstverletzungen 137
Selbstvertrauen 88, 228
Selbstwahrnehmung 201
Selbstwert 157

Selbstwertverlust 172
Sender, Kommunikation 157
Seneca, Lucius Annaeus 205
separating 149
Sexsucht 123
Sicherheit 167, 228, 231
Singen 6
Sitzkreis 200
Sitzordnung 60, 209
Solidarität 149
Sonntagscafé 78
Sonntagsfrühstück 78
Sozialbeziehungen 154
soziale
– Anpassung 6
– Kompetenz 144, 217
– Rollen 150
soziales
– Leben 60
– Lernen 163
– Übungsfeld 144
– Umfeld 144, 164
Sozialkompetenz 10
Spannungen lösen 209
Spannungsachsen 244
– nach Tondeur 244
Spaziergänge 68 ff., 145
Spielegruppe 70 ff.
Spielsucht 123
Sprache 208
–, Merkmale zur Verständlichkeit 208
Stadien, Gruppenentwicklung 146
Stadt-Land-Fluss 73
Stärken 202
Stationsgemeinschaft 224
Stationsversammlung 61, 150
Stigmatisierung 22, 223
Stil 202
–, autoritärer 219
Stimme 210
Stimmung 210
Stimmungsbarometer 190
Stimulanz 209
Störer 172
Störungen 156
–, Hilfen für den Umgang mit 176
– im Gruppenprozess 156
–, krankheitsbedingte 173, 210
Straßenfeste 69
Streit, Streitthema 181
Stress 175
Stresstoleranzskill 139
Strukturieren 186

Strukturlastigkeit 236
Subgruppen 152
Sucht 122
Suchtmittel, negative Auswirkungen 125
Sündenbock 151, 153
Supervision 234, 236, 239, 243
–, mögliche Gründe 245
Symbole 163
–, symbolische Handlungen 163
Sympathie 147, 198
Synapsen-Dopamin-Überschuss-Modell 134
Systematik der Sprache 208

T

Tablettensucht 123
Tadel 220
Tagesausflug 69
Tagesrückblick 63
Tanzabend 74
Tanznachmittag 74
Tanztee 8
Tanztherapie 8
Tanzveranstaltungen 69
Team 220, 222, 236
Teamberatung 236
Theater 69
Themenorientierung 198
themenzentrierte Interaktion (TZI) 58, 154 f.
–, Eckpunkte nach Ruth Cohn 155
–, Postulate 156
therapeutische Gemeinschaft 222
Therapie, stationäre 9
Therapieformen in psychiatrischen Einrichtungen 6
Therapielandschaft 11
Tischtennisturniere 71
Tobsucht 123
Tondeur, Spannungsachsen 244
Training, lebenspraktisches 60, 90
Tranquilizer 139
TZI s. themenzentrierte Interaktion

U

Übertragung von Konflikten 170
übertragungsfokussierte Psychotherapie 139
Überzeugungen 165

Stichwortverzeichnis

Umfeld, soziales 164, 222
Umgang, motivierender 211 f.
Umstrukturierungen 235
Unaufmerksamkeit 180
Unruhe 180
Ustinov, Peter 204

V

Verantwortlichkeit 148, 162
verbale Handlungen 144
Verhalten 6, 165, 198 f.
– , aggressives 152
– in der Öffentlichkeit 166
– , läppisches 180
– , normverletzendes 160
– , problematisches 176
– , störendes 172
Verhaltensänderung 157
Verhaltensmuster 198
Verhaltensspielräume 202
verhaltenstherapeutisches Dreieck 131
Versagensängste 236
Verständlichkeit 208
Verständnis 159
Vertrauen 162 f.

Vertrauensbildung, Regeln 163
Vertrauensentwicklung 161
Vertraulichkeit 197
Vertrautheitsphase 148
Video-Training 201
Vielredner 176, 181, 210
Visualisierung 187 f., 194
Vorbereitung einer Gruppenarbeit 60
Vulnerabilitäts-Stress-Modell 134

W

Wahrnehmungsstörungen 173
Wechsel, dynamischer 150
Weiterbildungen 11
Werte 157, 161, 165 f.
Wertewelten 170
Wertschätzung 147, 159, 167, 174, 212
– , grundlegende 162
Wertvorstellungen 164
Wichtigkeit der Sprache
– , akustische Akzente 208
– , Bedeutung 208
– , optische Akzente 208

Widerstand 179, 199, 234
Widerstandsverhalten 170
Wirkfaktoren
– , Leben in der Gemeinschaft 23
– , offene Kommunikation 23
– , Partizipation 23
– , soziales Lernen 23
Wissen, pflegerisches 233
Wochenabschlussrunde 64
Wortspiele 73, 163

Z

Zeitungslesegruppe 65 ff.
Zeitungsschau 65 ff.
Zeremonie 163
Ziele milieutherapeutischer
   Gruppen 60
Zugehörigkeit 8
Zuhören 210
Zurückweisung 180
Zusammenarbeit 222 f.
Zusammenleben 163, 166
zwischenmenschliche
– Beziehungen 157
– Kommunikation 157

Die Autorinnen

Teresa Rakel

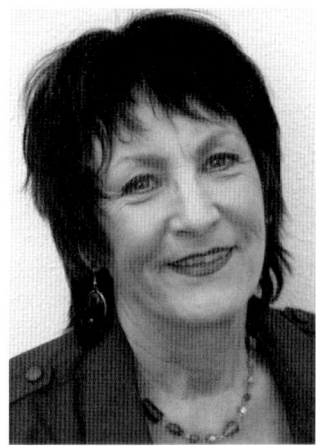

Fachkrankenschwester für Intensivpflege und Anästhesie, Fachkrankenschwester für Psychiatrie, Lehrerin für Pflege, Supervisorin, Mediatiatorin und Deeskalationstrainerin.

Seit 1995 als Qualitätsberaterin an der Klinik für Psychiatrie und Psychotherapie der Universitätsklinik München tätig. Dozentin in der Fachweiterbildung für psychiatrische Pflege. Zuständig für interne Konfliktberatung und Mediation, Leitung des Projektes zur »Prävention von Gewalt und Aggression« am Klinikum. Seit 1990 nebenberuflich tätig als Dozentin, Beraterin und Coach in sozialen Einrichtungen und Weiterbildungsinstituten.

Schwerpunkt der Veröffentlichungen: Kommunikations- und Konfliktmanagement.

Auguste Lanzenberger

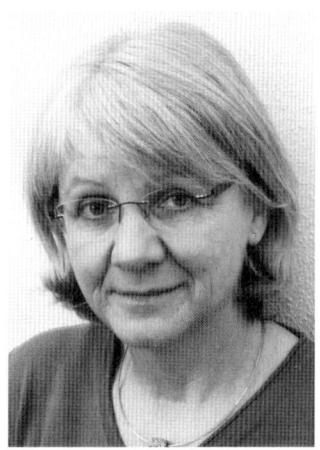

Fachweiterbildung und Berufstätigkeit am Max-Planck-Institut für Psychiatrie von 1975–1990 auf der beschützten Station. Lehrerin für Pflege, Übungsleiterin für Progressive Muskelentspannung nach Jacobson und Autogenes Training, Mentale Aktivierungstrainierin/GfG. Seit 1996 pflegerische Leitung der Fachweiterbildung für Psychiatrische Pflege am Klinikum der LMU, München. Dozentin in der Innerbetrieblichen Fortbildung zu Themen aus den Bereichen Kommunikation, Entspannung und Gerontopsychiatrie.

Seit 2000 als nebenberufliche Dozentin tätig.